治療に活かす！
栄養療法
はじめの一歩

清水健一郎／著
（栃木県済生会宇都宮病院 NST委員会委員長）

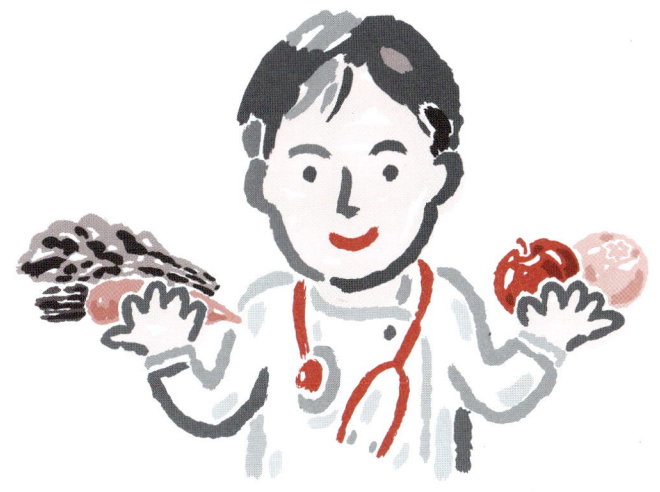

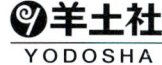

謹告

　本書に記載されている診断法・治療法に関しては，発行時点における最新の情報に基づき，正確を期するよう，著者ならびに出版社はそれぞれ最善の努力を払っております．しかし，医学，医療の進歩により，記載された内容が正確かつ完全ではなくなる場合もございます．

　したがって，実際の診断法・治療法で，熟知していない，あるいは汎用されていない新薬をはじめとする医薬品の使用，検査の実施および判読にあたっては，まず医薬品添付文書や機器および試薬の説明書で確認され，また診療技術に関しては十分考慮されたうえで，常に細心の注意を払われるようお願いいたします．

　本書記載の診断法・治療法・医薬品・検査法・疾患への適応などが，その後の医学研究ならびに医療の進歩により本書発行後に変更された場合，その診断法・治療法・医薬品・検査法・疾患への適応などによる不測の事故に対して，著者ならびに出版社はその責を負いかねますのでご了承ください．

推薦のことば

　私が，清水健一郎先生に最初に出会ったのは，彼が医学生で卒後教育を大学病院で受けるべきかどうか迷っていた時である．結局，彼は私の所属していた国立精神・神経センター国府台病院（現国立国際医療研究センター国府台病院）で卒後臨床研修を受けることになったが，その清水先生が本書を出版すると聞いたので推薦文を書きたいと志願して本書の原稿を送ってもらった．

　最初は，拾い読みするつもりで読み始めたが，なぜか第1章から「清水健一郎の世界」にはまってしまい，途中で止めることができず一気に最後まで読んでしまった．その原因は何かと考えてみたが，本書は以下の特徴を有しているため私の興味を引き続けたものと考えている．

1) まず第1に，本書は臨床現場で直面する素朴な疑問を掘り起こし，それに対する回答が提示される方式で展開されるため医療関係者の興味を引きやすい構成になっており，また読書後の満足度が高いことであろう．
2) 第2に，本書を読むのに予備知識は不要であり，興味本位で読み始めれば次第に臨床栄養学の実践的知識が習得できるように構成されている．したがって，医学生や看護学生そしてコメディカルの方々にも楽しく読破できることが特徴であろう．
3) さらに第3の特徴は，本書へのアクセスも上記のようにバリアフリーであるが，本書に網羅された内容もバリアフリーというべきもので，初心者から臨床栄養学の専門家まで幅広く学べる内容が含有されていることである．特に専門家にとっては臨床栄養学のブラッシュアップに役立つのみならず，初心者教育のツールとしても利用できる内容であることが特異的である．

　このような機能的で実践に即した本が清水先生の年齢（31歳）で書け

たことは驚きであるが，逆に若い彼の感性がなければ書きえない本であるとも感じている．

　私は，米国留学中（1973~1978年）にNSTによる「栄養療法」の実践に参加してその臨床的意義に感銘を受けたため，帰国直後から「栄養療法」は医療の基本的事項であり，その実践のためにはNSTが必要である旨を主張してきた．幸いなことに，今やNSTが本邦の津々浦々の病院で結成され稼働している．しかし，本邦のNSTの質には問題がありさらなる質の向上が必要である．

　本書は，このNSTの質の向上に役立つのみならず新たなNSTメンバーを掘り起こしてNSTの裾野を広げる可能性を有していると確信している．以上のようにすばらしい特徴をもつ本書を1人でも多くの医療関係者に読んでいただきたく推薦する次第である．

さくらライフクリニック院長
（元国立国際医療センター国府台病院院長）
松枝　啓

はじめに

「研修医が栄養療法を学ぶのに何か良い本はありますか.」
2009年9月,初期研修医に対して行った栄養療法の勉強会の最後に,こんな質問を受けた.ところが,言葉につまってしまった.思いあたる本がなかったからである.

昨今,日本中の病院で栄養サポートチーム(NST)が盛んに活動しており,栄養療法にこれまでになくスポットライトが当てられている.実際に本屋へ行ってみたり,インターネットで検索したりすれば,栄養療法の本をたくさん見つけることができる.しかし,そのほとんどがNSTのメンバーに向けてのものだ.NSTがどのようにして栄養療法を行うか,という視点で書かれている.だから,研修医が勉強するには,やや敷居が高い.ほかならぬ自分自身が違和感を覚えながら,それらの本で勉強していた.栄養療法はNSTだけのものではないからである.

私は,臨床研修必修化が始まった2004年5月から医師として働きだした.幸運にも初期研修のときの指導医が栄養療法に積極的だったため,最初から栄養療法に興味をもって取り組むことができた.'06年4月から栃木県済生会宇都宮病院で勤務するようになり,夏からはNST委員会に所属するようになった.そこから本格的に栄養療法を学ぶようになり,同時に周囲のスタッフに対して栄養療法の勉強会を主催する機会が多くなった.その後も継続的に栄養療法の実践,普及に一生懸命取り組んでいたら,'09年4月からNST委員会の委員長をやることになった.そして,どうしたらもっと多くの人に栄養療法の有用性を伝えられるかを考える時間が増えていった.そんなときにはじめに示した質問を投げかけられた.この言葉が本書を生み出すきっかけとなった.

本書は,「研修医」と「しみず」の対話が各テーマの導入部となっている.これから栄養療法を学ぶ人たちにとって,「研修医」の示す栄養療法に対

する懐疑的な態度は，共感する点が多いだろう．この「研修医」の言葉は，自分自身が研修医のときに疑問に感じていたことを思い出しながら書いたものだ．一方，「しみず」の言葉は，栄養療法を学び，実践してきた今の自分の意見を正直に書いたものである．すなわち，本書は，過去の自分の疑問に対して，今の自分が答えていくという形式で進んでいく．それは，私自身がいつも栄養療法の有用性を疑いながら，学び，実践してきたという過程を示している．

　主に初期研修医に向けて書いた内容であるが，わかりやすいテーマから進んでいくので，医学部5,6年生にも十分に楽しめるのではないかと思う．また，後半になるにしたがって高度な内容になっているので，NSTに携わるコメディカルの方々にも，知識の確認として使ってもらえるのではないだろうか．そして，何よりアンチ栄養療法，アンチNSTの方々に本書を読んでいただきたい．栄養療法は，「いつでも，どこでも，誰でも」実践できるきわめて身近なものである．アンチになるのは，あまりにもったいない．

　本書が，たくさんの人たちにとって栄養療法により深く触れるきっかけになるのならば，これに勝る喜びはない．

2010年12月

　　　　　　　　　　　　　　　　　　　　　　　　　　清水健一郎

治療に活かす！栄養療法 はじめの一歩

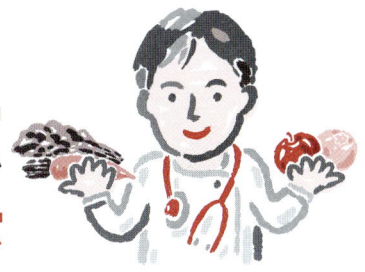

推薦のことば………………………………………………… 松枝　啓
はじめに……………………………………………………… 清水健一郎

第1章　栄養療法って何ですか？

1. 誰も教えてくれない食事オーダー ……………………………………12
2. 栄養療法で傷を治す！？ ………………………………………………16
3. 栄養療法でMRSAに立ち向かう！？ …………………………………21
4. 栄養療法で病院を変える！？〜NSTという新しい文化〜 ……………24
5. 世界の長寿食の結晶〜ヘルシーランチの威力〜 ……………………29
6. 単なる栄養を超えたものとしての「食事」……………………………31
7. 食品の3つの機能を知っていますか？ ………………………………34
8. 病院の中はガイコツ，病院の外はメタボ ……………………………38
章末問題…………………………………………………………………43

思い出の栄養療法・ケースレポート ①褥瘡 20 / ②視床出血後の食欲不振 37

第2章　低栄養ってどんな状態？

1. 主観的に栄養状態を評価する …………………………………………46
2. 自分の皮下脂肪はどれくらい？〜身体計測〜 ………………………52
3. 血清アルブミン値をみてみよう ………………………………………59
4. 「低アルブミン血症＝低栄養」ではない！？ …………………………62

5. アルブミンとCRPの関係 …………………………………… 66
6. アルブミン以外に注目してみよう ………………………… 71
7. 大事なもの何ですか？〜やせるとはどういうことだろう〜 ………… 75
章末問題 …………………………………………………………… 80

第3章　低栄養を改善させよう

1. 最高の栄養療法とは〜経口摂取〜 …………………………… 84
2. 必要なエネルギーをどれくらいにするか ……………………… 87
3. 食べられない人にはどうする？〜胃瘻と経鼻チューブ〜 ………… 95
4. 経鼻チューブの「罪」 ………………………………………… 98
5. 胃瘻って何だろう？ …………………………………………… 103
6. 末梢静脈栄養という選択 ……………………………………… 109
7. ブドウ糖だけの輸液で本当にいいの？ ………………………… 113
8. アミノ酸って大事なの？ ……………………………………… 118
9. 脂肪アレルギーを克服しよう〜プロポフォールの話〜 ………… 123
10. 脂肪で脂肪肝を防げる！？ …………………………………… 127
11. ビタミン，入ってますか？〜ビタミンBとCの話〜 ………… 132
12. 中心静脈栄養はどんなときにするの？ ……………………… 137
13. 中心静脈栄養のリスクとは …………………………………… 141
14. 中心静脈栄養のメニューを組むには ………………………… 145
15. 微量元素を忘れないで ………………………………………… 153
章末問題 …………………………………………………………… 157

思い出の栄養療法・ケースレポート ③やせ型女性の脂肪肝 131

第4章　経腸栄養と向き合う

1. やってみよう！経腸栄養 ……………………………………… 164
2. 半消化態ってどんなもの？ …………………………………… 168
3. 栄養剤が腸に与える影響は？〜栄養剤の消化と吸収〜 ………… 174

Contents

- 4. 腸の栄養ってどんなもの？ …………………………………… 178
- 5. 栄養剤って医薬品？ それとも食品？ ……………………… 184
- 6. 経腸栄養剤を選ぶ目を養おう ………………………………… 189
- 7. 経腸栄養は意外と怖い！？〜嘔吐と下痢の恐怖〜 ………… 195
- 8. 経腸栄養時の悪心・嘔吐対策 ………………………………… 199
- 9. 聞きたくない言葉〜先生，下痢になりました！〜 ………… 204
- 10. 腸にもリハビリテーションが必要！？ ……………………… 208
- 11. *Clostridium difficile*（クロストリジウム＝ディフィシル）という悪魔 ………………………………………………………… 211
- 12. まだまだあります〜下痢の対策〜 …………………………… 218
- 章末問題 ……………………………………………………………… 221

第5章　栄養サポートから栄養セラピーへ

- 1. 重症敗血症に打ち勝つ ………………………………………… 226
- 2. 敗血症のメカニズムを考える ………………………………… 231
- 3. 早く腸を使おう〜ぐずぐずしている暇はない！？〜 ……… 237
- 4. 血糖200mg/dLは高いの！？ ………………………………… 241
- 5. 栄養素のスーパースター〜エイコサペンタエン酸（EPA）〜 …… 249
- 6. 栄養で傷を早く治すには ……………………………………… 255
- 7. 黒船来航〜オキシーパ™の衝撃！？〜 ……………………… 261
- 章末問題 ……………………………………………………………… 268

第6章　栄養療法の可能性を信じよう

- 1. ガイドラインの頼りなさ〜自分でみつけ出す栄養療法〜 ………… 272
- 2. 自分だけでは歯が立たない！？〜チーム医療を促進するには〜 …… 274

- ●付録　もっと栄養療法を学びたい人へ ………………………… 278
- ●索引 ……………………………………………………………… 283

Column

1. ワシントンマニュアルの栄養療法を超えて …………………… 28
2. コミュニケーションの達人を目指す ………………………… 42
3. 注目の栄養評価法　MNA® ……………………………………… 57
4. 果てしない継続学習 …………………………………………… 79
5. 嚥下障害を伴う認知症と経管栄養 …………………………… 108
6. マラスムスが伝統的にどう認識されてきたか ……………… 117
7. クワシオルコルと母乳 ………………………………………… 122
8. 積極的な栄養療法の落とし穴 ………………………………… 152
9. 紀元前の頑固職人，フェイディアスの哲学 ………………… 156
10. インターネットを最大限に生かすために必要なこと……… 217
11. 鋭い観察眼が発見したクロストリジウム＝ディフィシル関連下痢症…… 220
12. モチベーションを高く保ち続ける…………………………… 267

※章末問題で理解度をチェック

各章ごとに章末問題を掲載しています．本文で特に覚えて欲しい部分を問題形式で聞いています．ぱっと答えられない場合は当該箇所を読み返してみてください．すべて頭に入っている人ならその章の内容はバッチリです．次に進みましょう．

●本書の登場人物

研修医：医師国家試験に合格して研修医になったばかり．
医学部で栄養療法の勉強をしたことがないので，栄養の知識は必要ないと思っている．

しみず：7年目の内科医．
現場に出てから栄養の奥の深さを知り，本気になって栄養療法に取り組みはじめた．あの手この手を使いながら研修医をその気にさせようとしている．

第1章
栄養療法って何ですか？

第1章　栄養療法って何ですか？

1. 誰も教えてくれない食事オーダー

研修医：「医学部ではあまり勉強しませんでしたが，この病院はどこもかしこも栄養，栄養って騒いでいますね」

しみず：「最近は，栄養サポートチーム（NST）が各病院で流行っているからね」

研：「栄養ってそんなに大切なんですか？」

し：「まぁ毎日の食事をしない人はいないしね」

研：「今，ローテーション研修していますけど，栄養の知識がなくてもやっていけますよ」

し：「気づいていないだけだよ．そういえば君の担当している腎不全の患者さん，この前，透析が始まったみたいだけど，まだタンパク制限食になっているってさっき栄養士さんが怒っていたよ」

研：「あれ，透析になったら，タンパク質は制限しなくていいんですか？」

し：「食事オーダーって気がつかないだけで意外と難しいんだよ」

1 最初の試練，食事オーダー

　2004年4月から初期臨床研修が必修化され，医師は医学部卒業後，病院中の診療科をローテーションしながら臨床研修を行うことが義務となった．これにより内科，外科，救急医療，麻酔科，小児科，産婦人科，精神科，地域医療などのさまざまな診療科を2年かけてグルグル回ることになった．場合によっては，1つの病院だけでなく，別の病院でも研修をしなくてはいけなくなった．2009年になって経験しなくてはいけない診療科が多少緩和されたが，今後も医師のローテーション研修が続いていくことは間違いないだろう．

　医学部6年生のときに医師国家試験に向けて一生懸命に勉強すると，試

験を受ける頃にはどんな病気もよくわかった気がしていて，気持ちがどんどん大きくなる．国家試験に合格すればどんな人でも有頂天だ．しかし，実際に病棟で研修を始めてみると，わからないことだらけであることを知って気が遠くなる．まず**医師になって最初に悩むのが食事オーダーで**ある．

食事オーダーは入院が決まったすべての患者さんに出さなくてはいけない．**入院が決まって看護師さんが必ず聞くのは「先生，食事はどうしますか？」**である．これには容赦がない．夕食が近い17時頃に入院が入れば，早くオーダーしないと患者さんからも看護師さんからも怒られる．それほど重要な食事オーダーなのに医学部でもきちんと教えてもらえないし，指導医に聞いても「テキトウでいいよ」と言われてしまう．そのため，最初の頃は適当に食事オーダーをしてその場をしのいでいく．面倒になると「とりあえず禁食で」と言ってしまう．まずここから話をはじめたい．

2 慢性腎不全におけるタンパク制限のしくみ

研修医は，入院時，慢性腎不全の患者さんにタンパク制限食をオーダーしていたが，血液透析が始まってもそのままタンパク制限食を続けていた．病棟に来た栄養士さんがそれに気がついて，食事オーダーの変更が提案される．日常臨床で遭遇するよくある光景である．

さて，どうして慢性腎不全にはタンパク質を制限して，透析が始まったら制限する必要がないのだろう．

一般に透析前では腎機能障害〔糸球体濾過量（GFR）≦60 mL/分/1.73 m^2以下の場合〕の進行を抑制するためにタンパク制限が有用だといわれている．このときの**タンパク制限とは1日タンパク量で，0.6〜0.8 g/kg（通常タンパク摂取量：1.0 g/kg）が目安**となる[1, 2]．しかし，透析後はむしろタンパク質を十分に摂取した方がよい．このややこしいことをきちんと覚えるには，以下のことだけを頭にたたきこめばよい．

『高タンパク食が糸球体濾過に悪影響を及ぼす』

つまり，タンパク質を多く摂りすぎると，腎臓に負担がかかるというわけだ．糸球体濾過を必要としない（透析施行中）場合にはタンパク質を制

> ▶食事オーダー
>
> 透析前 → タンパク制限（GFR≦60mL/分/1.73m^2）
> 　　　　・1日タンパク量：0.6〜0.8g/kg（通常量：1.0g/kg）
> 透析後 → タンパクを十分に摂取（1.2g/kg/日）

> **どうして？**
> ・**高タンパク食が糸球体濾過に悪影響**を及ぼす
> ・糸球体濾過を必要としない（維持透析施行中）場合にタンパク制限の必要がない
> ・尿が出ない以上に悪くなりようがない

図●慢性腎不全への食事対応

限する必要がない．尿が出ない以上に腎臓が悪くなりようがないからだ．それよりもタンパク質が足りないことで筋肉のタンパク質の衰えてしまうことを防ぎたい．**透析中はタンパク質を喪失しやすいこともあり，透析後の患者さんには1日タンパク摂取量は1.2 g/kg程度要する**といわれている（図）．

❸ 病態に合わせて適切な食事を出す難しさ

　このように病態をよく理解していないと，本当の意味で適切な食事オーダーは出せない．**表**に主な疾患ごとに必要な食事オーダーを記した[3]．入院してきた患者さんの病態に合わせて適切な食事オーダーをすることほど難しいことはない．**入院時の診断名だけでなく，既往歴まで注意して食事オーダーができる**ようになると，食事オーダーの達人といえるだろう．
　また，病院によっては，看護師さんや栄養士さんの工夫により病院独自の特別なメニューも用意されていることがある．食事オーダーの達人になるためには，そういった情報も絶えず集めておきたい．
　たかが食事オーダーだが，されど食事オーダーである．非常に奥が深い．

表　主な疾患における食事オーダーの注意点

診断名	食事オーダーの注意点
高血圧症	塩分制限
高コレステロール血症	コレステロール制限
糖尿病	エネルギー制限
心不全	塩分制限，飲水制限
腸閉塞	禁飲食
肝硬変	分岐鎖アミノ酸を意識した食事，夜間就寝前補食（late evening snack：LES）食
慢性腎不全	タンパク制限
維持透析	透析食（高エネルギー，高タンパク，ビタミン，ミネラル）
慢性閉塞性肺疾患	低炭水化物，高脂肪食
脳血管障害	必要に応じて経腸栄養，嚥下機能低下に対応した食事
Crohn病	成分栄養
潰瘍性大腸炎	必要に応じて中心静脈栄養
慢性膵炎	脂肪制限食

文献3より引用

Point

- テキトウな食事オーダーから適切な食事オーダーへ変えていこう
- 入院時の診断名だけでなく，既往歴もチェックして食事オーダーをしよう
- 働いている病院の食事メニューの情報は絶えず更新していこう

参考文献

1）「エビデンスに基づくCKD診療ガイドライン2009」（日本腎臓学会 編），pp.40-49，東京医学社，2009
2）日本腎臓学会：腎疾患患者の生活指導・食事療法に関するガイドライン，日本腎臓学会誌，39：1-37，1997
3）「静脈経腸栄養ガイドライン」（日本静脈経腸栄養学会 編），南江堂，2006

第1章 栄養療法って何ですか？

2. 栄養療法で傷を治す！？

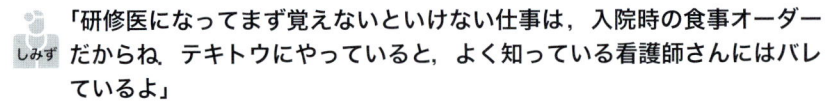

研修医：「食事オーダーは確かに難しいですね．病気によってエネルギーやタンパク質を制限したり，よく知らないと混乱しますね」

しみず：**「研修医になってまず覚えないといけない仕事は，入院時の食事オーダーだからね．テキトウにやっていると，よく知っている看護師さんにはバレているよ」**

研：「でも，食事オーダーはだんだんと覚えていけますよ．栄養はそれくらいしか覚えることがないです」

し：「ところで，君が担当しているあの患者さん，さっき褥瘡委員会が回診に来ていたけど．仙骨部に大きな褥瘡があるらしいね」

研：「そうなんですよ．全然治らなくて，いつまでも退院できないんですよ」

し：「褥瘡を治すのに栄養が必要だって知ってるかい？」

研：「えっ，そんなことがあるんですか．こちらの患者さん，ずっと食事していないですよ」

し：**「栄養は傷を治すのにも大きな効果をもっているんだよ」**

1 褥瘡はつくらせない

　褥瘡は，医師国家試験で問われることはほとんどないが，実際の医療現場では，よく遭遇する病態である．しかし，簡単に褥瘡に遭遇してしまうのは問題である．**褥瘡はつくらせないに限る．**現在，各病院で褥瘡対策が進んでおり，病棟の看護師さんたちがこまめな体位変換や特殊なマットを使用するなどさまざまな工夫を行い，褥瘡の予防に努めている．また，もし褥瘡ができてしまったとしても，褥瘡対策チームが病棟を回診し，褥瘡に対して効果的な処置を検討し，褥瘡を早く治すようにしている．

　褥瘡は一度発生すると治りにくい．特に寝たきりの高齢者においては，

褥瘡が発生しやすく，治るまでに長期間を要するため，褥瘡が長期入院の原因になることもある．実は**褥瘡を早く治すには**，体位変換やマットの工夫，効果的な傷の処置だけでなく，**栄養療法が重要な要素**として認識されている．

2 褥瘡対策の歴史

今，病院で働いていると褥瘡対策が充実しているのを感じるが，日本における褥瘡対策の歴史はそれほど古くない（**表1**）．栄養療法と褥瘡対策には密接な関係があるので，褥瘡対策の歴史を振り返ってみよう．

1998年，まず日本褥瘡学会が設立された．そして，2002年10月より**褥瘡対策未実施減算**がはじまった．この制度により日本における褥瘡対策が本格化してきたのである．この制度の名前をよくみてほしい．未実施減算なのである．すなわち，**褥瘡対策が行われていない病院は入院基本料などの診療報酬を下げられる**（1日につき5点減算）というものなのだ．このような制度がはじまったのなら，各病院が褥瘡対策に力を入れないわけにはいかない．具体的には，①医師，看護師からなる褥瘡対策チームがあること，②ADL（activities of daily living，日常生活動作）が低く，褥瘡のリスクが高い患者には，褥瘡対策についての診療計画を作成し，褥瘡対策危険因子の評価を実施すること，③患者の状態に応じて，体圧分散式マットレスなどを適切に使用できる環境があること，が各病院に求められるようになったのである．

表1 褥瘡対策の歴史

1998年	日本褥瘡学会 創設
2002年	褥瘡対策未実施減算 新設 （入院患者×5点/日減算） （褥瘡の状態評価「DESIGN」の作成）
2004年	褥瘡患者管理加算 新設 （対象患者：20点/回）
2005年	『科学的根拠に基づく褥瘡局所治療ガイドライン』[1] 出版
2006年	褥瘡ハイリスク患者ケア加算 新設 （対象患者：500点/回）
2009年	『褥瘡予防・管理ガイドライン』[2] 出版

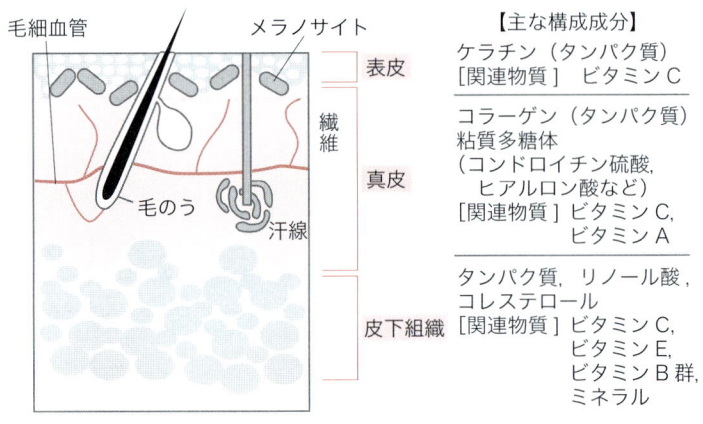

図●皮膚の構成と成分

　さらに2002年に**褥瘡患者管理加算**，2006年に**褥瘡ハイリスク患者ケア加算**が設立され，褥瘡ケアを実施するための適切な知識・技術を有する専従の褥瘡管理者がいることが求められるようになった．同じく2006年には，褥瘡対策未実施減算が廃止され，**褥瘡対策が行われていない場合，入院基本料自体を算定することができなくなった．**

　褥瘡のガイドラインとしては，2005年「科学的根拠に基づく褥瘡局所治療ガイドライン」[1]，2009年「褥瘡予防・管理ガイドライン」[2]が出版されている．ぜひ，目を通しておきたい．

3 褥瘡に栄養管理は必須である

　このような流れのなかで，"褥瘡に栄養管理は重要である"ということが，1996年頃にはすでに指摘され始めている[3]．現在では，**褥瘡に栄養管理は必須である**，と断言できる．前述した褥瘡予防・管理ガイドラインでも，今まで記載がなかった栄養管理についての項目が設けられている．今や褥瘡と栄養は切り離せない関係となったのだ．栄養状態が悪ければ傷は治りようがない．なぜなら，**人間の身体を構成するすべての材料は栄養**であるからだ．

　皮膚の構成から考えてみてもそのことは明らかである（**図**）．皮膚の主な栄養素は18～19種類のアミノ酸である．そこに，脂質やビタミン，ミ

表2　褥瘡と栄養のガイドライン

低栄養は褥瘡発生の重要なリスクファクター
　褥瘡を予防するためには適切な栄養療法を行う

褥瘡患者は栄養学的リスクを有している
　褥瘡の観察を含めた栄養アセスメントを実施，必要な症例に対し栄養管理計画を作成

褥瘡患者の安静時エネルギー消費量はしばしば亢進している
　褥瘡の治療では，これに見合ったエネルギーとタンパク質を投与する

褥瘡治癒過程に関わる栄養素（亜鉛，ビタミンA，ビタミンC，ビタミンE，アルギニンなど）の欠乏状態に陥らないように注意する

文献4より引用

ネラルが関わり，表皮を構成するケラチンタンパク質，真皮を構成する繊維性タンパク質（コラーゲン，エラスチン，レチクリンなど）がつくられる．

　褥瘡を早く治すには，豊富な栄養（材料）を創部に送り込む必要がある．褥瘡という戦場に十分な食料を補給することが，大事なことはいうまでもない．表2に日本静脈経腸栄養学会の褥瘡と栄養についてのガイドラインを示す．

　重要な点は，**褥瘡の治療には何より十分なエネルギーとタンパク質が必要**であり，ずっと食事をしていない患者さんの褥瘡を治すのは無理がある，ということだ．さらに，**亜鉛，ビタミンA，ビタミンC，ビタミンE，アルギニンなどの創傷治癒を促進する栄養素の強化**する必要性もあるといわれている[4]．このことは，**褥瘡に限らず外傷や手術後の創部を早く治すためにも応用がきく**．政策として，褥瘡対策が年々厳しくなっていることを考えても，そのことを覚えておいて損はないだろう．

　さて，初めて聞いた人にとって，亜鉛やビタミン，アルギニンが傷を早く治すという事実は非常におもしろいと思う．しかし，この段階で詳しく話すには少し細かすぎるので，栄養療法の勉強が進んだ後半でしっかりやっていこう．

Point

- 褥瘡は何よりつくらせない
- 今や褥瘡対策に栄養療法は必須である
- 褥瘡対策をきちんと学んで，ほかの傷も早く治そう

参考文献
1)「科学的根拠に基づく褥瘡局所治療ガイドライン」(日本褥瘡学会 編)，日本褥瘡学会，2005
2)「褥瘡予防・管理ガイドライン」(日本褥瘡学会 編)，照林社，2009
3) 美濃良夫：栄養管理．エキスパートナース，12 (13)：172-179，1996
4)「静脈経腸栄養ガイドライン」(日本静脈経腸栄養学会 編)，pp.54-55，南江堂，2006

思い出の栄養療法・ケースレポート 1　褥瘡

【診断】 1　パーキンソン病　　2　誤嚥性肺炎　　3　褥瘡

　パーキンソン病を既往にもつ58歳の女性．日中は車椅子で過ごすが，ADLは全介助が必要な状態．2007年2月，嚥下障害に伴う誤嚥性肺炎，仙骨部の褥瘡のため入院となった．経口摂取は不可能と判断し，入院時より末梢静脈栄養を開始した．入院時の仙骨部の褥瘡はDESIGN 20．
　入院後の加療にて呼吸状態が安定し，経口摂取を再開したが，嚥下障害に伴う誤嚥が続いたため，経鼻チューブからの濃厚流動食が開始となった．同時期より飲水訓練を行うが，長期的に十分な経口摂取は困難であると判断し，内視鏡的胃瘻造設術が施行となった．
　胃瘻を通して十分なエネルギーとタンパク質，ビタミン，微量元素の投与を開始した．定期的に血液検査を行い，褥瘡の状態はDESIGN分類で経時的に評価していった．胃瘻造設後も経口摂取は完全に中止するのではなく，言語聴覚士の介入により嚥下訓練を進めていった．血液検査は徐々に改善傾向となり，褥瘡も赤色肉芽を認め，ポケットおよび全体の大きさも徐々に縮小していった．

【コメント】
　栄養療法を開始し，2カ月後にDESIGN 17まで改善した．その後，褥瘡が完治（DESIGN 0）するまで実に5カ月もの時間を費やした．十分な栄養を投与しても褥瘡が治りにくいことを示す一例である．このときの経腸栄養剤としてエンシュア®・H，アルギニン，ビタミン，微量元素の強化のための補助食品としてアイソカル®・アルジネード®を使用した．
　今，振り返れば，目新しいことはないが，当時はみんなで四苦八苦しながら栄養療法を考えていた思い出がある．第23回日本静脈経腸栄養学会にてポスター展示した症例でもある．

第1章 栄養療法って何ですか？

3. 栄養療法でMRSAに立ち向かう！？

研修医「この前の患者さん，栄養を考えて治療をしてみたら，褥瘡がよくなってきました．やっぱり栄養が効いたんですかねぇ」

しみず「何にしても栄養状態を良くした方が患者さんのためだよ」

研「そういえば，この前，肺炎で入院した患者さんがなかなか治らなくて．最近，痰の培養からMRSAが出たんです．MRSA肺炎になってしまいました」

し「栄養状態は悪かったの？」

研「先生は何でも栄養を気にしますね．確かにずっと禁食で点滴だけでした」

し「実は栄養状態が悪いと，MRSA感染症になりやすいんだよ」

研「えっ，そんなことがあるんですか？」

❶ 栄養療法がMRSA感染症を減少させる

　褥瘡の次は感染症である．何でも栄養に結びつけるのは強引だといわれるかもしれないが，もはや感染症対策にも栄養療法が無視できなくなってきている．1つの例を示そう．

　図はGFO®という食品を投与したときと，しなかった時のメチシリン耐性ブドウ球菌（MRSA）感染症の発生率を示したものである．GFO®とは，G：グルタミン，F：ファイバー，O：オリゴ糖の頭文字をとったものをそのまま名前にしてしまった製品である．なんとこの製品の主な成分は，グルタミンと食物繊維とオリゴ糖なのだ．GFO®については後で詳しく紹介することにして，**栄養に少し気をつかうだけでMRSA感染症が減ってしまう**というのは，信じられないような事実である．

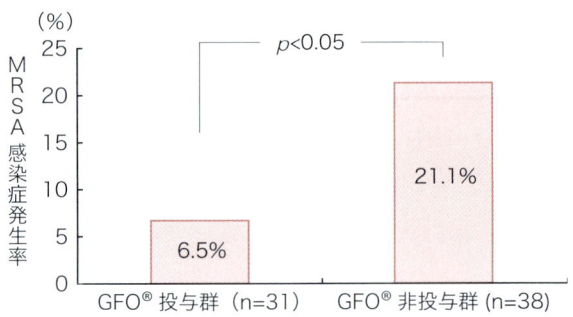

図 ● GFO® 投与・非投与による MRSA 感染症発生率の比較
文献 1 より引用

2 栄養状態と免疫能

　なぜこのようなことが起きるのだろうか．免疫学・栄養療法の著しい進歩に伴い，栄養と感染防御能との間に密接な関係があることが明らかにされてきた[2〜4]．低栄養状態，特に**低アルブミン血症では，リンパ球の機能障害が起こり，抗体の産生が低下するなどの免疫能の低下が引き起こされる**[5, 6]．また，低アルブミン血症は，敗血症に対する抗菌薬の効果の低下をもたらす[7]ことなどが報告されており，さらにMRSA感染症の治療の有効例では，血清アルブミンが有意に高く，栄養状態が良好であった[8]との報告もあるくらいである．どうやら栄養状態は薬の効果にも大きな影響力がありそうだ．

3 栄養療法を感染症治療のスタンダードに

　栄養状態が悪いと感染症になりやすい．普段生活してれば当たり前のように思えることだが，医療従事者として病院で医療をしていると，どうも忘れがちになってしまう．食事を十分にとらない人が健康な状態を保てるはずがない．難しく考えなくても疑いようのない事実である．感染症の治療を行う際，抗菌薬を選ぶことに力を入れるだけでなく，今までより少しだけでも栄養に注意を払うことができれば，より多くの人を速やかに治療することができるのではないか．これからの医療は，**栄養療法を行うことが感染症治療のスタンダード**とならなければならないだろう．

Point

- 栄養に少し気をつかうだけでMRSA感染症が減るという事実を知ろう
- 低栄養状態は免疫能を低下させることを覚えよう
- 栄養療法を感染症治療のスタンダードにしていこう

参考文献

1) 東口髙志：「NSTが病院を変えた！」, p.85, 医学芸術社, 2003
2) Law, D. K. et al.：The effects of calorie malnutrition on immune competence of the surgical patient. Surg. Gynecol. Obstet, 139：257, 1974
3) Chandra, R. K.：Nutrition, immunity , and infection：present knowledge and future directions. Lancet, 26：688-691, 1983
4) Chandra, R. K.："Current Topics in Immunology Series. 12 Immunology of nutritional Disorders", p.16, Edward Arnold, London ,1980
5) Chandra, R. K.：Nutrition and immune response. Can. J. Pharmacol., 61：290-294, 1982
6) Dionigi, R.：Immunological factors in nutritional assessment. Proc. Nutr. Soc., 41：355-371, 1982
7) 島田　馨：よくみられる免疫機能低下状態と感染症－老年者の感染症の実態－. Medicina, 22：2002-2005, 1985
8) Hayashi, H. et al.：Factors influencing neonatal therapeutic effect of anti-MRSA drugs. Int. J. Clin. Pharmcol. Ther., 43: 311-317, 2005

第1章 栄養療法って何ですか？

4. 栄養療法で病院を変える！？
〜NSTという新しい文化〜

研修医「先生，この前の患者さん，栄養状態を良くしたら，何とかMRSA肺炎が治りました」

しみず「おお，それはよかった」

研「それにしても，栄養が食事オーダーだけでなく，褥瘡や感染症を早く治したりするのに役に立つとは思わなかったなぁ」

し「それだけじゃなくて栄養サポートチーム（NST）の活動では，病院の経営を立て直したって話もあるくらいなんだよ」

研「えっ，それはいくらなんでもいい過ぎですよ．先生は栄養の肩をもち過ぎですよ」

し「栄養は今や病院経営を立て直す力ももっているんだよ．まぁ，これを見てみてよ」

1 注目される栄養サポートチーム

　　　昨今の医療現場では，チーム医療が重要視されてきており，特に**栄養サポートチーム**（nutrition support team：NST）の活動は注目されている．学校の講義ではあまり注目されていないかもしれないが，現在，ある程度の規模の病院へ行けば，ほぼNST委員会が設立されており，日々積極的な活動をしている．21世紀の病院機能を考えるうえでも，NSTというものを理解しておく必要がある．

　　NSTとは，医師，看護師，栄養士，薬剤師などの専門職や事務職が1つになって，患者に適切な栄養管理を行うチームのことである．栄養サポートとは，個々の症例や各疾患の治療に応じて適切な栄養管理を実施することである．

2 NSTのはじまり

　　NSTは1960年代の中心静脈栄養（total parenteral nutrition：TPN）の開発普及とともに誕生し，欧米を中心に世界各地に広がった．そのはじまりは1970年のアメリカのシカゴであるといわれている．1973年，米国ボストンシティ病院に初のNSTが本格的に誕生し，同時期，マサチューセッツ総合病院ではフィッシャー教授がNSTを"hyperalimentation unit"という名称の組織で運営している．

　　ちなみに"Hyperalimentation"とは聞きなれない言葉だと思うが，"alimentation"とは"栄養"という意味であり，その前に"hyper"がつくので"高栄養療法（ステッドマン医学大辞典第5版）"ということになる．"hyperalimentation unit"とは，高栄養療法を行うことを目的とする組織であることがわかる．

　　また，病棟で業務をしていると，中心静脈カテーテルを挿入することを"IVHをいれよう"ということがあるが，これは誤った使い方であることがよく話のネタにされる．"IVH"は，"intravenous hyperalimentation"の略である．つまり，"IVH"とは"経静脈的に高エネルギーを投与する"という意味であり，中心静脈カテーテルを直接指す用語ではない．ちなみに**中心静脈カテーテルは，"central venous catheter：CVC"**と呼び，**"CVCをいれよう"が正しい使い方**である．中心静脈栄養については後ほど詳しく説明する．

3 日本におけるNST

　　日本におけるNSTの歴史は，1998年6月，三重県の鈴鹿中央総合病院においてはじまった．表1は，日本のNSTの先駆者・東口髙志医師が鈴鹿中央病院において行ったNST活動の成果を示している．

　　病院をあげてNST活動を行うことで，カテーテル敗血症，MRSA感染症の発生率が改善した．また，平均在院日数を短縮化させることで，急性期特定病院（現・入院）加算を取得できるようになった．さらに，経静脈栄養ルートの統一による経費削減などを行った結果，**NST導入からわずか2年で，年間1億4000万円の増収を実現**した．これはNSTにおける衝撃の成果である．

第1章　栄養療法って何ですか？

表1　NST活動の成果
～鈴鹿中央総合病院の例（NST導入から2年）～

カテーテル敗血症の発生率	10.2％→0％
MRSA感染症の発生率	半数以下に減少
平均在院日数	20.9日→16.7日
年間1億4,000万円の増収！！	

文献1より引用

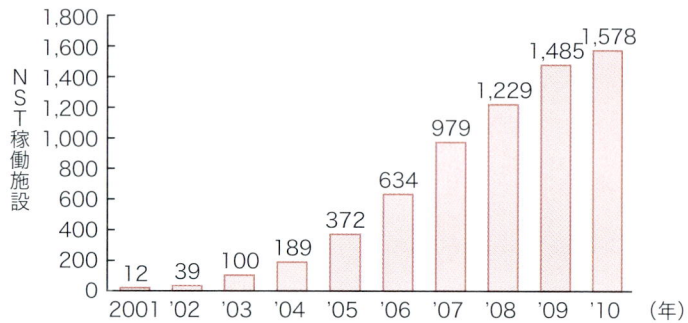

図●NST稼働施設数の推移
　　文献2より引用

　もちろんこのような成果を現実にもたらすのは，簡単ではなかっただろう．当時の鈴鹿中央総合病院は，常に変化を求められ続けた2年間だったに違いない．しかし，NSTがこれだけの成果を出すことができるとわかれば，ほかの病院も同様にNSTを取り入れたくなってくるはずである．現に東口医師は，2000年1月には同じく三重県にある尾鷲総合病院に異動し，同年7月，NSTを立ち上げ同様に大きな成果を上げている．
　NSTの影響力が年々高まっているのは，日本静脈経腸栄養学会が認定しているNST稼働施設数の推移をみても明らかである．**2001年，全国でたった12施設だったのが，2010年には1578施設まで増えているのだ**（図）．

❹ NSTを巡る評価の変遷

　さて，NSTを巡る評価の変遷を紹介しよう．
　東口医師がNSTで大きな成果を上げたのを受け，**2004年5月**，病院機

表2 栄養管理実施加算の条件（2006年診療報酬改定）

① 常勤の管理栄養士が1名以上配置されていること
② 入院患者ごとに栄養状態の評価を行い，医師や栄養士，その他医療従事者が共同して，栄養管理計画を作成していること
③ 当該栄養管理計画に基づいて，入院患者ごとの栄養管理を行うとともに，その栄養状態を定期的に記録していること
④ 当該栄養管理計画に基づいて，患者の栄養状態を定期的に評価し，必要に応じてはその見直しをしていること

能評価項目ver5.0のなかにNSTの設立が取り上げられた．これにより病院機能評価の認定を受けるのにNSTが無視できない存在となった．

続いて2006年4月，診療報酬改定に伴い，栄養管理実施加算が新設された．これは表2の条件を満たしたときに1日12点の診療報酬がつくというものである．管理栄養士の技能に対して，初めて保険点数がついたという画期的な出来事であった．

さらに2010年4月，栄養サポートチーム（NST）加算が設立され，週1回のNST回診に対して200点がとれるようになった．ただし，このときのNST回診は，通常のメンバーが行うだけでは不十分であり，栄養療法についての特定の研修を受けたメンバー（医師，看護師，管理栄養士，薬剤師）がチームとなって回診する必要がある．NST加算を取得するには，栄養についてのより高度な知識をもったメンバーによるチーム医療が必要条件なのだ．これからますます栄養療法のプロフェッショナルが重宝される時代になるだろう．

この流れをみても，今後，病院で働くうえで，NSTの活動は無視できないことがわかる．これからも多くの職種が何らかのかたちでNSTの活動に関わる機会が多くなっていくだろう．

Point

- NSTは中心静脈栄養の普及とともにアメリカで誕生した
- 日本のNSTは，鈴鹿中央総合病院においてはじまった
- 病院機能評価や診療報酬の改定によりNSTの存在感が高まっている

参考文献
1) 東口髙志:「NSTが病院を変えた!」, 医学芸術社, 2003
2) 東口髙志:栄養サポートチーム加算の新設に際して－NSTにおける病態別栄養管理の勧め－. Nutrition Support Journal. 11 (1): 9-12, 2010
3) 東口髙志:「NST完全ガイド」, 照林社, 2005

Column1　　ワシントンマニュアルの栄養療法を超えて

　研修医になって必ず手にしたい医学書がいくつかあるが,そのなかでもワシントンマニュアルは,ハリソン内科学と並んで,正しくに内科学の王道というべきものである.正式には「The Washington Manual of Medical Therapeutics」で,原著は33版まで出ている.世界一有名な病棟マニュアルとしての地位を確立しており,困ったときに即座に使える情報源として世界中の病棟スタッフや医学生に好評を博している.

　さて,ワシントンマニュアルの中身をきちんと読んだことがあるだろうか.購入しただけで本棚の中に眠っている場合もあるかもしれないが,それを引っ張り出してきてせめて目次だけでも眺めてもらいたい.

　全25章から構成されるワシントンマニュアル.第1章の「内科患者のケア:Patient Care in Internal Medicine」に続く第2章のテーマが,「栄養療法:Nutrition Support」なのである.第3章には「水分・電解質の管理:Fluid and Electrolyte Management」が続き,以後,それぞれの疾患に移っていく.この目次の並びをみても,栄養療法の重要性をよく理解できるのではないか.

　現在行われている内科の研修では,栄養療法の大切さがあまり強調されていないかもしれない.しかし,内科においても栄養をよく理解したうえで疾患を管理することが基本的な考え方なのである.もちろん栄養療法の重要性は,内科に限ったことではなく,外科でも変わらない.栄養にかかわらない診療科はないと断言できる.

　これまで重きを置いてこなかった"栄養"という人間が生きていくうえで必要不可欠な領域に,医療にかかわるすべての人達が真剣に向き合う時期が来ているのではないだろうか.

参考文献
1)"The Washington Manual of Medical Therapeutics 33rd ed."(Corey, F. et al. ed.), Lippincott Williams & Wilkins, 2010

第1章 栄養療法って何ですか？

5. 世界の長寿食の結晶
～ヘルシーランチの威力～

研修医「あぁ，もう夕方の16時半かぁ．あの肺炎の患者さん，まだご飯を出してないけど，さっき回診に行ったときにそろそろ食べたいって言っていたなぁ」

しみず「それなら夕方から食事を出しなよ」

研「でも，この時間から食事オーダーを変えると，看護師さんに睨まれますよ」

し「それでも，一食の重みは大きいよ．怒られるの覚悟で夕食を出すように言ってきなよ」

研「一食ってそんなに大きいですか．でも，やだなぁ」

し「そうだなぁ，世界の長寿食のエッセンスを集めたヘルシーランチの話って知ってるかい？」

研「えっ，何ですか，それは？」

■栄養により遺伝子を克服できる

　　WHO循環器疾患国際共同センターのセンター長を務められた家森幸男先生は，WHOの研究として世界中の食事について研究した．そして，"栄養により遺伝子を克服できる"と断言した．世界の60地域で得られた長寿食のエッセンスを1日たった一食の昼食に込めた"ヘルシーランチ"を企業の社員64人に4週間食べてもらったところ，肥満度，拡張期血圧は有意に低下し，特にイソフラボン・DHA強化食群では，LDL低下とHDL上昇による動脈硬化指数の有意な改善を認めたという（図）．

　　何と昼食を変えただけで身体は良い方向に変わっていくというのだ．この事実を十分に認識する必要がある．

　　救急外来から緊急入院になると，何も考えず"禁食"の指示が出ること

> ①世界の60地域で得られた長寿食のエッセンスを1日たった一食の昼食に込めた「ヘルシーランチ」
> → 企業の社員64人に4週間食べてもらった
>
> ②肥満度,拡張期血圧は有意に低下
> イソフラボン・DHA強化食群では,LDL低下とHDL上昇による動脈硬化指数の有意な改善を認めた
>
> ③「栄養により遺伝子の支配を克服できる」

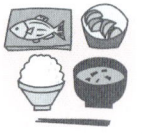

図● ヘルシーランチの効果
文献1をもとに作製
(ヘルシーランチの内容については文献2を参照)

がある.そして,そのまま何日も食事が出ない状態で入院が続くことがある.どれだけ身体に負担をかけているか,よく考えた方がよい."食事は明日から"と気軽に考えず,人間の身体は"一食で変わる"という認識をもって診療に取り組みたい.

Point

- "ヘルシーランチ"の結果から一食の重みを認識すべし
- 何も考えず"禁食"の指示を出すのは止めよう
- いち早く食事を届けることをまず考えよう

参考文献
1) 家森幸男:世界の長寿食−WHO研究からのメッセージ.静脈経腸栄養,20:s67−s68,2005
2) 家森幸男:「食でつくる長寿力」,日本経済新聞出版社,2008

1章 栄養療法って何ですか？

6. 単なる栄養を超えたものとしての「食事」

研修医：「昨日，夕食を出した患者さんは，今日の朝，回診したら，すごく喜んでいました．元気が出たって」

しみず：「看護師さんに睨まれながらもオーダーした甲斐があったね」

研：「はい．でも，今度からはもう少し早めにオーダーします」

し：「食事は栄養だけでなく，1日のリズムをつくるからね」

研：「どういう意味ですか？」

し：「朝食を食べて朝を感じ，昼食を食べて昼を感じ，夕食を食べて夜を感じる，ということだよ」

研：「確かにそうですね．僕も昼食の時間がくるのがいつも楽しみですよ」

し：「食事を出さないということは，そういう生活のリズムや毎日の楽しみを奪うことになるんだよ．自分がそうされたらきついよね」

1 食事の役割とは何だろう？

　2007年，アメリカ，フェニックスで行われたClinical Nutrition Week 2007には，世界35カ国から2,400人が集まった．Clinical Nutrition Weekとは，ASPEN（American society for parenteral and enteral nutrition：アスペン，米国静脈経腸栄養学会）が主催する臨床栄養の学術総会である．そこで，当時の会長であったRhode Island Hospitalの栄養士，ウィンクラー（Marion F. Winkler）氏の食事に対する講演の内容が非常に印象的である（図）．

　「あらゆる病態にある，あらゆる人々に，いつのときにも適切な栄養療法を提供する」[2]

　この内容は一般的な栄養療法の目標である．食事のオーダーをするだけ

**単なる栄養を超えたものとしての食事
「〜ウィンクラー氏の講演〜」**

1. 「あらゆる病態にある，あらゆる人々に，いつのときにも**適切な栄養療法を提供する**」[*1]
2. 「**食事とは，1日が安寧で，1日の秩序と構造とを提供するものである**」[*2]
3. 「食べること，それは**味と香り，さらには社会生活を提供してくれる，心から楽しい出来事**である」[*3]

図●食事の役割
Marion F.Winkler (Rhode Island Hospital), Clinical Nutrition Week 2007 より
＊1：文献1，2より，＊2：文献3より，＊3：文献4よりそれぞれ引用

でも，さまざまな病気についてその病態までよく理解していなくては適切な指示を出すことはできない．

　ウィンクラー氏はこれだけにとどまらず，「**食事とは，1日が安寧で，1日の秩序と構造とを提供するものである**」[2]という．

　これは，病院での毎日の食事を食べることが，単調で日にちの感覚をも忘れてしまいかねない入院生活のなかで，日常の時間を思い出させ，退院してからの社会復帰後の生活を再認識させてくれる，数少ない貴重な機会を与えてくれる，という意味である．

　つまり，**食事は"生活のリズム"をつくる**のである．メリハリがなくリズムのない単調な生活は，誰にとっても苦痛である．朝食を食べることにより朝を感じ，昼食を食べることにより昼を感じ，夕食を食べることに夜を感じる．食事は，1日の節目を象徴する大切な役割をもっている．

　さらにウィンクラー氏は，「**食べること，それは味と香り，さらには社会生活を提供してくれる，心から楽しい出来事である**」という．

　病院で提供される食事は，"エネルギーがこれぐらい"，"タンパク質はこれくらい"，"脂肪はこれくらい"と栄養素の配分だけで考えてしまいがちだが，もっと重要なことがある．それは，**食事の味や香りを楽しんだり，多くの人たちと会話をしながら楽しく食事したりする**ことである．これらは，われわれの日常生活において，なくてはならないものとなっている．

病院での"禁食"の指示は，これらをすべて奪ってしまう．そのことを十分に認識しておこう．

Point

- 適切な食事オーダー，栄養療法ができるように勉強しよう
- 3度の食事で"生活のリズム"を提供しよう
- できれば検食を食べて，病院食の味や香りも確認しておこう

参考文献

1) Dudrick, S. J.：Presidential address：the common denominator and the bottom line. JPEN, 2（1）:13–21, 1978
2) 日本静脈経腸栄養学会ホームページ
 http://www.v-eiyo-college.jp/mypage/kokusai/cnw2007/01_01.html#02
3) Amarantos, E. et al.：Nutrition and quality of life in older adults. J. Gerontol. A. Bil. Sci. Med. Sci., 56：54–64, 2001
4) Lipman, T. O.：The chicken soup paradigm and nutrition support：rethinking terminology. JPEN. 27: 93–94, 2003

1章 栄養療法って何ですか？
7. 食品の3つの機能を知っていますか？

研修医：「先生，この前，禁食だった患者さんに食事を始めたんですが，なかなか食事量が進まなくて困っているんです」

しみず：「何か原因はありそうなの？」

研：「いやぁ，それがよくわからなくて．食事を食べてもらえないと，退院できないから，どうしたらいいか悩んでいます」

し：「その患者さんの好みは聞いてみた？」

研：「いえ，聞いていないです」

し：「病院の味つけは薄味だから，何気なく減塩食を出すけど，しょっぱいものが好きな人も多いからね．味にも注意してみたら」

研：「そういえば，今日の回診したとき，『病院の食事は味気ない』と言ってましたね」

し：「それなら，栄養士さんと相談して次の食事から梅びしおでもつけてみたら？」

1 食品の3つの機能

　さて，食品には，3つの機能がある．1次機能としての"**栄養**"，2次機能としての"**味・嗜好**"，3次機能としての"**生理機能**"である（図1）．栄養療法という場合，どうしても1次機能の"栄養"だけに目がいきがちだが，味や生理機能にも注目したい．

2 侮れない食事の"おいしさ"

　2次機能である味について考えてみよう．味の要素の1つである"旨み"について東京都老人総合研究所の副センター長を務めた柴田 博 氏は著書

1次機能	栄養
2次機能	味・嗜好「美味しさ」
3次機能	生理機能

図1 ● 食品の3つの機能

- 子どもは甘みと旨味からしか満足を得にくい
- **イノシン酸**（カツオや肉に多い）
- **グルタミン酸**（昆布やトマトに多い）
- **脂肪**
  → 旨味には人間と親和性がある
- 旨味を感じることにより
  → β-エンドルフィン，ドーパミンが増加

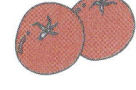

図2 ● 食品の第2次機能
文献1をもとに作製

「ここがおかしい日本人の栄養の常識」で以下のように述べている[1]（図2）．

"子どもは，甘みや旨味からしか満足を得にくい，という．人間が生まれながらにもっている親和性は甘味のみであり，これはアメーバも人間以外の哺乳類もあまり違わないようだ．カツオや肉に多いイノシン酸，昆布やトマトに多いグルタミン酸や脂肪は，旨味成分として知られる．これらの旨味を感じることにより，脳内神経伝達物質であるβ-エンドルフィンやドーパミンが増加するといわれている．これらの物質は，心を豊かにするという．"

私自身この事実を知ってから，**入院中，食事が進んでいない患者さんで元気でないように見えるときは，旨味成分が足りない**せいかもしれない，と考えるようになった．

"旨味"を例に述べたが，食事の"おいしさ"を侮らない方がよい．「この病院の食事はおいしい」と言われるような食事を提供するだけでクレームの数が減るかもしれない．

今回のケースでは，薄味な病院食に塩っ気を加えるために"梅びしお"

をつけることにした．その後，この患者さんは食事をどんどん食べるようなったようだ．こういう食事の"おまけ"をよく知っていると，患者さんの食が進むようになることもある．栄養士さんとよく話して，自分の病院に入っている食事の"おまけ"について情報を仕入れておこう．必ず役に立つ．

❸ 3次機能の生理機能って何だ？

次に，3次機能である生理機能である．生理機能とはいわれてもピンとこないかもしれないが，これは**"食べることでホルモン，神経，内分泌などの生理機能が調節される"**ことを指す．わかりやすくいえば，食べることで唾液や胃酸が出る現象のことなどである．

食事をすることで，身体が反応する．唾液が出て，歯や舌，顎を動かして飲み込み，食道が動き，胃に入れば胃酸が分泌され，十二指腸にいけば，膵液が出る．胆嚢が収縮する．小腸，大腸がさまざまな栄養素を吸収しながら，蠕動運動が活発になって，食べたものがどんどん先に進んでいく．

食事をするということは，身体中を活性化させることにほかならない．禁食が続けば，身体の活動が弱っていく．人間の身体は使わないと，どんどん弱っていく．長く安静にすればするほど，身体は使えない代物になっていく．

弱ってしまった身体は，リハビリテーションを必要とする．リハビリテーションは可能な限り早い時期から行うのが現代の主流だ．食事もなるべく早い時期から再開したい．それが何よりのリハビリテーションである．

Point
- 食品の3つの機能を意識しよう
- 食欲不振の患者さんをみかけたら，好みを確認しよう
- 食事を摂ることで身体を活発化させよう

参考文献
1）柴田　博：「ここがおかしい日本人の栄養の常識－データでわかる本当に正しい栄養の科学」，pp.92-97，技術評論社，2007

思い出の栄養療法・ケースレポート2　視床出血後の食欲不振

【診断】1 視床出血　2 食欲不振

　75歳，女性．2007年6月13日，視床出血（脳室穿破）の診断にて入院．状態が落ち着いてから，経鼻チューブからGFO®を開始し，その後，半消化態栄養剤へ徐々に変更後，最終的には経口摂取へ移行するこができた．しかし，途中でひどい下痢が出現し，便培養からMRSAが検出されたため，MRSA腸炎の診断で禁食による腸の安静とバンコマイシンの内服が開始となった．

　治療が進み，経口摂取が再開になるも食欲不振が続いた．下痢も続き，補液が止められない状態であった．不穏もあり，経鼻チューブを自己抜去してしまうため，経腸栄養にて栄養を補うのも困難であった．嚥下機能は良好であり，水分もむせがなく飲めるので，何とか経口摂取を進めたい．

【NSTで検討した対応策】

　NST回診の対象となり，いくつかの問題点と対応策が挙げられた．①嚥下困難食の味つけがよくない，②食感が口に合わない，③補液の量が多く食欲が湧かない，④食べさせ方の工夫が必要（片麻痺があり，全介助），④日々の生活に目標がなくメリハリがない，⑤脳卒中後のうつ病の可能性，⑥窓のない閉鎖的な病室に問題がある（ハイケア室から窓のある大部屋の窓側へ移動させる，適度な気分転換が図れているか），⑦通常食の量が多い（ハーフ食はどうか），⑧味覚障害の可能性（亜鉛欠乏症など）

　NST回診後，①易消化頻回食，軟食へ変更し，家族から濃い味が好みだと聴取したので梅びしおを追加した，②補液を2,000 mL/日から徐々に減量した，③オーバーベッドテーブルに食事のみを配膳した（注意力低下のため，食事に集中させる工夫），などを行った結果，徐々に食事量が増え，4日後にはほぼ全量摂取ができるようになった．

【コメント】

　高齢者が脳卒中を契機に食欲不振となることはよくあるケースである．今の視点でみると，MRSA腸炎の診断やバンコマイシンの投与が適切だったか，と問いたくなるが，当時は手探り状態ながらも一生懸命に対応していた．食欲不振に対してさまざまな問題点，対応策を挙げて取り組みだしたのはこの症例からである．

　前項に関連して梅びしおを強調しているが，結果的には包括的な対策が成功したように思う．当時は梅びしおで味を濃くするという考え方が印象的だったので，梅びしおが著効した例として非常に強く思い出に残っている．栄養療法の"味"を意識しはじめたのもこの症例からであった．

1章 栄養療法って何ですか？

8. 病院の中はガイコツ，病院の外はメタボ

研修医：「入院してくる患者さんは，やせている方もいれば太っている方もいますね」

しみず：「今はメタボリック・シンドロームの方が増えているからね．大抵の方は太り気味だよ」

研：「でも，褥瘡ができたり，肺炎が長引いたりする患者さんは，みんなやせていますよ」

し：「やせている患者さんは栄養状態も悪くなりがちだからね」

研：「最近はなるべく禁食期間を短くして，はやく食事を出そうと意識しています」

し：「おっ，よい心がけだね．入院して患者さんがやせてしまうのは，医療従事者の心がけによるところが大きいからね」

研：「えっ，そうなんですか」

し：「そもそも医療で栄養が注目されだしたのは，そういう論文が書かれたからなんだよ」

1 ガイコツにしたのは誰？

1974年，ひとつの論文が医療従事者に病院の栄養について考えるきっかけを与えた．バターワース（Butterworth）氏がNutrition Todayに寄稿した「The Skeleton in the Hospital Closet」という論文である．バターワース氏は，ガイコツと化した入院患者の実態を誰もがわかるデータとして報告したのである[1]．

その内容は，身長の記録不備：56％，体重の記録不備：23％，体重が記録されていた患者の61％が6 kg以上の体重減少，37％の患者のアルブミンレベルが3.0g/dL以下という衝撃の結果であった（図1）．

▶ガイコツと化した入院患者の概要
① 身長の記録不備：56%
② 体重の記録不備：23%
③ 体重が記録されていた患者の61%が6kg以上の体重減少
④ 37%の患者のアルブミンレベルが3.0g/dL以下

「私は医原性の栄養障害がたくさんの患者の転帰を決定する重要な因子となっていることを確信した」
～バターワース～

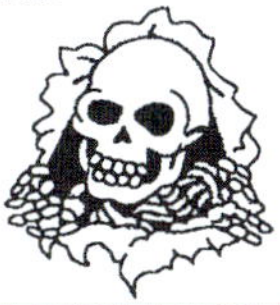

図1● 入院患者における栄養不良研究のきっかけ
文献1をもとに作製

　そして，バターワース氏は，「私は医原性の栄養障害がたくさんの患者の転帰を決定する重要な因子となっていることを確信した」と綴っている．

　栄養療法の第一の目標は，病院に入院したことで，患者さんを栄養不良に陥らせないことである．病気に立ち向かっていくはずの病院で，栄養障害を生み出していては，一体，何をしているのかわからない．

　また，栄養療法の重要性が注目されてから，まだ半世紀も経っていない，という事実は注目に値する．つまり，臨床栄養はこれからの分野であり，まだまだ発展の余地を秘めているのだ．

2 メタボリック進化論

　これまでは低栄養について話してきたが，現代社会において食事が十分に提供されずガイコツになって苦しんでいるのは，病院の中くらいのものだ．21世紀の先進国における世界的な栄養の課題は，メタボリック・シンドロームとの戦いである．

　メタボリック・シンドロームは人類の進化なのか．ダーウィンの進化論は，非常に有名であるが，Patrick Boivin氏はその進化論をさらに進めた「メタボリック進化論」というイラストを描いている．そのイラストでは，これまでの人類の進化の過程が描かれた後に，丸々と太ったメタボな現代人の姿が付け加えられ，さらには最終的にブタになってしまう人類の姿が示される．ダーウィンの進化論のパロディだが，もはや笑いごとではな

い．一度でも見れば，誰もが忘れられなくなるほどの強烈なインパクトをもつイラストだ．

映画「WALL・E/ウォーリー（2008）」では，このメタボリック・シンドロームの行く末をコミカルに描いている．興味がある人は是非観てほしい．非常に考えさせられる未来がそこには示されている．

3 メタボリック・ドミノ

そして，**メタボリック・ドミノ**という考え方がある．慶應義塾大学内科の伊藤裕教授が提唱した概念であり，非常に重要である．現代人に降りかかる多くの病気を包括的にわかりやすく表現している（図2）．

メタボリック・ドミノは，生活習慣の乱れから最初のドミノが倒れることで，メタボリック・ドミノが進みはじめるのだ．食生活の乱れ，運動不足，睡眠不足，喫煙などが重なり，いつしか肥満やインスリン抵抗性を認めるようになる．そして，その状態がさらに進み，食後高血糖，高血圧，脂質異常症が明らかとなってくる．次第に脂肪肝を認めるようになったり，膵臓が疲弊してインスリンの分泌が徐々に悪くなり，はっきりとした

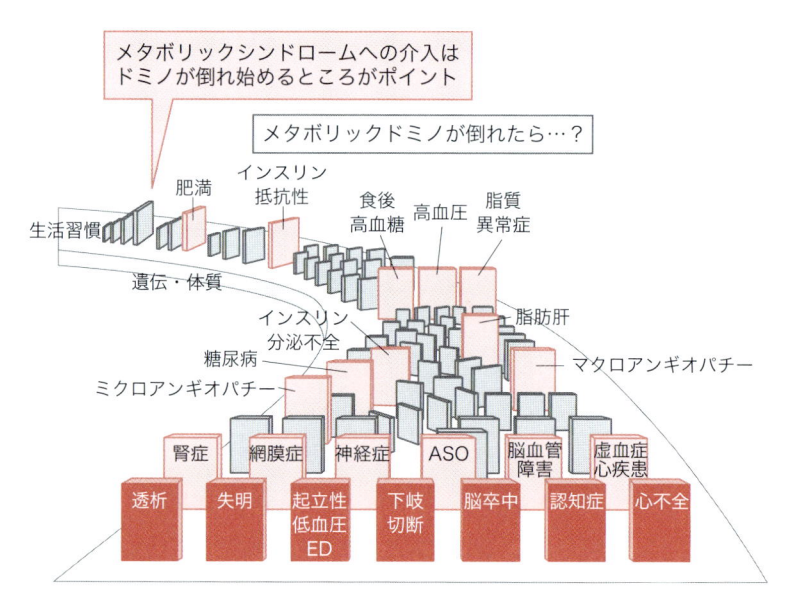

図2● メタボリック・ドミノ
文献2をもとに作製

糖尿病となる．こうした流れのなかで，動脈硬化が進んでいく．

細い血管が痛んでくれば，腎症，網膜症，神経症となり，血液透析，失明，起立性低血圧，ED（electiledysfunction：勃起不全）が待っている．大きな血管が痛んでくれば，脳血管障害，虚血性心疾患，閉塞性動脈硬化症となり，最終的には，脳卒中，認知症，心不全，下肢切断が待ち受けている．

エネルギー過多の現代社会において，このメタボリック・ドミノをいかに止めるかが，最重要課題である．世界中で医療費は年々大きなものとなっているが，**その医療の大半はメタボリック・ドミノの流れを止められないことから生じる**．ここでも，重要なカギを握るのは食事である．

4 栄養における相反する問題点

現在，病院の栄養療法でメタボリック・シンドロームに積極的に介入している病院はそれほど多くない．しかし今後，抗肥満薬などメタボリック・シンドロームに狙いを定めた製品が日本の医療現場にもどんどん登場してくるだろう．低栄養だけではなく，過栄養であるメタボリック・シンドロームにも注目していきたい．

ここまでに述べてきたように日常生活においてはメタボリックシンドロームが問題となっているのに対し，病院内では栄養不良が問題となっている（図3）．すなわち，"**病院の中はガイコツ，病院の外はメタボ**"である．栄養療法を考えるうえで，この点はよく覚えておかなくてはいけない．本来，栄養療法について述べるときは両者について話をしなければならないが，本書では，これから"病院の中でガイコツさせない方法"に絞って話を進めていく．低栄養に対する栄養療法である．

病院の中はガイコツ，病院の外はメタボ

医療施設では…
→不適切な食事，栄養療法による栄養失調

日常生活では…
→飽食，運動不足による生活習慣病

図3●栄養における相反する問題点

Point

- 患者さんをガイコツにしないようにいつも栄養状態に注意しよう
- 21世紀はメタボリック・シンドロームとの戦いである
- 栄養療法の歴史はまだまだ浅いので，みんなで盛り上げていこう

参考文献

1) Butterworth, C. E. Jr.:The Skeleton in the Hospital Closet. Nutrition Today, 9（2）: 4-8, 1974
2) 伊藤　裕:「臓器は若返る―メタボリックドミノの真実」（朝日新書），朝日新聞出版, 2010

Column2　　　　コミュニケーションの達人を目指す

教育者は，簡単なことを複雑にする．
コミュニケーションの達人は，複雑なことを簡単にする．

ジョン・C・マクスウェル

　大学を含めた日本の教育は，どれだけ知識があるかを問われることが多い．ほとんどのテストの目的は，暗記した量を試すものである．海外の教育方法に比べて考え方を問うテストが少ないという批判がよくいわれる．そのため，一問一答形式のテストを解く知識はあるが，まとまった知識を他人にわかりやすく説明することができない，という状態を生む可能性が高くなる．

　今，栄養療法を支えているのは，NSTのような多職種で構成されたチーム医療である．チーム医療が盛んに行われる医療現場に求められているのは，難しく複雑な内容を難しく複雑なまま伝えることではない．難しいことをより平素に，複雑なことをより単純に，わかりやすく伝えることが何より大切である．

　ジョン・C・マクスウェルは，アメリカで"リーダーのリーダー"と呼ばれるリーダーシップ論の第一人者である．そして，"コミュニケーションの達人は，複雑なことを簡単にする"と言い切っている．どんな分野であれ学習した内容を自分なりに噛み砕いて，よりわかりやすく表現するようにいつも努力を重ねたい．

　本書はその考えに基づき，全編にわたり平素な説明を心掛けているが，実際にやってみるとこれほど大変なことはない．しかし，多くの人がこのことを意識するだけでより円滑なチーム医療が実現され，より効果的な栄養療法が可能になるのではないだろうか．

参考文献

1) ジョン・C・マクスウェル：「この人についていきたい，と思わせる21の法則―成功者に学ぶ人間の磨き方」，p.31，ダイヤモンド社，2008

1章 章末問題

Q1 慢性腎不全ではタンパク制限食が推奨されるが，血液透析が始まるとタンパク制限をする必要がなくなるのはなぜか

Q2 褥瘡を含む創傷治癒を促進する栄養素として考えられているものをアミノ酸，ビタミン，微量元素からそれぞれ挙げよ

Q3 栄養状態が悪いと感染症に罹りやすく，また治癒しにくいことが知られているが，それはなぜか．考えられるメカニズムを説明せよ

Q4 栄養サポートチーム（NST）に関わる診療報酬を2つ挙げよ

Q5 家森幸男先生が考案した"ヘルシーランチ"を1カ月間食べた研究において，被験者にどんな変化が起きたか述べよ

Q6 Clinical Nutrition Week 2007において当時会長であった栄養士ウィンクラー氏は「食事とは，1日が安寧で，1日の秩序と構造とを提供するものである」と述べたが，わかりやすくいうとどんな意味か

Q7 食品の3つの機能について説明せよ

Q8 現代社会の栄養における相反する問題点について説明せよ

解答と解説

A1 高タンパク食は糸球体濾過に悪影響を及ぼすため，腎機能をなるべく保護したい慢性腎不全ではタンパク制限食を推奨するのが一般的である．一方，血液透析が導入された後は，腎機能を保護していく必要がなくなるため，厳格なタンパク制限を行わなくて済む ➡ p.13参照

A2 アミノ酸：アルギニン
ビタミン：ビタミンA，ビタミンC，ビタミンE
微量元素：亜鉛 ➡ p.19参照

A3 低栄養状態，特に低アルブミン血症では，リンパ球の機能障害が起こり，抗体の産生が低下するなどの免疫能の低下が引き起こされる．また，低アルブミン血症は，敗血症に対する抗菌薬の効果の低下などが報告されている ➡ p.22参照

A4 栄養管理実施加算と栄養サポートチーム（NST）加算 ➡ p.27参照

A5 肥満度，拡張期血圧は有意に低下し，特にイソフラボン・DHA強化食群では，LDL低下とHDL上昇による動脈硬化指数の有意な改善を認めた ➡ p.29参照

A6 食事を食べることによって「生活のリズム」がつくられる，という意味．メリハリがなくリズムのない単調な生活は，誰にとっても苦痛である．朝食を食べることにより朝を感じ，昼食を食べることにより昼を感じ，夕食を食べることに夜を感じる．食事は，1日の節目を象徴する大切な役割をもっている ➡ p.32参照

A7 1次機能としての"栄養"，2次機能としての"味・嗜好"，3次機能としての"生理機能"のことを指す．生理機能とは，"食べることでホルモン，神経，内分泌などの生理機能が調節される"ことを指す ➡ p.34参照

A8 "病院の中はガイコツ，病院の外はメタボ"．病院の中は，不適切な食事，栄養療法による栄養失調が問題であり，病院の外は，飽食，運動不足によるメタボリック・シンドロームが問題になっている ➡ p.41参照

第2章
低栄養って どんな状態？

第2章 低栄養ってどんな状態？

1. 主観的に栄養状態を評価する

研修医「先生，ローテーション研修が進むにつれて栄養が大切だってことがよくわかってきました」

しみず「おお，やっぱりそう思うでしょ」

研「意外と細かい知識が必要ですよね」

し「そろそろ次の段階に行く頃だね．低栄養状態ってどういうものかちゃんと理解しているかい？」

研「え〜と，ご飯を食べていなくて，やせている人のことですか？ そういう人がなかなか退院できないイメージがあるので．すみません，これくらいしか言えなくて」

し「いやいや，確かにその通りだよ．実は，低栄養状態を見分けるのにいちばん大切なのは，自分の主観を大切にすることなんだよ」

研「えっ，そんなんでいいんですか」

し「そうそう，いつもの問診に栄養の視点を加えればいいだけなんだよ．主観的包括的評価ってものを学んでみようか」

1 とにかく主観を大切に

　　低栄養状態を見極める方法はたくさんある．そのなかでいちばん大切なことをまず覚えよう．**SGA**というやり方がある．これはsubjective global assessmentの頭文字をとったもので，**主観的包括的評価**と呼ばれるものだ．言葉を覚えることも大切だが，それよりどうやって栄養状態を評価するかを考えてみよう．

　　自分自身が「最近，栄養状態が悪いかもなぁ」と思うときはどういうときだろうか．また，目の前の人を見たり，話をしたりして，「この人は栄

養状態が悪いなぁ」と思うのは，どんなときだろうか．

この研修医が言うように，食欲不振があって，食事が摂れていなかったり，やせていたりする人は，栄養状態が悪そうだという予想がつく．ほかにも下痢があったり，吐き気がひどかったり，寝たきりだったりすれば，「このままで行けばどんどん栄養状態が悪くなりそうだ」ということがわかる．COPD（chronic obstructive pulmonary disease，慢性閉塞性肺疾患）や慢性心不全などの慢性疾患では，長い経過のなかで段々とやせてくることもあり，診断名を聞いただけである程度の栄養状態がわかる．

こうした**問診や診断名などである程度，栄養状態を評価しようというやり方をSGA（主観的包括的評価）**という．SGAで評価する項目を**表**にまとめた．

2 SGAシート記入の考え方

1つ1つみていこう．

まず最初の段階では，自分が担当した患者さんと話した第一印象で栄養状態が悪いかどうかを判断する．これが"ラフ・スクリーニング（rough screening）"である．これは言葉通り"ラフ：大まか"で構わない．自分の主観を信じて，とにかく"明らかに栄養不良なし"か"栄養不良の可能性あり"のどちらかにチェックをつけよう．

もし"栄養不良の可能性あり"にチェックがついたら，細かくみていくことにしよう．これは"ディテール・スクリーニング（detailed screening）"とも呼ばれるもので，まずは病歴をチェックする．以下の5つの項目がある．

①**体重の変化**，②**食物摂取量の変化**，③**消化器症状**，④**機能状態（活動性）・機能障害**，⑤**疾患および身体状況**

それぞれ解説していこう．

1）体重の変化

"体重の変化"についてはわかりやすいと思う．通常の体重がどれくらいで，現在の体重がどれくらいかを比較する．これが減少傾向であれば，栄養状態が悪い可能性が高くなり，増加傾向であれば，高血圧や脂質異常症，糖尿病など，いわゆるメタボ疾患の可能性が高くなってくる．

表 主観的包括的評価シート（SGA シート）

患者名：	性別（男・女）	年齢　歳	年　月　日
疾患：			

ラフ・スクリーニング
☐明らかに栄養不良なし　　☐栄養不良の可能性あり

ディテール・スクリーニング

体重の変化
☐なし　☐あり　　　通常の体重（　kg）　現在の体重（　kg）
　　　　　　　　　　増加・減少（　kg）（いつから：　　　　　）

食物摂取量の変化（通常との比較）
☐なし　☐あり　　　変化の期間：　　　　　週
　　　　　　　　　　現在食べられるもの：
　　　　　　　　　　☐食べられない　☐水分のみ　☐流動食　☐固形食

消化器症状
☐なし　☐あり　　　☐嘔気（いつから：　　　　　）
　　　　　　　　　　☐嘔吐（いつから：　　　　　）
　　　　　　　　　　☐下痢（いつから：　　　　　）

機能状態（活動性）　機能障害
☐なし　☐あり　　　（いつから：　　　　　）
　　　　　　　　　　状況　☐日常生活可能　☐歩行可能　☐寝たきり

疾患および身体状況
基礎疾患：
既往歴：
内服薬：

発熱	☐なし	☐あり（　　℃）	
呼吸	☐正常	☐頻呼吸	
ストレス	☐なし	☐軽度	☐中等度　☐高度

判定
☐栄養状態良好　　☐軽度の栄養不良　　☐中等度の栄養不良　　☐高度の栄養不良

　　　　体重の変化があったら，どれくらいの期間でそれが起きたかを確認しよう．1年かけて体重が5kg減るのと2カ月で5kg減るのでは，意味合いが全然違う．過去6カ月間に体重が徐々に減少した場合，慢性的な進行症状，食生活の変化を確認する必要があるし，過去2週間に極度の体重の減少が発生した場合，その時点で栄養不良になっている可能性が高い．

2）食物摂取量の変化

次は"食物摂取量の変化"だ．これも"体重の変化"と同様に"いつから""どれくらい"変化しているかをチェックする．食物摂取パターンの変化が栄養状態に重大な影響を及ぼすのだ．食物摂取量の変化の原因が病気の発生である場合，当然，栄養不良の危険性が高くなる．

3）消化器症状

消化器症状の確認のために"嘔気"，"嘔吐"，"下痢"がないかをチェックする．これらの症状は，栄養状態を直接反映するものである．消化器内科や消化器外科をローテーションしていないときでも，このことを聞いておいた方がいい．特に"嘔気"は，消化器の病気以外でも認めることがあるし，薬の副作用でもありえる．短期間の嘔吐や下痢は問題にならないことが多いが，2週間以上にわたって消化器症状が認められる患者さんは，栄養不良の危険性が高くなる．

4）機能状態（活動性）・機能障害

"機能性"とは，その人がどれくらいのADL（日常生活動作）ができるかを確認するものである．廃用症候群という言葉があるように，人間の身体は動かさなければ，どんどん機能が衰えていく．自宅で寝たきりの生活している方は，食事をある程度摂っていたとしても，筋肉が衰え，体力が衰え，疲れやすくなっていることが多い．ADLを確認することで，普段の食生活のイメージを膨らませることができる．

5）疾患および身体状況

最後は病気についてだ．基礎疾患，既往歴，内服薬，バイタルサイン，ストレスの状態など確認することで，その人自身の栄養学的なリスクを把握することができる．COPDや慢性心不全では，疾患のストレスで食事量が低下することが多い．内服薬が増えてくれば，薬の副作用で食欲不振に陥っている可能性が出てくる．また，病気によっても身体が受けるストレスは異なってくる．鼠径ヘルニアであればストレスは軽度だが，肺炎を呈している糖尿病患者のストレスは中等度になってくるし，重篤な腹膜炎を

起こしていれば，身体には高度なストレスがかかってくる．

❸ 人間はストレスを受けるとどうなるか

　ストレスという概念は非常に重要だ．人間はストレスを感じれば，ホルモンの分泌の仕方が変化する．大脳がストレスを受けると，副腎髄質からノルアドレナリンやアドレナリンといったいわゆるストレスホルモンが分泌される．ストレスで血圧が上がったり，汗が出たり，動悸がしたりするのは，これらのホルモンの影響である．ストレスホルモンの作用によってストレスをうまく対処できればそれでいいが，ストレスの原因が病気となってくると，そう簡単に治癒できない疾患もあるため，ストレスの負荷が続き，ますますストレスホルモンが分泌されていく．そのうち，人体は副腎皮質ホルモンであるコルチゾールの分泌を増やすことでストレスに対応するようになる．コルチゾールが多く分泌してくれば，免疫機能が低下したり，血糖値が高くなったりするので，入院して治療を行っている患者さんにとってあまりよいことではない．

　ストレスの影響で身体のホルモンバランスが変わり，代謝が変わり，栄養状態にも反映してくるのだから，ストレスを評価することは重要なのである．**ストレスは数値化できない要素でもあるので，思い切ってどれかにチェックしよう．**

❹ SGAは普段の問診と変わらない

　さて，これらの項目はきわめて一般的な内容である．医療に従事していれば，誰もが毎日やっている問診である．SGAという聞きなれない言葉で表現しているだけで，普段の問診を単に栄養状態を推測するのに役に立てたにすぎないのである．だから，やることは変わらないのだ．ただ心のなかで「栄養状態はどうかな」と思いながら，同じことをやるだけである．栄養を意識するだけのことだ．

　このSGAによる栄養状態の評価は，**初めて診る患者さんの栄養状態を把握するときには威力を発揮する**が，その後，栄養療法を行っていく経過において**栄養状態の変動をとらえるにはやや不向き**である．

　図にあるようにSGAの目的は，①栄養に関して治療が必要かどうか，②栄養障害があるときは，急性なのか，慢性なのか，の2点をある程度評

> ▶ **SGAとは？**
> ・初めて診るときのアセスメント
> ・栄養状態の変動をとらえるには不向き
>
> ▶ **評価するうえでの重要な点**
> ・栄養に関して治療が必要かどうか
> ・急性の栄養障害か慢性の栄養障害か

図● SGA：主観的包括的評価

価することである．最終的には自分の主観がすべてなので，栄養療法が必要そうだと少しでも感じれば，**少しオーバーでも"栄養療法が必要"だと**しておいてもいい．

 SGAシートを埋められたら，最後に総合判定を行う．"栄養状態良好"，"軽度の栄養不良"，"中等度の栄養不良"，"高度の栄養不良"のいずれかにチェックをする．"高度の栄養不良"であれば，NSTのメンバーに相談することが推奨される．

 最初のうちは慣れないかもしれないが，少しずつ意識してSGAをやってみよう．後は実践あるのみである．

Point

- いつもやっている問診や身体診察に栄養の視点を加えよう
- 栄養状態の評価はまず自分の主観を信じよう
- とにかくSGAを実践して，栄養状態を評価する経験を積んでいこう

参考文献
1）「コメディカルのための静脈経腸栄養ハンドブック」（日本静脈経腸栄養学会 編），pp.91-99，南江堂，2008
2）『「治る力」を引き出す 実践！臨床栄養（JJNスペシャル87）』（東口髙志 編），pp.87-94，医学書院，2010

第2章　低栄養ってどんな状態？

2. 自分の皮下脂肪はどれくらい？
～身体計測～

研修医「先生，SGAを意識して普段の問診をしていると，何となくその患者さんの今の栄養状態がわかってきますね」

しみず「よくやっているね．低栄養状態を見極めるのは意外と簡単でしょ」

研「こういうことを早く教えないのはずるいですよ」

し「あとね，患者さんの栄養状態をみるには**身体計測も大事**なんだよ」

研「身長や体重ってことですか？　体重はSGAでも出てきましたが」

し「そのほかにもみておいた方がいいところがあるんだよ．二の腕とかね」

研「えっ，そんなところもみるんですか」

1 客観的に栄養状態を評価するには

　前項では主に問診と簡単な身体所見から得られる情報で栄養状態を判断する方法を紹介した．しかし，評価者の主観に依存する評価方法であり，評価者によって評価のばらつきができることは否めない．そこで，客観的なデータから栄養評価を行う方法もある．身長や体重などの身体計測の所見や血液検査の所見を参考にする方法である．この方法を**客観的栄養評価**（objective data assessment：ODA）と呼ぶ．本項では，身体計測から得られる情報をもとに栄養状態を考えてみよう．

2 大切に扱いたい身長と体重

　身体計測で最も大事な情報は**身長と体重**であることはもちろんいうまでもない．前述したバターワース氏の論文（p.38，第1章-8参照）で指摘されている通り，論文が書かれた1974年においても，大部分の入院患者さんの身長と体重の記録がなされていなかった，という事実があるのだ．

● **BMI（body mass index）**

BMI＝体重（kg）/身長（m）^{2}

例：体重60kg，身長1m72cmの場合
BMI＝60/(1.72×1.72)＝約20.3

BMIの評価判定

BMI	判定
BMI＜18.5	やせ
18.5≦BMI＜25	正常
25≦BMI	肥満

● **理想体重（IBW：ideal body weight）**

理想体重（IBW）＝身長（m）^{2}×22

例：身長1m72cmの場合
IBW＝(1.72×1.72)×22＝約65.1kg

● **体重減少率**

体重減少率(%)
＝ $\dfrac{通常体重(kg)-測定時体重(kg)}{通常体重(kg)}$ ×100

体重減少率の評価判定

期間	明らかな体重減少	重症の体重減少
1週間	1～2%	＞2%
1カ月	5%	＞5%
3カ月	7.5%	＞7.5%
6カ月	10%	＞10%

図1● BMI，理想体重，体重減少率の算出方法と評価判定
BMIの判定は日本肥満学会の基準を示した
文献1をもとに作製

どうもわれわれは身長と体重という簡単に手に入る情報を粗末に扱う傾向にあるようだ．

図1に，BMI（body mass index），理想体重（ideal body weight：IBW），体重減少率，それぞれの算出のしかたを示した．**特にBMIと理想体重はすべての患者さんを対象に算出しておくべき指標である．**

ちなみに理想体重は，身長のBMI 22における体重を算出しているが，これは，中年層では健康診断における病気の保有数がこのBMIの人たちで最も少なかったという研究結果に基づいている[2]．一方，BMIと死亡率の関係をみた研究のなかにはBMI 24～27.9が最も長生きする，といった結果が出ているものもある[3]（図2）．

最近でもBMIと寿命の関係が話題になることがあり，未だに意見が統一されていない領域である．ここでは，理想体重はBMI 22で算出するということを説明するが，BMI 22を理想体重とする合理性については言及しないことにする．

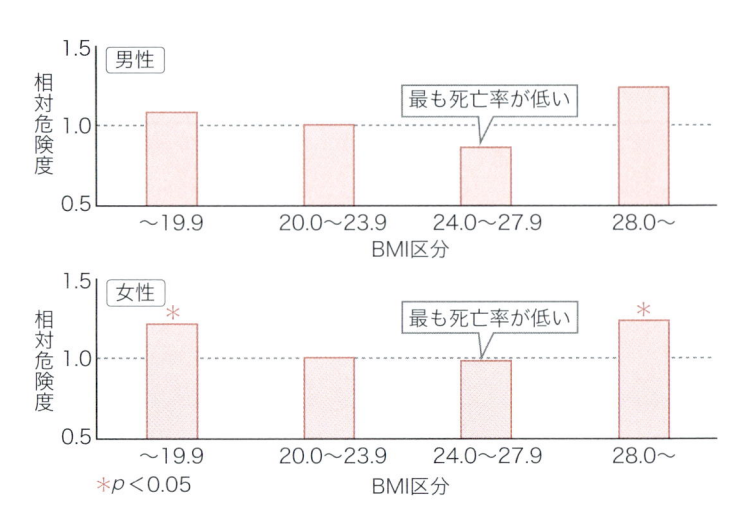

図2 ● BMI 24〜27.9が最も長生きする
累積年齢調整総死亡率の相対危険度を示している．1980年の循環器疾患基礎調査対象者を14年間追跡（30歳以上男女1万513名）．
p値は一般に0.05以下の場合に統計的に有意であると考える
文献3より引用

3 二の腕から全身の筋肉と脂肪の量を推測する

　続いて上腕の身体計測について説明する．主に2つの計測項目があり，**上腕三頭筋皮下脂肪厚（triceps skinfold thickness：TSF）**と**上腕周囲長（arm circumference：AC）**である．TSFは体脂肪全体と比例するといわれており，TSFにより体脂肪量を推測することができる．体脂肪は余分なエネルギーということもできるので，**TSFをエネルギー貯蔵量の指標**として用いることもできるのだ（**図3**）．

　一方，ACは体脂肪量と筋肉量を合わせた指標として利用できる．慢性的に栄養状態が低下していく場合には，筋肉や体脂肪の減少は血液検査の変化に先立って起こる．したがって，**ACを測定することにより血液検査ではわからない栄養障害をすくいあげることができる**．

　また，両者を測定することにより，上腕筋周囲（arm muscle circumference：AMC），上腕筋面積（arm muscle area：AMA）を算出することができる（**表1**）．AMC，AMAは筋肉量の指標であり，AMAの方がAMCよりも正確に筋肉量を反映するとされている．タンパク質の摂取量が不足

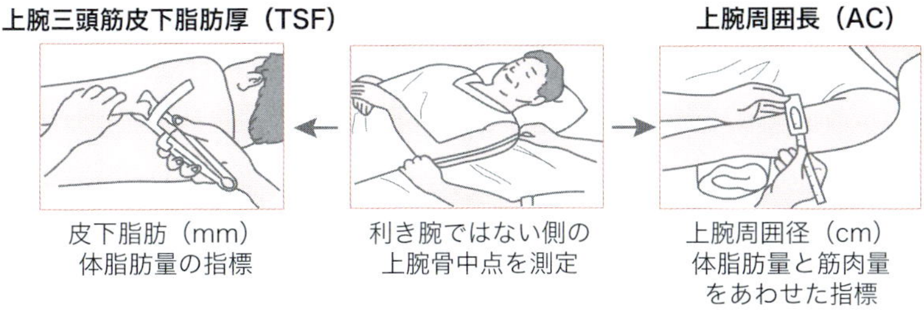

上腕三頭筋皮下脂肪厚（TSF）

皮下脂肪（mm）
体脂肪量の指標

利き腕ではない側の
上腕骨中点を測定

上腕周囲長（AC）

上腕周囲径（cm）
体脂肪量と筋肉量
をあわせた指標

図3 ● TSFおよびACの測定法
文献1をもとに作製

表1　AMCおよびAMAの算出方法

指標	算出方法
AMC	ACM（cm）＝AC（cm）－0.314×TSF（mm） 利き腕ではない側の上腕骨中点での上腕筋周囲径の理論値
AMA	AMA（cm^2）＝{AC（cm）－0.314×TSF（mm）}^{2}/4 利き腕ではない側の上腕骨中点での上腕筋断面積の理論値 （ただし骨の断面積は無視している）

文献1をもとに作製

したり，エネルギーの摂取が不足したりすると，筋肉のタンパク質の分解が亢進し筋肉量が減少する．こうしたことが続いていけば，身体機能や自立度の低下につながっていく．不適切な栄養により身体のタンパク質が分解されてしまうという事実は非常に重要な点なので，別項にて詳述する．

　これらの身体計測により得られた計測値を**表2**の日本人の新身体計測値基準値を参考に評価する．年齢性別ごとに基準値が違うことに注意しよう．基準値と比べて低い値であればあるほど栄養不良の可能性が高いと考えられる．

4 身体計測でここまでわかる

　これまでみてきたように，**身長，体重，上腕三頭筋皮下脂肪厚，上腕周囲長を測定するだけで，その人が理想体重からどれくらい離れていて，どれくらいの筋肉があって，脂肪があるか，が明らかになる**．これは非常に

表2 新身体計測基準値（JARD, 2001）

男性	TSF (mm)		AC (cm)		AMC (cm)	
	平均	標準偏差	平均	標準偏差	平均	標準偏差
30歳以下	12.11	6.52	27.52	3.12	23.37	2.78
31〜40	13.03	5.94	28.42	2.85	24.33	2.73
41〜50	11.96	5.09	27.90	2.73	24.13	2.66
51〜60	10.69	5.41	27.00	2.70	23.65	2.55
61歳以上	10.52	4.66	26.56	2.96	23.27	2.78
計	11.36	5.42	27.23	2.98	23.67	2.76

女性	TSF (mm)		AC (cm)		AMC (cm)	
	平均	標準偏差	平均	標準偏差	平均	標準偏差
30歳以下	14.98	7.00	24.67	2.53	19.95	2.59
31〜40	15.79	7.06	25.19	2.73	20.27	2.40
41〜50	16.51	7.20	26.18	2.85	20.99	2.38
51〜60	15.88	7.41	25.76	3.29	20.84	2.57
61歳以上	16.76	7.27	25.33	3.33	20.09	2.56
計	16.07	7.21	25.28	3.05	20.25	2.56

文献1をもとに作製

重要なことだ．体重が低く，筋肉や脂肪が少なければ，すぐに栄養障害に陥る可能性が高い．入院時のスクリーニングでSGAに加えて身体計測までしっかり行えば，栄養状態の全体像をほぼ把握できるといっても過言ではないだろう．すべての患者さんに上腕三頭筋皮下脂肪厚，上腕周囲長を計測するのは手間がかかるので，現実的ではないかもしれないが，そういった点に注目して筋肉や脂肪の量を予想するという技があることを覚えておこう．

Point

- すべての患者さんの身長と体重をカルテに記録しよう
- BMIと理想体重を計算するクセを身につけよう
- 余裕があったら，TSFとACを計測して筋肉と脂肪の量を把握しよう

参考文献

1) 「コメディカルのための静脈経腸栄養ハンドブック」(日本静脈経腸栄養学会 編), pp.100-105, 南江堂, 2008
2) Tokunaga, K. et al. : Ideal body weight estimated from the body mass index with the lowest morbidity. Int. J. Obes., 61 : 1256-61, 1991
3) 上島弘嗣 ほか:第31回日本循環器管理研究協議会総会記録 特別報告 1980年循環器疾患基礎調査の追跡調査 (NIPPON DATA). 日循協誌, 31:231-237, 1997
4) 日本栄養アセスメント研究会身体計測基準値検討委員会:日本人の新身体計測基準値 (JARD2001). 栄養-評価と治療, 19 (suppl), 2002

Column3　注目の栄養評価法　MNA®

　従来，SGAによる栄養状態のスクリーニングが一般的であったが，最近，MNA®(mini nutrition assessment：簡易栄養状態評価表) による栄養評価を広めていこうという動きがある (次ページの表Aを参照).

　MNA®とは，高齢者の栄養状態を評価する簡便かつ実用的なツールとして知られている．1989年の国際老年医学会会議で"低栄養の高齢者が多いのに有用な栄養評価ツールがない"という議論をきっかけに，1994年MNA®が誕生した．以来，MNA®は世界中で広く用いられ，20以上の言語に翻訳されている．

　MNA®の利点は，認知症や寝たきりについての質問が入っており，高齢者に適している点である．すでに400本を超える臨床データがあり，信頼性も高い．専門的な知識がなくても誰でも使用が可能であり，病院だけでなく，療養施設や介護施設，在宅でも使える．

　以下，MNA®のショートフォームを示す．①最近の食事量，②体重の変化，③ADL，④ストレスレベルや疾患，⑤精神状態，⑥評価時点でのBMI，などをスコアリングしていく．6項目の質問なので，数分以内に終えることができる．スコアがある一定ラインを下回ると，低栄養状態を疑ってさらなる詳細なスクリーニングを行うというしくみになっている．

　どうしても主観的な要素が強かったSGAに比べて，MNA®ではスコアで明確に状態を区切っているので，評価者によるばらつきを最小限にできるというメリットがある．現在，各病院のNSTによる栄養評価はSGAを中心に行われているが，MNA®を導入，さらには変更していこうという意見もあるようだ．

　臨床の現場にいきなりMNA®が出てきても面を食らわないようにここでも紹介しておく．機会があったら，自分の患者さんをMNA®でチェックしてみよう．

表A 簡易栄養状態評価表
(Mini Nutritional Assessment-Short Form (MNA®))

氏名：							
性別：	年齢：	体重：	kg	身長：	cm	調査日：	

下の□欄に適切な数値を記入し，それらを加算してスクリーニング値を算出する．

スクリーニング

A 過去3カ月間で食欲不振，消化器系の問題，そしゃく・嚥下困難などで食事量が減少しましたか？
　0＝著しい食事量の減少　　1＝中等度の食事量の減少
　2＝食事量の減少なし　　　　　　　　　　　　　　　□

B 過去3カ月間で体重の減少がありましたか？
　0＝3kg以上の減少　　1＝わからない
　2＝1～3kgの減少　　　3＝体重減少なし　　　　　　□

C 自力で歩けますか？
　0＝寝たきりまたは車いすを常時使用
　1＝ベッドや車椅子を離れられるが，歩いて外出はできない
　2＝自由に歩いて外出できる　　　　　　　　　　　　□

D 過去3カ月間で精神的ストレスや急性疾患を経験しましたか？
　0＝はい　　2＝いいえ　　　　　　　　　　　　　　□

E 神経・精神的問題の有無
　0＝強度認知症またはうつ状態　　1＝中程度の認知症
　2＝精神的問題なし　　　　　　　　　　　　　　　　□

F1 BMI (kg/m^2)：体重 (kg) ／身長 (m)^2
　0＝BMIが19未満　　　　　　1＝BMIが19以上，21未満
　2＝BMIが21以上，23未満　　3＝BMIが23以上　　　□

BMIが測定できない方は，F1の代わりにF2に回答してください．
BMIが測定できる方は，F1のみに回答し，F2には記入しないでください．

F2 ふくらはぎの周囲長 (cm)：CC
　0＝31cm未満　　3＝31cm以上　　　　　　　　　　□

スクリーニング値（最大：14ポイント） □□
　12～14ポイント：栄養状態良好
　8～11ポイント ：低栄養のおそれあり (At risk)
　0～7ポイント　：低栄養

ネスレ日本株式会社ホームページ（URL:http://www.nestlenutrition.jp/mna/top.asp）より引用

第2章 低栄養ってどんな状態？

3. 血清アルブミン値をみてみよう

研修医「最近，入院のときに問診をとりながら患者さんをみているだけで，何となく栄養状態が悪い人がわかってきました」

しみず「おお，SGAが身についてきたね」

研「意外と簡単ですよね．よく考えたら普通のことですから」

し「そうだね．でも，知っているか，知らないかで大きく変わってくるよ」

研「ほかに栄養状態を知る方法はないんですか」

し「それじゃ，そろそろアルブミンの見方を知っておいた方がいいね」

研「アルブミンですか．また普段何気なくみているものですね」

し「その通り．日常臨床から栄養療法につながるものはたくさんあるんだよ」

❶ 最も有名な栄養評価の指標　～血清アルブミン～

　栄養状態を評価するための血液検査の項目として最も多くの人に知られているのがアルブミンである．栄養指標にアルブミンが使用されるようになったのは前章で紹介した1974年に発表されたバターワース氏の論文からだといわれている．**血清アルブミン値は，身体がどれくらいタンパク質をつくっているかをみる指標**である．栄養状態をみるのに血清アルブミン値は外せない．**血清中に最も多く存在するタンパク質**だからである．入院時に血液検査をオーダーするときには，血清総タンパク（TP）と血清アルブミン（Alb）はセットでとりたい．それだけアルブミンから得られる情報は多いのだ．表は，血清アルブミン値と栄養障害との関係を表したものである．アルブミンが3.5g/dLを下回っていた場合，低栄養状態を念頭におくべきだということがわかる．

2 頭に入れておきたい血清アルブミン値の統計

　国立健康・栄養研究所が，長期療養施設入居者，在宅療養患者，外来患者の血清アルブミン値を調べたところ，驚くべき結果が示された[2]．血清アルブミン値3.5g/dL未満の割合が長期療養施設入居者で男性43%・女性39%，在宅療養患者で男性32%・女性35%，外来患者で男性7％・女性10%であった（**図**）．つまり，何らかのかたちで医療が必要になった多くの人が低栄養状態である可能性があるというわけだ．外来に通う患者さんのなかでも，約１割の方で低栄養状態の可能性があることと考えると，す

表　血清アルブミン値の評価判定

血清アルブミン値（g/dL）	判定
3.5以上	正常
3.5〜3.1	軽度栄養障害
3.0〜2.1	中等度栄養障害
2.1未満	高度栄養障害

・基準値　3.5〜5.0g/dL
・3.5g/dL以下のとき，栄養障害を疑う

文献1より引用

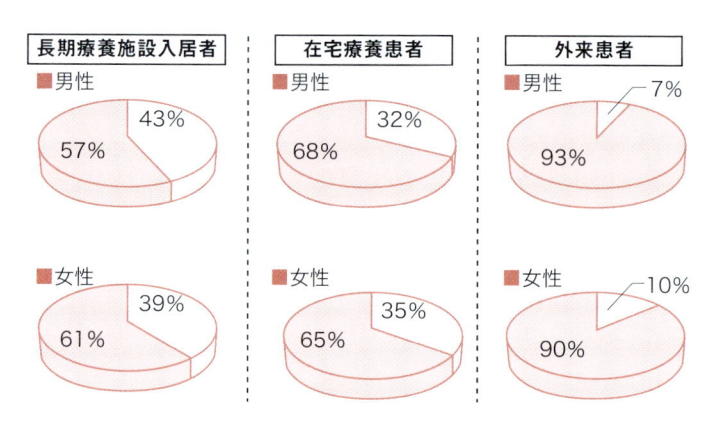

図●日本の高齢者における栄養不良の現状
　文献2より引用

べての患者さんの栄養状態を評価することは決して大げさなことではないということが理解できると思う．

　これまで話してきたように，栄養状態が悪ければ，病気になりやすくなる．傷が治りにくかったり，感染症にかかりやすくなったりする．高齢社会が進み，医療費が年々増え続けていくことが予想されている昨今，低栄養状態の人をいち早く見極め，何らかの対策を練ることで，少しでも病気になるリスクを減らせることができれば，大きな利益になるだろう．

　ちなみに，実は低アルブミン血症の患者さんが，すべて低栄養状態というわけではない．これは覚えておくべき注意事項である．次項ではこのことについて考えていこう．

Point

- 栄養状態を確認するには，とにかく血清アルブミン値にも目を通す
- アルブミン3.5g/dL以下をみたら，低栄養を意識しよう
- 外来の患者さんでも約1割は低栄養かもしれない

参考文献

1) 田中芳明：「NST栄養管理パーフェクトガイド 上」，p.39, 医歯薬出版，2007
2) 松田　朗 ほか：厚生省老人保健事業推進等助成金研究：「高齢者の栄養管理サービスに関する研究」報告書（1997, 1998）
3)「コメディカルのための静脈経腸栄養ハンドブック」（日本静脈経腸栄養学会 編），pp.106-107, 南江堂，2008

第2章 低栄養ってどんな状態？

4.「低アルブミン血症＝低栄養」ではない !?

研修医：「先生に教わってから毎回，アルブミンをチェックしているんですが，意外と低い人が多いですね」

しみず：「そうなんだよ．入院患者の3〜4割というデータもあるくらいだからね」

研：「えっ，そんなにいるんですか．入院している患者さんって低栄養状態の方が多いんですね」

し：「実はそうとも言い切れないんだよね．アルブミンが低くなる原因は，低栄養だけではないからね」

研：「確かにいろいろな病気でアルブミンは下がりますからね．例えば，肝硬変とか．今，担当している肝硬変の患者さんも今日のアルブミンは2.3g/dLでした」

し：「そのことはよく覚えていた方がいいよ．そのほかにも意外とたくさんあるんだよ」

1 "低アルブミン血症" の鑑別

　　　病院でのNST活動は，血清アルブミン値で低栄養の患者さんをスクリーニングすることが多い．しかし，そこにも落とし穴がある．"低アルブミン血症＝低栄養"ではない．そのほかにもいろいろな原因がある．さて，いくつ思い浮かべることができるだろうか．**表1**をみてみよう．

　　　アルブミンが低くなるのは，4つの状態が考えられる．①合成の低下，②尿や大便，分泌液への喪失，③代謝の亢進，④栄養不良である．ひとつひとつみていこう．

1) 合成の低下

　　　身体がアルブミンをつくることができなくなれば，当然，血液中のアル

表1　低アルブミン血症の原因

原因	疾患
合成の低下	肝硬変，炎症性疾患
尿や大便分泌液へ喪失	ネフローゼ症候群，吸収不良症候群，火傷
代謝の亢進	甲状腺機能亢進症，炎症性疾患
栄養不良	低栄養

文献1をもとに作製

表2　Child-Pugh分類

	1点	2点	3点
ビリルビン（mg/dL）	<2	2〜3	3<
アルブミン（g/dL）	3.5<	3.5〜2.8	<2.8
PT（%）	80<	50〜80	<50
腹水	なし	コントロール可	コントロール困難
昏睡度	なし	軽度Ⅰ-Ⅱ	重症Ⅲ-Ⅳ

Class A：5〜6，Class B：7〜9，Class C：10〜15

文献2をもとに作製

ブミンは低くなる．タンパク質の生産工場は肝臓である．肝臓のタンパク質生産ラインがストップすれば，アルブミンは次第に品切れになってくる．このような状態に陥る代表的な疾患が肝硬変である．肝硬変の重症度を決めるChild-Pugh分類（**表2**）では，血清アルブミン値がその項目に入っている．**アルブミンをみることにより，肝臓のタンパク質生産ラインの状況がわかる**というわけだ．アルブミンが2.8g/dLを切るような肝臓では，もはやタンパク質の生産工場として機能していない．肝硬変が進行した状態だと理解できる．そのほかにも炎症性疾患が挙げられる．このことはきわめて重要なので，次項で扱うことにしよう．

2）尿や大便，分泌液への喪失

　肝臓が順調にアルブミンをつくっていたとしても，つくった後に身体から出ていってしまえば，当然，血清アルブミン値は低くなる．その代表的な疾患がネフローゼ症候群，吸収不良症候群，火傷である．**特にネフローゼ症候群は必ず覚えておきたい**．表3にネフローゼ症候群の診断基準を示

表3　ネフローゼ症候群の診断基準

① タンパク尿	尿タンパク定量：1日3.5g以上
② 低タンパク血症	TP：6.0g/dL，Alb：3.0g/dL 以下
③ 浮腫	特に下肢浮腫をチェック
④ 高脂血症	T-Cho：250mg/dL 以上

①②は必須，③④は本症候群診断のための必須条件ではない．
TP：血清タンパク，Alb：血清アルブミン，T-Cho：血清総コレステロール値（厚生省特定疾患ネフローゼ症候群調査研究班，1973年より）

したが，ネフローゼ症候群は意外と簡単に診断できるのだ．アルブミンが低くて，むくみがある人をみたら，尿タンパクと総コレステロール（T-Cho）をチェックしよう．尿タンパクが試験紙法で（3＋）であれば，ネフローゼ症候群が疑われる．**NST回診で看護師が脳卒中の患者さんの抗菌薬投与に起因するネフローゼ症候群を診断したというケースもある**ので，負けないように頑張ろう．

3）代謝の亢進

　肝臓がしっかりアルブミンをつくって，つくられたアルブミンがどこにも逃げていかなくても，低アルブミン血症になることがある．全身の代謝が亢進していて，アルブミンがどんどん壊されていく状態である．代表的な疾患として甲状腺機能亢進症〔バゼドウ（Basedow）病など〕，炎症性疾患がある．特に甲状腺機能亢進症は覚えておきたい．

　甲状腺疾患が原因で入院した場合，甲状腺ホルモンを必ずチェックするが，そのほかの疾患だと甲状腺ホルモンをチェックすることは少ない．しかし，実は甲状腺疾患を既往にもっている人は比較的多い．若い時にBasedow病で内服治療をしていて，その後，甲状腺ホルモンが正常化したため，内服を中止した人が数十年後に再発することがある．**低アルブミン血症でも既往歴に甲状腺機能亢進症があった場合は要注意**だ．一度，甲状腺ホルモンをチェックしてみよう．

4）栄養不良

　肝臓がしっかりアルブミンをつくっていて，つくられたアルブミンがどこにも逃げていかなくて，身体の代謝が亢進していない．それでも低アル

ブミン血症がある場合，ようやく低栄養かもしれない，ということができる．まだ曖昧な表現になってしまうのは，**アルブミンが血管内の水分量でも簡単に変化してしまうためだ**．アルブミンは血清中の濃度で表現されるので，うっ血性心不全のような状態では，見かけ上，低アルブミン血症となる．利尿薬でうっ血を改善させたら，アルブミンは正常値に戻ったという経験は数知れない．逆に脱水状態では，見かけ上，高アルブミン血症となる．**入院時，アルブミンが正常値であったとしても，十分に補液をしてみたら，重度の低アルブミン血症だったいうことは，日常臨床でよく遭遇する**ことである．

2 アルブミンをみる達人を目指せ

このように低アルブミン血症から低栄養を診断するには，上記の鑑別疾患を除外する必要があり，なかなか難しい作業なのだ．また，上記の疾患群に低栄養が合併している場合もあるので，肝硬変，ネフローゼ症候群だから栄養状態に注意する必要はない，というのはきわめて乱暴な考え方である．アルブミンが変化する疾患を合併しているときは，アルブミンだけで栄養状態を評価するのは無理があるので，SGAや身体計測などそのほかの方法を組み合わせて正確に診断をつけよう．

いずれにしても，アルブミンから低栄養と診断するには，全身の代表的な疾患に詳しくなっておく必要がある．めげずに勉強して，アルブミンをみる達人を目指そう．

Point

- 低アルブミン血症の鑑別疾患を覚えよう
- 低栄養状態を確実に診断できるようになろう
- アルブミンをみるときは，肝硬変，ネフローゼ症候群，甲状腺機能亢進症をいつでも頭の片隅においておこう

参考文献

1）「キーワードでわかる臨床栄養」（大熊利忠，金谷節子），p.254，羊土社，2007
2）Pugh, R. N. et al. : Transection of the oesophagus for bleeding oesophageal varices. Br. J. Surg., 60（8）: 646-649, 1973
3）「コメディカルのための静脈経腸栄養ハンドブック」（日本静脈経腸栄養学会 編），pp.106-107，南江堂，2008
4）Fuhrman, M. P. : The albumin-nutrition connection: separating myth from fact. Nutr., 18 : 199-200, 2002

第2章 低栄養ってどんな状態？

5. アルブミンとCRPの関係

研修医「先生，肺炎の患者さんでよく食べている方がいるんですけど，なかなかアルブミンが上がってこないんですよ」

しみず「全身状態が悪いの？」

研「いえ，そんなことはないですね．でも，アルブミンが上がってこないのが悔しくて．治療がうまくいっていないのかなぁって」

し「CRPはどうだい？」

研「まだ少し高いですね．10くらいあります」

し「実はCRPが高いときは，アルブミンが上がりにくいんだよ．肺炎が落ち着いてくれば，アルブミンも上がってくるよ」

研「えっ，そんなことがあるんですか」

1 アルブミンだけで栄養状態をみるという落とし穴

"低栄養状態を評価するのにアルブミンを使う"ということを知ってしまうと，栄養状態をアルブミンだけで評価するようになってしまいがちになる．これが大きな落とし穴である．アルブミンはさまざまな疾患でその値が変化することがあるので，鑑別疾患を十分に診断，除外する必要があることは，前項で説明した．そして，**低アルブミン血症の鑑別疾患のなかで最も大事なのは炎症性疾患**である．

2 炎症性疾患でなぜ低アルブミンになるのか

炎症性疾患とは何か．簡単にいえば，**CRPが上昇する疾患すべて**といっていい．肺炎や尿路感染症などを含む感染症，外傷や術後など侵襲を受けた状態のとき，関節リウマチや全身性エリテマトーデスなどを含む膠原

病，Crohn病などの炎症性腸疾患，悪性腫瘍など，例を挙げればいくらでも出てくる疾患群だ．術後や外傷などの侵襲，ストレスが加わった後の状態もあてはまる．これらの疾患群では低アルブミン血症を来すことが多い．なぜだろうか．

前項の鑑別疾患をもう一度思い出してみよう．低アルブミン血症の原因は，合成の低下，体外への喪失，代謝の亢進，低栄養状態の4つに分けられた．このなかで**炎症性疾患は，合成の低下と代謝の亢進の2項目で顔を出してくる**．炎症性疾患で代謝が亢進するというのは，何となくイメージがつかめると思うが，アルブミンの合成が低下する，といわれても，いまいちピンとこないかもしれない．その謎を解くには，CRPについてよく知っておく必要がある．

3 CRPとアルブミンの関係とは？

CRPとは，C反応性タンパク（C-reactive protein）の略で身体の炎症反応をみるのによく使われる血液検査の項目である．肺炎球菌のC多糖体と結合するためにCという文字が使われているようだ．

言葉をみればわかるように，**CRPはアルブミンと同じ肝臓でつくられるタンパク質なのである**．CRPは炎症や組織細胞の破壊が起こると血清中に増加するという特徴がある．身体で何らかの炎症反応が起こると，それに反応してCRPが肝臓でつくられるようになるのだ．実は，**身体が炎症反応を起こしているときには，肝臓でアルブミンをつくりにくい状態となり，代わりにCRPをつくる**というしくみになっている．

人体はストレスを受けたときにTNF-α，IL-1，IL-6などの炎症性サイトカインを大量に分泌する．すると貯蔵タンパクである筋肉やアルブミンが分解され，炎症性タンパクであるCRPやフィブリノーゲン，血清アミロイドAの合成が促進される（**図1**）．炎症時に上昇するこれらのタンパク質を**急性期タンパク**（acute phase proteins）と呼ぶ．

さらに，炎症性サイトカインの影響で血管の透過性が亢進するので，血中のアルブミンが血管外に漏出してしまう．このような生体の反応により血中アルブミンは下がってしまうのだ．

サイトカインなどのややこしい言葉が出たが，非常に重要な生体反応なので，第5章で詳しい説明を行う（p.232参照）．

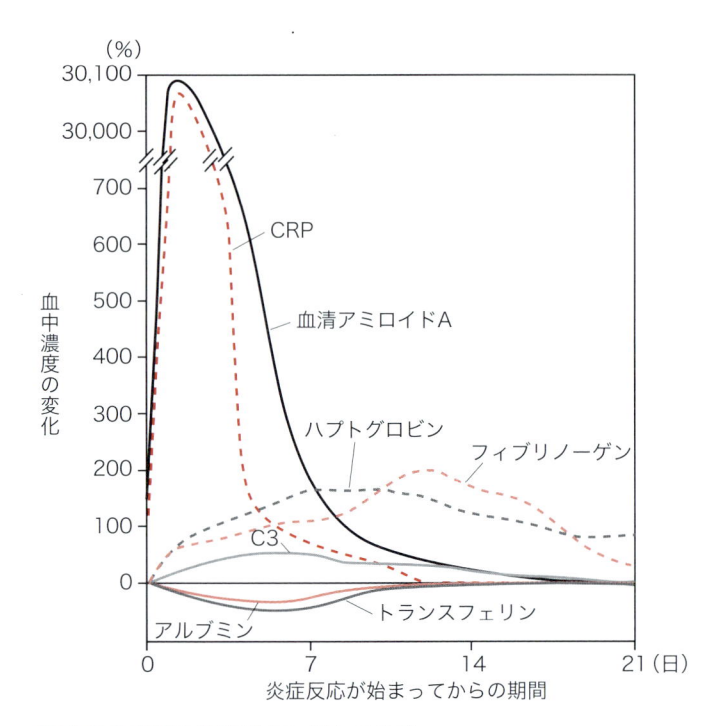

図1● 炎症時の急性期タンパクの合成
　　文献1より引用

4 工場が火事なら優良製品はつくれない

　このような詳しいメカニズムを覚えるのは大変なので，以下のように覚えよう．すなわち，**肝臓というタンパク質の生産工場が"炎症"という火事で非常事態に陥っているときには，アルブミンなどつくっている暇はない**，ということだ．どんな優良な工場でも火事には勝てないということである（図2）．

　肺炎や尿路感染症を起こして入院している患者さんのアルブミンをみていると，多くの場合，低栄養状態ではなさそうなのに低めであることが多い．それは，肝臓が炎症という異常事態に対応して，CRPをつくる代わりにアルブミンの生産ラインを止めているからだ．栄養状態が良ければ，CRPが下がってくるとともに，アルブミンの値も正常範囲内に戻ってく

▶ **CRPとは**
炎症や組織細胞の破壊が起こると血清中に増加する
▶ **アルブミンとCRPをつくっているのは**
肝臓：タンパク質の生産工場

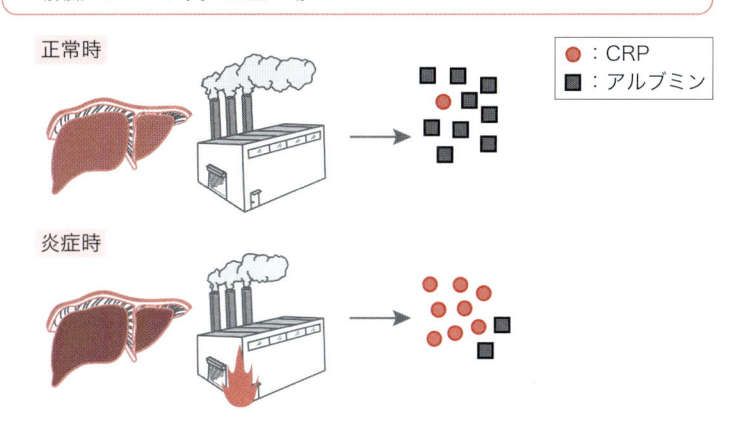

正常時

炎症時

● : CRP
■ : アルブミン

図2 ● CRPとアルブミン

る．もし，**CRPが下がってもアルブミンが戻ってこないようなら，低栄養状態を含む別の鑑別疾患を考慮**していく必要がある．

　CRPが上昇している場合，何より優先しなくてはいけないのは，CRPがつくられないような状態にいち早く戻すことである．感染症であれば，適切な抗菌薬の投与であり，手術が必要な病態であれば，速やかに手術をすることである．**原疾患の診断と治療方針が適切でなければアルブミンはいつまでたっても上がってこない**のである．

5 アルブミンは使い手を選ぶ

　アルブミンは，栄養状態を評価するための強力な武器ではあるが，その見方を十分に習得する必要がある．「アルブミンは栄養因子以外のほかの疾患でも変化し，適切な栄養評価の指標ではない」，「アルブミンを栄養不良の評価に用いるのは時代遅れである」という意見もあることは確かだ[2]．しかし，**アルブミンの見方が正しくできるようになれば，これほど多くの情報を含む検査項目はない**．数多くの患者さんのアルブミン値をみて，しっかりトレーニングをしていこう．

Point

- 低アルブミン血症をみたら，CRPが高くないか必ずチェックしよう
- 肝臓はアルブミンとCRPを同時にはつくれない
- CRPが下がってもアルブミンが戻ってこないようなら，低栄養状態の可能性を意識しよう

参考文献

1) Gabay, C., & Kushner, I.: Acute phase proteins and other systemic responses to inflammation. N. Eng. J. med., 340: 448-454, 1999
2) 中屋 豊：アルブミンは栄養評価として適切か？ 日本病態栄養学会雑誌, 11：127-134, 2008

第2章 低栄養ってどんな状態？

6. アルブミン以外に注目してみよう

研修医：「アルブミンの見方が大分できるようになってきました．奥が深いですね，アルブミンは」

しみず：「確かに奥が深いよ．未だにその意味を理解するのに迷うときが多いからね」

研：「この前も栄養状態が改善していると思っていたのに，アルブミンをみていてもなかなか上がってこないので，CRP以外にも何か原因があるんじゃないのかなぁと思っていろいろと調べてみたんですよ．そうしたら，アルブミンの半減期は約21日と書いてありました」

し：「おっ，いつになく渋いところを突いてくるね」

研：「半減期が21日だと，アルブミンが上がってくるのに3週間ぐらいかかるってことですよね．気が長い話ですね」

し：「そうそう，それもアルブミンで栄養評価を行う欠点なんだよ．そこに気がついたのなら，今度はラピッドターンオーバープロテインというのを教えるよ」

研：「えっ，まだ何かあるんですか」

1 アルブミンの半減期

　　　アルブミンは低栄養状態を評価するうえで基本となる強力な武器であるが，さすがにアルブミンだけで栄養状態を評価するにはやや都合の悪いところもある．そのひとつは，**アルブミンの半減期が約21日**という点である．

　　　入院時に栄養状態を評価して，低栄養状態であることがわかれば，当然，何らかの栄養療法を開始することが望ましい．栄養療法は，原疾患によって方法が変わってくるから，適切な診断をつけることはまず何より優先させなくてはならない．そして，その診断に合わせて栄養療法を施行し

たとする．その次に行うべきことは，その栄養療法が効果的かどうかを判断することである．**栄養状態の評価はある特定の時点で行うだけではなく，経時的に行わなければ意味がない**．経過に合わせて栄養療法も微調整していかなくてはならないのだ．

しかし，アルブミンの半減期が約21日という特性により，アルブミンだけ追っていても，栄養状態が改善しているかどうかを判断するには難しいときがある．基本的にアルブミンは数週間かけて変化するものだと考えておいた方がいい．適切な栄養療法を行っていても，1週間後の血液検査でアルブミンが急上昇するということはない．アルブミンだけみていると，現在行っている栄養療法が効果的かどうかを判断できず，微調整できない事態に陥ってしまう．

2 もっと早く評価するために～ラピッドターンオーバープロテイン～

この問題を解決するには，別の武器があることを知っていることが大切だ．そのひとつが，ラピッドターンオーバープロテイン（rapid turnover protein）である．文字通り，半減期が短いタンパク質のことである．表1をみてみよう．

ラピッドターンオーバープロテインには，**トランスサイレチン（プレアルブミン），トランスフェリン，レチノール結合タンパク**などがある．トランスサイレチンは甲状腺ホルモンを運ぶタンパク質，トランスフェリン

表1　ラピッドターンオーバープロテイン

	アルブミン	トランスサイレチン（プレアルブミン）	トランスフェリン	レチノール結合タンパク
半減期	約21日	3～4日間	7～10日間	12～16時間
低値群	栄養障害 肝障害 ネフローゼ症候群 感染症 悪性腫瘍など	栄養障害 肝障害 感染症など	栄養障害 肝障害 ネフローゼ症候群 感染症 膠原病など	栄養障害 肝障害 感染症 ビタミンA欠乏症 甲状腺機能亢進症など
高値群	脱水など	腎不全 甲状腺機能亢進症 妊娠など	鉄欠乏性貧血 妊娠など	慢性腎不全 過栄養性脂肪肝など

は鉄を運ぶタンパク質，レチノール結合タンパクはビタミンAを運ぶタンパク質のことである．それぞれ半減期が3～4日，7～10日，12～16時間となっている．見方はアルブミンと同様で，それぞれ低くなる場合と高くなる場合も覚えておこう．

半減期が短いので，アルブミンよりも早く値に変化が出てくる．経時的に栄養状態の変化をみるにはこちらの方が合理的ではある．ただし，毎回ラピッドターンオーバープロテインを測定するのはコストもかかり，あまりお勧めしない．**栄養状態の変化を細かく把握したい**，という患者さんを選んで使用するべき検査項目である．

3 血算と血液像だけで栄養を評価する

このほかにも栄養状態を評価する指標はある．今まではすべてタンパク質による評価方法をみてきたが，実は，**血算と血液像だけで，栄養状態を評価する方法**もある．**総リンパ球数**である（表2A）．総リンパ球数で段階的に栄養状態を把握する方法もある．また，教科書的にはツベルクリン反応を利用して栄養状態を評価できると書いてあるものも多いが（表2B），実際の臨床現場で行われることは少ないだろう．

そのほかにもある．**総コレステロール，中性脂肪でコレステロールや脂肪の合成能を評価でき，コリンエステラーゼでも肝臓のタンパク代謝能を評価できる**．普段何気なく使っている検査項目も栄養状態を把握するのに使えるので，これからはそういった視点で血液検査の結果をみてみよう．

今まで説明してきたようなさまざまな検査項目をそれぞれの患者さんの病態に合わせて使いこなし，栄養状態を把握できるようになれば，もっと

表2　免疫能による栄養状態の評価（リンパ球数とツベルクリン反応）

A）総リンパ球数の評価判定

総リンパ球数	判定
2,000以上	正常
1,200～2,000	軽度栄養障害
800～1,200	中等度栄養障害
800未満	高度栄養障害

B）ツベルクリン反応の評価

紅斑の直径	判定
10mm以上	正常
5～10mm	軽度栄養障害
5mm未満	中等度栄養障害

文献1をもとに作製

血液検査の結果をみるのもおもしろくなってくる．入院時のスクリーニングで行う血液検査でも，みかたさえ知っていれば，いち早く低栄養をみつけることができる．意識してトレーニングしていこう．必ず力になる．

> **Point**
> - アルブミンの半減期は約21日で意外と長い
> - ここぞというときにラピッドターンオーバープロテインを使おう
> - 総リンパ球数や総コレステロール，中性脂肪を栄養評価の視点でとらえよう

参考文献
1）田中芳明：「NST栄養管理パーフェクトガイド 上」, p.39, 医歯薬出版, 2007
2）「コメディカルのための静脈経腸栄養ハンドブック」（日本静脈経腸栄養学会 編）pp.106-119, 南江堂, 2008

第2章 低栄養ってどんな状態？

7. 大事なもの何ですか？
〜やせるとはどういうことだろう〜

研修医「先生，ようやく低栄養状態がどんなものかわかってきました」

しみず「意外と難しいもんでしょ」

研「そうですね．みないといけないところがたくさんあるし，アルブミンの経過を追っていくだけでは，栄養状態が良くなっているかわからないですしね」

し「そこまで栄養評価のツールを使いこなせば，文句のつけようがないよ」

研「いやぁ，苦労しましたからねぇ」

し「ところで，栄養状態が悪いと，だんだん体重が減ってやせてくるじゃない．この"やせる"ってどういうことだか知っているかい？」

研「えっ，やせるって体重が減ることではないんですか．それ以外に思いつかないです」

し「体重が減るって何が減るの？」

研「・・・脂肪ですか？」

し「よし，少し詳しく話しておいた方がいいね」

1 細部にとらわれず全体を眺める

　これまで説明してきたように，患者さんの栄養評価では，丁寧な問診で十分に病歴をとり，身体所見や身体測定，さらにアルブミンに代表される検査結果を総合的に判断する必要がある．入院時の診断名にとらわれて隠れた病気を診断できていないために栄養状態が正確に把握できていなかったり，検査結果だけを参考にして低栄養状態と決めつけたり，アルブミンが上がってこないから栄養療法がうまくいっていないと勘違いしたりする

ような"木を見て森を見ず"なやり方は絶対にしてはいけないのである．

2 やせるとはどういうことだろう

さて，栄養評価についての最後の項である本項で確認しておこう．さまざまな栄養評価ツールを使って栄養状態を判断するのは，低栄養が人間の健康に悪いので，いち早く低栄養状態をみつけようとするためである．低栄養を早くみつけて早く対処すれば，抵抗力も保つことができるので，感染にも強くなり，傷の治りも早くなる．これが栄養評価をして栄養療法を行う意義である．

それでは，もともと栄養状態が悪くない方をどれくらい放っておくと栄養状態が悪くなってしまうか，ということも知っておこう．

1）手はじめに～グリコーゲンと脂肪を燃やす～

図1は，人間のエネルギー貯蔵方法を示している．人体は飢餓に陥ると，まず肝臓にあるグリコーゲンに手をつける．**肝臓のグリコーゲンの蓄積量はおよそ100g，すなわち400kcalであり，1日絶食すればあっという間になくなってしまう**．グリコーゲンはそのほかにも筋肉に存在するが，**肝臓と筋肉のグリコーゲンを合わせても500〜800g，2,000〜2,400kcal程度**といわれており，いずれにせよ何日ももつ栄養源ではない．グリコーゲンが底をついた人体が次に手をつけるのは，脂肪である．人によってばらつきがあるが，およそ100,000kcalといわれており，頑張れば

```
┌─────────────────────────────────┐
│ 肝グリコーゲン（1日で枯渇　400kcal程度）│
└─────────────────────────────────┘
              ↓
┌─────────────────────────────────┐
│ 脂肪（1カ月位はもつ　100,000kcal程度）│
└─────────────────────────────────┘
              ↓
┌─────────────────────────────────┐
│ タンパク質（「身を削る」，筋肉が減少する）│
└─────────────────────────────────┘
```

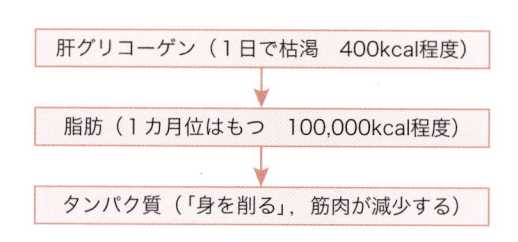

図1 ● ヒトが使えるエネルギー源
ヒトはグリコーゲン，脂肪，タンパク質の順にエネルギーとして利用していく

1カ月位はもつだろうか．脂肪だけで人体を維持させるというのは，想像しただけでも苦しそうだ．

2）最終手段〜タンパク質を燃やす〜

グリコーゲンがなくなり，身体中の脂肪の蓄えもなくなった場合，人体はどうするか．最終手段であるタンパク質に手をつけてエネルギーを生み出そうとするのだ．タンパク質は人体を構成する最も大事な要素である．**エネルギーが枯渇してタンパク質に手をつけるとは，まさしく"身を削る"行為**である．身を削ってまで生きなくてはならない状況なのである．身体計測で皮下脂肪の具合をみるのはこういう意味がある．脂肪があまりついていない人は，脂肪によるエネルギーの蓄えが少ないので，グリコーゲンが底をついたらすぐにタンパク質に手をつけてしまうというわけだ．**皮下脂肪が少ない人は，それだけで低栄養状態に陥る危険性を秘めている**といえる．

3 栄養療法で"身を削らせない"

栄養療法の目的は，目の前の患者さんの"身を削らせない"ことにある．入院して病気と闘ってもらうようにこちらが要求している以上，医療従事者として最低限これだけは守りたい．"身を削ってでも病気と闘え"というのはおかしな話だ．しかも，身を削らせている原因が自分を担当する医療従事者の栄養に対する理解不足からきていたのでは，患者側もやっていられない．

図2は，グリコーゲン，脂肪，タンパク質をそれぞれ"財布のお金"，"定期預金"，"マイホーム"に例えて表現したものだ．大事なものとは何だろう．お金がなくなって，定期預金がなくなっても，住むところさえしっかりしていれば，また出直せるかもしれない．しかし，マイホームまで売り払ってしまえば，出直すこと自体が難しくなってしまう．栄養評価をしっかり行い，適切な栄養療法を行うことで，すべての患者さんの"マイホーム"を守っていこう．

グリコーゲン	脂肪	タンパク質
財布のお金	定期預金	マイホーム

大事なものは何ですか？

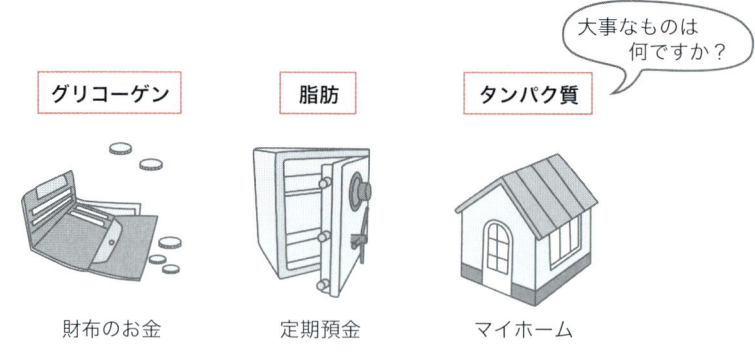

図2 ● エネルギー源を財産に例えると

Point

- "身を削らせない" ことをまず第一に考えよう
- グリコーゲンは1日，脂肪も1カ月程度しかもたない
- 皮下脂肪が少ない患者さんは栄養状態に注意しよう

参考文献
1)「コメディカルのための静脈経腸栄養ハンドブック」（日本静脈経腸栄養学会 編）pp.34-53, 76-80, 南江堂, 2008

Column4　　　　　　　　　　　　　　　　果てしない継続学習

学べば学ぶほど，自分がどれだけ無知であるかを思い知らされる．
自分の無知に気づけば気づくほど，よりいっそう学びたくなる．
　　　　　　　　　　　　　　　アルバート・アインシュタイン（1879-1955）

　アルバート・アインシュタインは，言わずと知れた相対性理論の提唱者で，エネルギーと質量の等価性を簡潔に示した$E=mc^2$の式があまりに有名だ．特殊相対性理論を発表した1905年，アインシュタインは大学には属しておらず，スイス特許庁で審査官として働いていた．そんな環境においても，光，重力，時間や空間について想いをめぐらせ，自らの理論をとことんまで突き詰めていたのには頭が下がる．アインシュタインは，この1905年という年に"光量子仮説"，"ブラウン運動の理論"，"特殊相対性理論"に関連する画期的な論文を立て続けに発表し，後年，"奇跡の年"と呼ばれるようになった．無名の特許局員が物理学の流れを大きく変える"奇跡"を起こしたのである．

　アインシュタインは，今でも頭がよい人物の代名詞となっているが，彼の残した言葉は非常に印象深いものが多い[1]．上記はその内の1つである[2]．学べば学ぶほど自分があまりに知らないことを知り，それがきっかけとなって，さらに学んでいこうという気持ちがわいてくる，というわけだ．

　医療現場で働いていると，日々，溢れるばかりの情報が襲ってくる．もはやまともに取り組んでいたのでは処理するのが困難だと思えるほどの膨大な情報量である．それでも，有益な情報を日々，取り入れていかなければ，現場で行われている医療からとり残されてしまう．あまりに膨大な情報を目の前にすると，学習意欲を失いかねないが，少しずつでも前に進んでいけるように継続学習を習慣にしたい．アインシュタインのように新しいことを学ぶ楽しみを感じながら，地道に学習を続けていく方が精神的にも健全である．

　本書が栄養療法を学ぶためのはじめの一歩としてその後の継続学習を支えるきっかけとなれば幸いである．

参考文献
1）「アインシュタイン150の言葉」（ジェリーメイヤー，ジョン・P.ホームズ 編），
　ディスカヴァー・トゥエンティワン，1997
2）「ビジネスに効く英語の名言名句集」（森山 進 編），p.197, 研究社，2010

2章 章末問題

Q1 主観的包括的評価（SGA）を行う主な目的を2つ挙げよ

Q2 63歳，男性．身長172cm，体重60kg．BMIと理想体重を求めよ

Q3 TSF，ACとはそれぞれ身体のどの部分を計測するか．また，測定する意義を述べよ

Q4 血清アルブミン値でいくつを下回った場合，低栄養状態を疑うか

Q5 低アルブミン血症の鑑別疾患を大きく4つに分類して，それぞれ挙げよ

Q6 肝硬変のChild-Pugh分類について述べよ

Q7 ネフローゼ症候群の診断基準について述べよ

Q8 炎症性疾患ではアルブミンの代わりにどんなタンパク質が上昇するか

Q9 アルブミンの半減期を述べよ

Q10 ラピッドターンオーバープロテインを3つ挙げよ．それぞれの半減期と主に何と結合するタンパク質なのか説明せよ

Q11 57歳，男性．血算にて白血球数8,400/μL，リンパ球24％．リンパ球数を計算せよ．また，この方が特に病気を患っていない場合，リンパ球数から栄養状態を評価せよ

Q12 肝臓に蓄積されているグリコーゲンはおよそ何kcalか

Q13 人が"身を削る"までにはどんな過程を経るか，説明せよ

解答と解説

A1 ①栄養に関して治療が必要かどうか，②栄養障害があるときは，急性なのか，慢性なのか，の二点を評価すること ➡ p.50参照

A2 BMI＝体重（kg）/身長（m）×身長（m）＝60/1.72×1.72≒20.3
理想体重（kg）＝身長（m）×身長（m）×22≒65.1（kg）
➡ p.53参照

A3 TSFは上腕三頭筋皮下脂肪厚，ACは上腕周囲長を指し，それぞれ利き腕ではない側の上腕三頭筋の皮下脂肪の厚さ，上腕周囲の長さを計測する．TSFにより体脂肪量を推測することができる．一方，ACは体脂肪量と筋肉量を合わせた指標として利用できる．慢性的に栄養状態が低下していく場合には，筋肉や体脂肪の減少は血液検査の変化に先立って起こるため，TSF，ACを測定することにより血液検査では分からない栄養障害をすくい上げることができる．➡ p.54参照

A4 血清アルブミン値3.5g/dL以下．ただし，肝硬変やネフローゼ症候群などのアルブミン値が変動する疾患を合併していた場合は，栄養状態の指標としては使いにくい ➡ p.59参照

A5 ①合成の低下（肝硬変など），②尿や大便分泌へ喪失（ネフローゼ症候群など），③代謝の亢進（炎症性疾患など），④栄養不良（低栄養）．詳しくは2章-4の表1を参照．低アルブミン血症をみるうえで最も重要な表である ➡ p.62参照

A6 肝硬変の重傷度を決める分類．詳しくは2章-4の表2を参照．頭に入れておくべき分類である ➡ p.63参照

A7 タンパク尿，低タンパク血症，浮腫，高脂血症について診る．詳しくは2章-4の表3を参照．こちらも覚えておいて損はない ➡ p.64参照

A8 急性期タンパク（acute phase proteins）であるCRPやフィブリノーゲン，血清アミロイドAの合成が促進され，血中濃度が上昇する ➡ p.67参照

A9　約21日　➡ p.71 参照

A10　トランスサイレチン（プレアルブミン），トランスフェリン，レチノール結合タンパク．それぞれ半減期が3～4日，7～10日，12～16時間となっている．トランスサイレチンは甲状腺ホルモンを運ぶタンパク質，トランスフェリンは鉄を運ぶタンパク質，レチノール結合タンパクはビタミンAを運ぶタンパク質である　➡ p.72 参照

A11　リンパ球数＝白血球数×リンパ球の割合＝8,400×0.24＝2,016
2章-6の表2から栄養状態は正常と考えられる　➡ p.73 参照

A12　およそ400kcal　➡ p.76 参照

A13　まず肝臓のグリコーゲンを消費し，筋肉のグリコーゲンも底をつきると，次に脂肪エネルギーを利用する．これもなくなると，最終手段として人体を構成する最も大事な要素であるタンパク質に手をつけて身を削っていく
➡ p.76 参照

第3章
低栄養を改善させよう

第3章　低栄養を改善させよう

1. 最高の栄養療法とは
～経口摂取～

研修医「入院したら身を削らせないようにしないといけないですね」

しみず「**栄養療法の1番の目的は，身体のタンパク質に手をつけさせないことなんだよ**」

研「そうだったんですね．これからは意識します」

し「**それじゃ，最高の栄養療法ってどんなものかわかるかい？**」

研「最高の栄養療法ですか？ なんですかねぇ…」

し「**僕たちがいつもやっていることだよ**」

研「そうですね…口から食べることですか？すごく当たり前のことですけど」

し「**この当たり前のことをいつでも頭の片隅に入れておくことが大切なんだよ**」

1 最高の栄養療法とは

　前項までは栄養状態をいかに評価するか，を中心に述べてきた．これからは，入院時の栄養評価を行い，低栄養状態，もしくはこれから栄養障害が起こりそうな人が判別できた後，どうやって栄養療法を行っていくかを考えていこう．

　さて，単刀直入だが，"最高の栄養療法"とは何だろうか．答えはすごく当たり前のことで，"3度の食事を口からおいしく食べること"である．これ以上の栄養療法はない．**すべての栄養療法の最終目標は，経口摂取である**[1]．すごく単純なことだが，この単純なことを病気で入院しているすべての患者さんに実践してもらうのは非常に難しい．**栄養療法を考えることは，いかに経口摂取を実現させるかをめぐる闘いである**ともいえる．

表1 食欲不振の原因は？

疾患要因
うつ病（集中力低下など）
甲状腺機能低下症
感染症（発熱，全身倦怠感）
疼痛（骨粗鬆症，変形性関節症など）
悪性腫瘍
消化器疾患（胃潰瘍，肝硬変）
味覚異常（鉄・亜鉛欠乏症，放射線療法）
慢性心不全
慢性腎不全
認知機能の低下
嚥下機能の低下
便秘，下痢
慢性閉塞性肺疾患（COPD）

環境要因
甘いものが苦手，塩っぱいものが好き
食事形態が合わない（味，粥が合わない）
大量の補液
ICU症候群（電子音，窓がない）
自尊心の低下
医療従事者と合わない
病状へのストレス
薬の副作用
ADLをアップしないため，食欲が出ない

2 食欲不振と向き合う

　さて，この経口摂取を実現するための関門の1つに食欲不振という症状がある．肺炎や尿路感染症で入院した患者さんや消化管の手術をした患者さんが原疾患は治っているのに，食事が進まないという場面によく遭遇する．しかも，どうして食べないのかわからない．悩ましい局面である．私自身がNST活動で担当した患者さんや自分の担当した患者さんにおいて食欲不振の原因と考えられたものを疾患要因と環境要因に分けて**表1**にまとめた．

　食欲不振は，病気が原因になることもあるし，治療のための薬が原因になることもある．また，**食事が口に合わない**というのも意外と多い．環境要因やそれに伴う心理的なストレスにも考慮する必要がある．配膳のしかたを変えてみたり，部屋を窓側にするなど，さまざまな工夫をすることで突然食べるようになったというケースにも遭遇する．**補液の量が多すぎて食欲がわいてこなかった**，という例もある．

3 薬剤性の食欲不振は避けよう

　医師としては，治療のために投薬している薬が食欲不振の原因になって

表2　食欲低下に関与する可能性のある薬剤

ジギタリス製剤
テオフィリン製剤
抗うつ薬
解熱鎮痛薬
ビタミンD製剤
鉄剤
H_2ブロッカー
ほとんどの抗菌薬

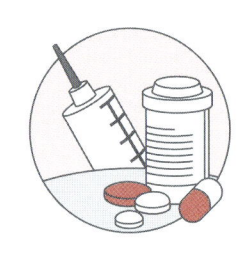

文献2をもとに作製

いるという事態はできれば避けたい．**表2**に食欲不振の原因となる薬剤の例を挙げた．**食欲不振があり，これらの薬剤を内服している患者さんだったら，一度，薬を止めてみるというのも1つの選択肢**である．

4 経口摂取にチャレンジする

いずれにしても，なるべく多くの引き出しを用意して，なんとか目の前の患者さんの経口摂取が進むようにしよう．禁飲食の指示を出すのは簡単であり，**経口摂取のオーダーを出すのは一種のチャレンジである**．しかしチャレンジしなければいつまでも経口摂取をすることができない．明らかに食べない方がいいという場合を除いて，経口摂取ができるかどうかをいつも模索して診療を行うこと自体が，すでに栄養療法を行っていることになるのである．

Point

- 経口摂取こそ最高の栄養療法であり，最終目標である
- 食欲不振の対応に強くなろう
- 飲んでいる薬の副作用が経口摂取を妨げていないか，敏感になろう

参考文献
1)「NSTプロジェクトガイドライン」(日本静脈経腸栄養学会ほか 編)，p.60，医歯薬出版，2001
2)「ベッドサイドの高齢者の診かた」(葛谷雅文 編)，p.66，南山堂，2008

第3章 低栄養を改善させよう

2. 必要なエネルギーを どれくらいにするか

研修医「低栄養状態は見分けがつくようになったんですが，そういう患者さんたちにどれくらいの栄養を摂ってもらえればいいか，よくわからなくて」

しみず「いよいよ低栄養状態を治す段階に入ってきたね」

研「エネルギーってkcalで表現しますよね．目の前の患者さんに何kcalを摂ってもらえばいいか，どうやって決めるんですか？」

し「これはかなり奥が深いテーマなんだよ．実は正確にはよくわかっていない，といった方がいいかもね」

研「えっ，そんなことがあるんですか？」

① 栄養療法に関する最も難しい問題

　　目の前の患者さんに必要なエネルギー量はどれくらいか．この答えは簡単なようで実はものすごく難しい．

　生命維持のために必要な生理機能，代謝機能のために必要なエネルギーのことを"**基礎エネルギー消費量（basal metabolic rate：BMR）**"という．これを知ることにより，必要なエネルギー量がわかることになる．それでは，基礎エネルギー消費量をどのようにして求めるか．求めることができなければ，どれくらいの栄養が必要なのかいつまで経ってもはっきりしない．

　今，病院で必要エネルギー量を求める方法として，以下の3つの方法が中心となっている．

① ハリス・ベネディクト（Harris-Benedict）の式
② 間接熱量測定法
③ 体重あたり25〜35kcalで計算する簡易法

2 "ハリス・ベネディクトの式"という不思議な数式

まずNST（nutrition support team, p.24, 第1章-4参照）活動で一般的に使われるハリス・ベネディクト（Harris-Benedict）の式から説明していこう．この式は基礎エネルギー消費量を算出するのに最も広く使われている．ハリス・ベネディクトの式から算出された値を「基礎代謝量（basal energy expenditure：BEE）」という．「ハリス・ベネディクトの式によりBEEを算出した結果…」という表現がNST関連の症例報告ではよく使われる．"基礎エネルギー消費量（BMR）"と"基礎代謝量（BEE）"は同義と考えてよい．

ハリス・ベネディクトの式は，以下のようにして性別，体重，身長，年齢をもとに基礎代謝量を算出するというものである．

基礎代謝量（kcal/日）＝
男性：66.47＋{13.75×体重（kg）}＋{5.0×身長（cm）}−（6.75×年齢）
女性：655.1＋{9.56×体重（kg）}＋{1.85×身長（cm）}−（4.68×年齢）

さて，この式をみてどう思っただろうか．どう考えても突っ込みどころが満載だろう．そもそも男性と女性で定数が違い過ぎる．私がTNTセミナー（日本静脈栄養学会が開催する臨床栄養についての学ぶことでのできる2日間セミナー）で最初にこの式を目にしたとき，講師の先生に「どういう根拠でこの定数が決まったのですか」と思わず聞いてしまった．それくらい奇妙な式にみえたし，今でもそう感じている．

どうやら実際の患者さんの体重と熱量の相関などから統計学的に算出されたもののようだ．興味をもった人は原文に当たってほしい[1]．

さて，ここで算出された"基礎代謝量"に，"活動係数（activity index：AI）"と"ストレス係数（stress index：SI）"を乗じることで，エネルギー必要量が算出できる（Long法）[2]．ちなみに活動係数は，生活活動係数といったり，ストレス係数は，傷害係数といったりもする．

エネルギー必要量（kcal/日）＝
基礎代謝量（BEE）×活動係数（AI）×ストレス係数（SI）

3 活動係数とストレス係数という概念

　活動係数とストレス係数を**表1，2**に示した．活動係数では，活動レベルが寝たきりから通常の生活に至るまでそれぞれ数字が割りふられており，ストレス係数は，疾病の重症度によって数字が割りふられている．基本的に活動レベルが活発になれば数字は高くなり，疾病の重症度が重くなれば，数字は高くなる．

　ここでもハリス・ベネディクトの式と同様にこの係数の根拠が気になるとは思う．しかし，調べてみても，**この係数に明確な根拠は見出せない．**文献によって係数が異なっている場合もある．

　ここで最も強調したいのは，各病院のNSTが一生懸命やっているハリス・ベネディクトの式によるエネルギー必要量の算出には，何も明確な根拠をもたないということだ．ハリス・ベネディクトの報告以後，基礎エネルギー消費量を推計する方法は，200～300もの報告がなされているという．しかし，そのほとんどが臨床の現場に普及しなかったようだ．そして，21世紀になっても，1918年に報告されたハリス・ベネディクトの式により基礎エネルギー消費量を推定され，栄養療法が行われている．

　ちなみにこのハリス・ベネディクトの式の基礎となったデータの母集団

表1　活動係数

寝たきり（意識低下状態）	1.0
寝たきり（覚醒状態）	1.1
ベッド上安静	1.2
ベッド外活動	1.3～1.4
一般職業従事者	1.5～1.7

文献3より引用

表2　ストレス係数

飢餓状態	0.6～0.9
術後（合併症なし）	1.0
小手術	1.2
中等度手術	1.2～1.4
大手術	1.3～1.5
長管骨骨折	1.1～1.3
多発外傷	1.4
腹膜炎・敗血症	1.2～1.4
重症感染症	1.5～1.6
熱傷	1.2～2.0
60％熱傷	2.0
発熱（1℃ごと）	＋0.1

文献3より引用

は，米国成人239名（男性136名，女性103名）および新生児94名である．今，はやりのEBMの概念から考えると，日本人の基礎代謝量をハリス・ベネディクトの式によって算出することには"エビデンスが乏しい"ということができそうだ．

ハリス・ベネディクトの式，活動係数，ストレス係数を用いることの問題点を簡潔にまとめられた論文を以下に示した．非常に重要な論文で，**目の前の人間はどれくらいのエネルギーを投与したらいいか，といういたってシンプルな問いに答えることの難しさ**を示している．

井上善文：必要エネルギー量の算定 ―ストレス係数・活動係数は考慮すべきか？―，静脈経腸栄養，25（2）：573-579, 2010

4 間接熱量測定法〜安静時エネルギー消費量を求める〜

また，エネルギー消費量を測定するのに，**間接熱量測定法**というものがある．間接熱量測定法とは，**安静時エネルギー消費量（resting energy expenditure：REE）**および呼吸商（respiratory quotient：RQ）を測定する方法で，具体的には間接熱量計を用いて体内でエネルギーを酸化して，エネルギーを産生する際に必要な酸素消費量とその結果生じる二酸化炭素の産生量とを測定することで算出できる．わかりやすくいえば，**吸気と呼気の酸素と二酸化炭素の量を測定して，消費エネルギーを推定する方法**[4]である．

> 安静時エネルギー消費量〔REE（kcal/日）〕＝
> 1.44×｛3.9×酸素消費量（L）＋1.1×二酸化炭素産生量（L）｝
> RQ＝二酸化炭素産生量（L）/酸素消費量（L）

ちなみにREEとハリス・ベネディクトの式で求められる基礎代謝量（BEE）の関係は，"**REE＝BEE×ストレス係数**"となっている．エネルギー必要量を求める際には，REEに活動係数を乗じることになる．

> エネルギー必要量（kcal/日）＝REE（kcal/日）×活動係数

また，呼吸商とは，体内で産生された二酸化炭素の量を体内で消費した酸素の量で割ったものである．エネルギー必要量を決定するときに必要となる項目ではないが，間接熱量計では計測が可能である．慢性閉塞性肺疾患（COPD）や急性呼吸窮迫症候群（ARDS）のような呼吸障害を来す病態においては，呼吸商が低くなるような栄養療法が求められる（p.262，第5章-7参照）．

　呼吸中の酸素と二酸化炭素の量からどれくらいエネルギーを消費しているかがわかってしまうのなら，すべてこの方法でエネルギー量を調べればいいと思うかもしれないが，この間接熱量計にも問題点がある．まず安静時消費エネルギー（REE）を測定するには，**8時間以上の絶食の後に測定する**ことが条件である．これは食事により代謝が変動する影響を除くためである．また，吸気が完全に採取できない場合（気管内挿管チューブのカフの空気を抜いた状態，気管食道瘻の存在など），吸気の酸素濃度が変動する場合，強制的に酸素を供給している場合，人工呼吸器の酸素濃度設定が不安定な場合なども正確な値が算出できない．

　最も問題なのは，**多くの医療施設で間接熱量計がない**ということだ．"誰でも，どこでも栄養療法を行う"ということを前提にすれば，間接熱量計によるエネルギー投与量の決定は，少し敷居が高いと思う．しかし，間接熱量計を用いることで計算式より正確に必要エネルギー量を求められるという点は覚えておきたい．

5 体重あたり25〜35kcalで計算する簡易法

　そこで，**体重当り25〜35kcalでエネルギー投与量を決める**という簡易法を私は勧める．

エネルギー必要量（kcal/日）＝25〜35kcal/日×体重（kg）

　この数字は，多数の文献的考察による必要エネルギー量の平均値が「約30kcal/kg/日」であり，体重維持のためには25〜30kcal/kg/日のエネルギーで十分である，という知見に基づいている．係数が35kcalまで及んでいるのは，活動状況やストレスを考慮したものだ．しかし，ハリス・ベネディクトの式以上に根拠があるかと問われれば，当然あるとはいえな

い．それではなぜ根拠の乏しいこの簡易法を勧めるのか．それは何より簡便だからである．

6 ハリス・ベネディクトの式を計算するという手間

　栄養療法が一般的に普及しない1つの理由として，**ハリス・ベネディクトの式を計算するという手間にある**と私は考えている．よくよく調べてみると根拠の乏しい数式で煩わしい計算を行うという作業は，EBM全盛の時代に働く医療従事者にとって強い抵抗感を覚えるだろう．同じくエビデンスに乏しいなら，より簡便な方法をとる方がよい．まして簡易法を用いることで臨床的に問題が出るとは思えない．そもそも**必要エネルギー量は患者さんの病態に合わせて変動する**ものだし，治療が進んでいく過程で，ある1日とその翌日，1週間後，1カ月後における患者さんの必要エネルギー量が同じだとは到底思えない．

　栄養療法で最も肝心なことは，**目の前の患者さんの状態に合わせて最も適切な栄養療法を考える**ことだろう．必要エネルギー量も同じで，簡易式である程度の目標を定めたら，あとは病状に合わせて微調整すればいいのではないか．

7 簡易式を用いるのに考慮すべきこと

　さて，この簡易式の使用法にも考慮すべきがある．**①係数にどれを選択するか**，**②体重は実測体重を用いるか，それとも理想体重を用いるか**，の2点である．

1）係数をどれに選択するか

　これについては，自分なりにどの係数を用いたか，カルテに記載しておけば問題ないと考える．実際，係数に25kcal/kg/日を用いるのと30kcal/kg/日を用いるのでは，体重60kgの患者さんで，それぞれ1,500kcal/日，1,800kcal/日となり300kcalの差が生じる．しかし，投与エネルギーが多い方が患者さんの予後を改善できると強くいえるだけの明確な根拠はないので，現時点でどちらを選択しても問題はないと考える．

2）実測体重を用いるか，理想体重を用いるか

　後者についても，どちらを選択するのが望ましいか，答えるのは非常に

難しい．例えば実測体重が100kgで理想体重が60kgの患者さんに30kcal/kg/日の係数を用いて必要エネルギー量を算出した場合，それぞれ3,000kcal/日，1,800kcal/日と実に1,200kcalの差が生じるのである．この場合，どちらかの選択により確実に予後が変わってくるものと考えられるが，現在のところ，それを見極める手段はない．長期的に肥満がよくないことは明らかであるが，病気で入院している肥満の患者さんに理想体重を用いて算出したエネルギー量を投与することが正しいのかはわからない．**病気の治療と同時に減量をするのが安全なのか，**という議論である．

同様に痩せ型の人に理想体重で投与エネルギーを計算して，より多くのエネルギーを投与することがよいのかも不明である．**過剰栄養による問題もある**からである．

この実測体重を用いるか，理想体重を用いるかという議論は，ハリス・ベネディクトの式を用いるときでも当てはまり，非常に厄介な問題である．**基本的には理想体重を用いる**ことを推奨するが，実測体重と理想体重が大きく乖離した場合，その選択が最良であるかは今後も検討していく必要があるだろう．

8 単純な問題こそ最も答えるのが難しい

このように目の前の患者さんにとって適切なエネルギー量を決定するのは，非常に難しい．本書でこの点を詳しく述べたのも，**単純な問題こそ最も答えるのが難しい，**ということを伝えたかったからである．ただし，このままでは何も決められないということになってしまうので，表3に本書の必要エネルギー量を決める際のスタンスをまとめる．

表3 本書における必要エネルギー量の決定のスタンス

①ハリス・ベネディクトの式（Long法），もしくは簡易式で必要エネルギー量を求める
②忙しい日常臨床の現場を考慮し，簡易式を推奨する
③基本的には理想体重を用いて求める
④自分が何を用いて必要エネルギー量を算出したかをカルテに記載する
⑤いずれの方法も明確な根拠はもたないことを覚えておく
⑥可能であれば間接熱量計を用いる

Point

- 必要エネルギー量の決定には，主に3つの方法がある
- 数式による計算法は明確な根拠がなく，簡易熱量測定法はすべての医療施設で行えない
- どの考え方をもとに必要エネルギー量を決めたかをカルテにきちんと記載する

参考文献

1) Harris, J. A. & Benedict, F. G. : Abiometric study of human basal metabolism. Proc. Natl. Acad. Sci. USA, 4 (12) : 370-373, 1918
2) Long, C. L. et al. : Metabolic response to injury and illness : estimation of energy and protein needs from indirect calorimetry and nitrogen balance. JPEN, 3 : 452-456, 1979
3) 「コメディカルのための静脈経腸栄養ハンドブック」（日本静脈経腸栄養学会 編），pp.128-133, 南江堂, 2008
4) Weir, J. B. : New methods for calculating rate with special reference to protein metabolism. J. Physiol. 109 : 1-9, 1949
5) 井上善文：必要エネルギー量の算定　ーストレス係数・活動係数は考慮すべきか？ー．静脈経腸栄養, 25 (2) : 573-579, 2010

第3章 低栄養を改善させよう

3. 食べられない人にはどうする？
〜胃瘻と経鼻チューブ〜

研修医:「高齢の患者さんで，肺炎は治ったのですが，どうも飲み込みが悪いらしく，食事が進まない方がいらっしゃるんです」

しみず:「嚥下障害があると，経口摂取が難しいときがあるよね」

研:「脳梗塞の既往があるようなので，今回は経口摂取をあきらめるしかないですかねぇ．そうなると，点滴ですか？」

し:「う〜ん，点滴もいいんだけど，なるべく胃腸を使ってあげた方がいいよ」

研:「口を使わないで，どうやって食事をするんですか？」

し:「経管栄養があるよ」

研:「…あんまりよく知らないです．どういうものなんですか？」

1 栄養投与経路をどうやって決めるのか

　21世紀の超高齢社会を考えるうえで，嚥下障害とどう向き合うかは，大きな課題であることは間違いない．肺炎の診断で入院した高齢の患者さんが，肺炎は完治したけれど，嚥下障害で食事が食べられないというのは，日常的に遭遇する場面である．こんなときにどうするか．非常に頭を悩ませる問題である．

　図は，栄養投与経路の選択についてのフローチャートである．経口摂取，経管栄養，静脈栄養の選択のおける大まかな原則が示されている．

　経口摂取が栄養療法の大原則であることを既述したが，それでは，嚥下障害があって食べられない人にはどうしたらいいのだろう．フローチャートから考えていこう．

```
栄養投与経路の優先順位
経口摂取 ＞ 胃瘻, 腸瘻 ＞ 経鼻チューブ ＞ 末梢静脈栄養 ＞ 中心静脈栄養
```

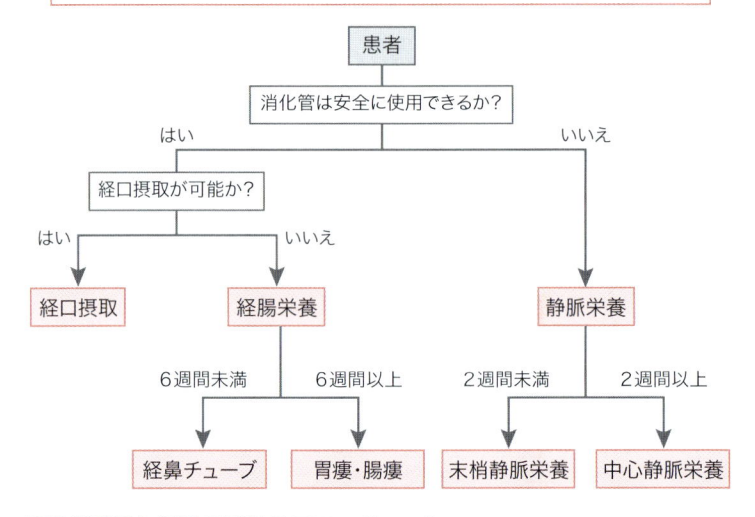

```
                    患者
                      │
           消化管は安全に使用できるか？
          はい ↓              ↓ いいえ
    経口摂取が可能か？           静脈栄養
   はい ↓    ↓ いいえ       2週間未満 ↓  ↓ 2週間以上
  経口摂取   経腸栄養       末梢静脈栄養  中心静脈栄養
         6週間未満 ↓  ↓ 6週間以上
         経鼻チューブ   胃瘻・腸瘻
```

図● 栄養投与経路の選択のフローチャート
文献1をもとに作製

2 胃と腸は安全に使えるか

まず栄養投与経路を考えるうえで最も大切なのは，消化管（胃や腸）が安全に使用できるか，を確認することである．"If the gut works, use it（胃腸が使えるなら，胃腸を使え）"のが原則だ．胃腸が使えない状態は，**表**に示すとおりである．

表　経腸栄養を避けるべき状態

汎発性腹膜炎
腸閉塞
難治性嘔吐
難治性下痢
消化管虚血

文献2をもとに作製

消化管を使うことに問題がなければ，経腸栄養が第1選択になる．経腸栄養法が短期間で済む場合（6週間以内が目安[1]）には，経鼻チューブによる経腸栄養法を選択し，長期間になる場合（6週間以上）には，胃瘻や空腸瘻を造設することが望ましいとされている．この経鼻チューブや胃瘻，空腸瘻を使用した経腸栄養法のことを一般に**経管栄養**と呼ぶ．いずれも管（チューブ）を用いて栄養を投与

するからだ．

　フローチャートに従って考えると，肺炎は完治したが，嚥下障害があることによって食事が進まない患者さんの栄養の投与経路は，経腸栄養が望ましいといえる．あとは，嚥下障害がどれくらい続くかを考え，経鼻チューブを使用するか，胃瘻を造設するかを検討することになる．長期間の経腸栄養の場合，なぜ経鼻チューブより胃瘻，空腸瘻が望ましいかは，次の項目で説明する．

Point
- 栄養投与経路の選択はフローチャートに沿って考えよう
- まず胃と腸が安全に使えるかを判断しよう
- 経腸栄養を避けるべき状態をきちんと把握しよう

参考文献
1) 熊本リハビリテーション病院　NSTホームページ
   http://www.marutakai.or.jp/kumareha/nst/index.html
2) A.S.P.E.N Board of Directors : Clinical Pathways and Algorithms for Delivery of Parenteral and Enteral nutrition support in Adults., p5, A.S.P.E.N, Silver Spring, MD, 1998
3)「キーワードでわかる臨床栄養」（大熊利忠，金谷節子 編），p.177，羊土社，2007

第3章 低栄養を改善させよう

4. 経鼻チューブの「罪」

研修医：「先生にこの前教えてもらった表をみると，経鼻チューブよりも胃瘻とか腸瘻の方がいいみたいですね」

しみず：「そうなんだよね」

研：「これってなんか違和感があるんですけど，先日，胃瘻をつくるところを見る機会があったのですが，内視鏡をやったり，糸で胃と腹壁を固定したり，メスで切開したり，けっこう手間がかかりますよね」

し：「そう，だから**胃瘻をつくるのはリスクもあるんだよ**」

研：「それでも，胃瘻の方がいいんですか？経鼻チューブの方はチューブを挿入するだけだから，簡単で安全のような気がしますけど」

し：「僕もそう思っていたんだけど，**意外とそうでもないらしいんだよ**」

研：「えっ，何かあるんですか？」

1 違和感を覚えた優先順位

　私自身，第3章-3（p.96）で示した栄養投与経路の優先順位を初めてみたとき，少し違和感を覚えた．なぜ経鼻チューブは胃瘻や腸瘻よりも劣るのか，わからなかったからである．内視鏡を用いて**胃瘻をつくる場面を見れば，簡便といえどもある程度のリスクと苦痛を伴う手技**であることは容易にわかる．それでも，経鼻チューブを長期的に使うよりは優先されるのである．今，考えれば想像力が乏しかったということができるが，このような疑問をもつ人も少なからずいるのではないかと思う．

2 自分に経鼻チューブを挿入してみる

　さて，実際に経鼻チューブを挿入したことはあるだろうか．患者さんの鼻からではなく，自分自身の鼻からある．私は学生時代にこのことを経験

したが，挿入時の苦痛は今でも忘れられない．鼻からチューブが入ってくると，鼻の中がチューブで擦れて痛くなり，勝手に涙が出てきた．喉を通った後もチューブがあるという違和感がずっと残る．確かにこの状態が四六時中続くのは，気がめいってくる．さらに，**嚥下機能にもあまりよい影響を与えない**ようだ．

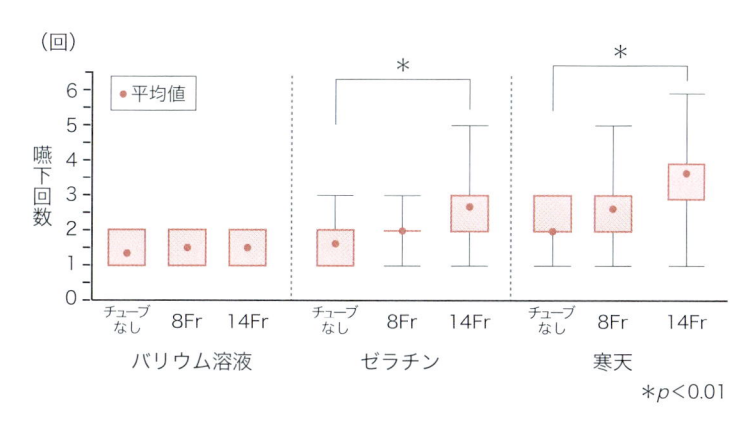

3 経鼻チューブの罪

　経鼻チューブが嚥下に与える影響について検討した論文がある[1]．対象は健常成人15名で①経鼻チューブなし，②8Fr経鼻チューブ留置，③14Fr経鼻チューブ留置の群に分け，それぞれの状態でバリウム溶液5 mL，ゼラチンゼリーと寒天ゼリーを5 gずつ摂取し，嚥下造影検査にて各状態の嚥下動態を比較検討したものである．結果，経鼻チューブの留置によってすべての被検者が違和感および嚥下困難を訴え，経鼻チューブの口径が大きくなるにつれゼリー摂取時の嚥下回数が増加した（図1）．また，経鼻チューブ周囲に食塊が残ってしまう例や通過した食塊がチューブに沿って逆流する例も認めた（図2）．**経鼻チューブの留置は嚥下に悪影響を及ぼし，口径の大きいものほどその影響が強い．**

　この研究は，嚥下機能に問題のない健常人を対象に行っているものであ

図1● 経鼻チューブが嚥下に与える影響
液体5 mL，ゼラチン・寒天5 gが咽頭を通過するまでの嚥下回数を検討
文献1より引用

ることを考えると，嚥下障害のある患者さんに経鼻チューブを留置することは，さらに飲み込みにくくさせているはずである．

ときどき経鼻チューブを挿入したまま，経口摂取の訓練をしている場面をみかけるが，それは無理な試みであることがわかる．経口摂取の訓練をするときは，少なくとも経鼻チューブを抜去して行うことが望ましい．**経鼻チューブは何も食べていないとしても，唾液を誤嚥するリスクが高まる**のだから．

4 経鼻胃管症候群に注意しよう

経鼻チューブに関わる問題点をもう1つ知っておこう．**経鼻胃管症候群（nasogastric tube syndrome）** というものがある．経鼻胃管症候群は1981年にサッファーマン（Sofferman）らによって報告された[2]．経鼻チューブの圧迫によって食道入口部から輪状軟骨付近に血流障害を生じ，多くは潰瘍を生じて細菌感染から炎症を引き起こし，声帯麻痺，喉頭の閉塞，呼吸困難を来す症候群である．糖尿病や免疫能が低下した患者さんに起こりやすく，頻呼吸，呼吸困難，喘鳴を来す．

胸部X線写真では異常がなく，初期は酸素飽和度の低下もないが，**喉頭鏡で声帯，喉頭蓋の著しい浮腫**がみられる．治療は即座にチューブを抜去

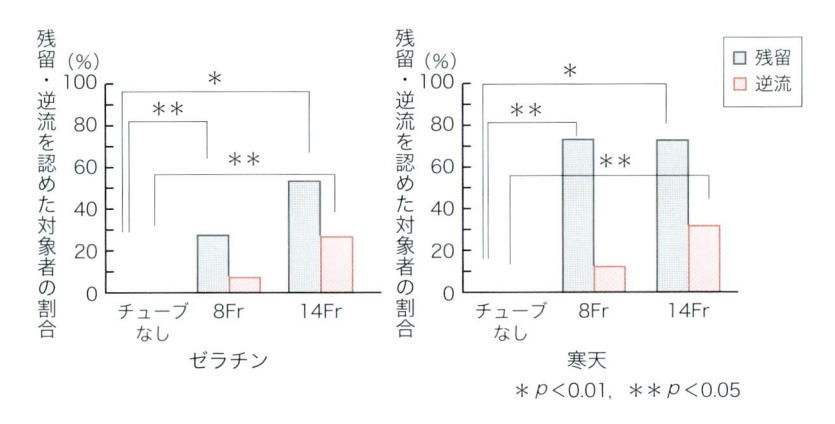

$*p<0.01，**p<0.05$

図2● 経鼻チューブによる残留・逆流への影響
食塊嚥下後の咽頭残留，食塊が胃に到達するまでの逆流を検討
文献1より引用

して，ステロイド，抗菌薬を使用する．それでも改善しない場合は，気管切開を行い，栄養投与が必要なときは胃瘻へ切り替える．死亡する例も少なくない．これまで経鼻チューブを使用していた患者さんで誤嚥性肺炎，うっ血性心不全，肺梗塞などとされた症例のなかにこの経鼻胃管症候群が含まれている可能性が高い，といわれている．

　　経鼻チューブ挿入から経鼻胃管症候群が発症するまでの期間が2日というケースもあり，短期間のチューブ留置でもリスクがあるということがわかる．

5 経鼻チューブを使うときには

　　図3および表に経鼻チューブを使用するときの注意点をまとめた．**使うチューブは可能な限り細く，咽頭を横切らないように経鼻チューブを留置するのが望ましい**．経鼻チューブは，思っている以上に嚥下機能や咽頭への悪影響があるということを意識して使おう．

　　特に経鼻チューブの誤挿入には注意が必要だ．1978年，頭蓋底骨折をした方に経鼻チューブを挿入したときに，骨折した部分から脳室へ進んでしまい，死亡した例が報告されている[3]．そのケースでは，経鼻チューブ

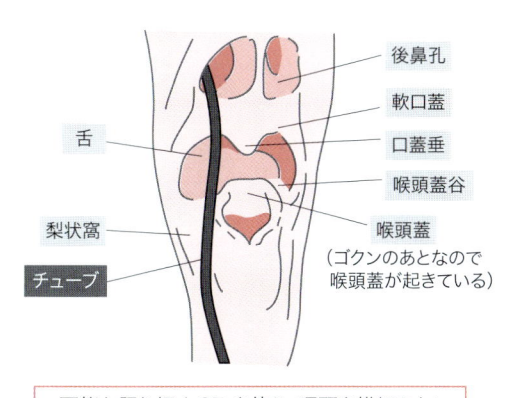

表　経鼻チューブの合併症

| 鼻咽頭部の不快感 |
| 鼻部びらん・壊死，鼻中隔膿瘍 |
| 副鼻腔炎，中耳炎 |
| 嗄声，喉頭部潰瘍・狭窄 |
| 食道炎，食道潰瘍・狭窄 |
| チューブ抜去困難 |
| 食道気管支瘻 |
| 腸管穿孔 |
| 気管・気管支内誤挿入 |

・可能な限り細く 8Fr を使う．咽頭を横切らない
・極力嚥下のジャマをしないように心掛ける

図3　経鼻チューブを使用する際の注意点
チューブは喉頭蓋をよけていて嚥下への影響は少ない（うしろから見た図）

を挿入した後にチューブから透明な液体（髄液）が出てきて，次第に血液も出てきたため，頭部X線写真を撮影したところチューブが脳室に入っていたというのである．2時間後にチューブは抜去されたが，数時間後に死亡したという．特殊なケースではあるが，経鼻チューブの挿入にも細心の注意を払わなければならないという教訓である．

Point

- 経鼻チューブは嚥下機能に悪影響を及ぼすことを知っておこう
- できるだけ細いチューブで，咽頭を横切らないようにしよう
- 経鼻チューブの誤挿入に注意しよう

参考文献

1) 西　将則　ほか：経鼻経管栄養チューブが嚥下に与える影響：嚥下回数，食塊残留・逆流への影響．日本リハビリテーション医学会誌，43（4），243-248，2006
2) Sofferman, R. A. & Hubbell, R. N.：Laryngeal complications ofnasogastric tubes. Ann. Otol. Rhinol. Laryngol., 90：465-468, 1981
3) Fremstad, J. D. & Martin, S. H.：Lethal complication from insertion of nasogastric tube after severe basilar skull fracture. J. Trauma, 820-822, 1978
4) Sofferman, R. A. et al.：Thenasogastric tube syndrome. Laryngoscope, 100：962-968, 1990
5) Apostolakis, L. W. et al.：The nasogastric tube syndrome: two casereports and review of the literature. Head Neck, 23：59-63, 2001
6) Isozaki, E. et al.：A variantform of nasogastric tube syndrome. Intern. Med., 44：1286-1290, 2005
7) 社会医療法人社団時計台記念病院ホームページ「宇野コラム」http://tokeidaihosp.or.jp/uno_column/01/uno_column06.html

第3章 低栄養を改善させよう

5. 胃瘻って何だろう？

研修医：「長期的に経腸栄養を行うときは，胃瘻を意識した方がよさそうですね」

しみず：「経鼻チューブを留置するときは一時的なものだと覚えた方がいいよ」

研：「そうですね．ただそうなってくると，いつ経鼻チューブから胃瘻に移行すべきか悩みますね」

し：「胃瘻の適応にならないケースもあるしね．例えば，胃の手術をしている人とか．この場合は簡単に胃瘻をつくることは難しいから」

研：「嚥下機能も入院経過でだんだん良くなってくることもありますからね」

し：「見切り発射で胃瘻をつくってみたら，1週間後からは食事が食べられるようになったというのもあるしね」

研：「胃瘻は奥が深いですね」

し：「胃瘻にまつわるテーマは多いよ．自分で一度，深く考えておく必要があるよ」

研：「今，担当している脳梗塞後の患者さんも胃瘻をつくるかどうか，悩んでいます．簡単には答えがみえないですね」

1 栄養療法の代名詞　〜胃瘻〜

　胃瘻は栄養療法を考えるうえで，無視できない存在である．胃瘻とは，長期にわたり経口摂取ができない場合や食べても誤嚥などを起こしてしまう患者さんに対し，**腹壁と胃の間につくられた瘻孔にチューブを通して，胃の中へ直接，栄養を注入する方法**である．内視鏡を用いて胃瘻をつくることを**経皮内視鏡的胃瘻造設術**，略してPEG（percutaneous endoscopic gastrostomy）という（図）．最近ではほとんどのケースで内視鏡を用い

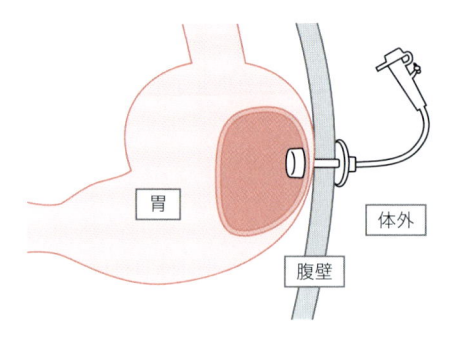

図●胃瘻
文献1をもとに作製

て胃瘻造設を行うため，"PEG＝胃瘻"と考えても差支えないが，以前は開腹手術で胃瘻をつくることが一般的であった．

現在，病院で仕事をしていると，胃瘻に頻繁に遭遇する．これはPEGが普及したことによる影響が大きい．内視鏡で胃瘻を造設すること自体は，実は比較的新しい医療技術なのである．

2 小児外科医と内視鏡医の強力タッグによる成果　〜PEG〜

最初にPEGの施行例が報告されたのは1980年である[2]．小児外科医のガードラー（Gauderer）と内視鏡医のポンスキー（Ponsky）が協力してPEGを開発した．当時，ガードラーは全身麻酔を要せず，合併症を生じない小児の新しい胃瘻の手術方法を考えていた．そんな折に内視鏡医のポンスキーと出会い，PEGが考案されたという．

外科的な胃瘻造設術は1837年には発案され，臨床の現場で施行されていた．PEGが開発される前の1970年代，**開腹手術による胃瘻造設の問題点は，腹腔内への胃液の漏れ，手術部の出血，感染**などがみられることであり，それは主に胃を引き出すために大きく切開することが原因だった．そこで，開腹せずに胃にチューブを挿入できる方法がないかとガードラーがポンスキーとともに考えたという経緯がある．

その後の爆発的な普及のしかたをみても，PEGがいかに画期的であったかがわかる．全身麻酔を行わず，開腹せずに胃瘻をつくれるのだから，飛躍的に簡便になったのだ．しかし，PEGにしたから胃瘻造設に伴う合

表1　胃瘻の合併症

急性期合併症		慢性期合併症
感染性	非感染性	
①創部感染症	①出血	①嘔吐回数の増加
②嚥下性呼吸器感染症	②多臓器誤穿刺	②チューブ再挿入不能
③汎発性腹膜炎	③バルーンバースト	③胃潰瘍
④限局性腹膜炎	④皮下気腫	④栄養剤リーク
⑤敗血症	⑤胃潰瘍	⑤バンパー埋没症候群
⑥壊死性筋膜炎	⑥チューブ閉塞	⑥チューブ誤挿入
	⑦術後急性胃拡張	⑦チューブ閉塞
		⑧幽門通過障害

併症が全くなくなったかといえば，そうではない．現在でも日々改良が加えられ，より安全に胃瘻を造る方法が検討されている．**PEGの手技には，Pull法，Push法，Introducer法，ダイレクト法**などさまざまなものがある．これだけPEGの手技が多いのも，多くの医師が頭を悩ませ，よりよい方法を生み出そうとしてきた結果である．本書では，それぞれの手技の詳しい方法については書かないが，付録（p.278）で示す参考文献をよく読んで，**実際に内視鏡室に行って手技をしっかり見る**ことを勧める．"百聞は一見にしかず"である．さらに自分で胃瘻造設を体験した方がより理解が深まる．何かを学ぶためには，自分で体験する以上にいい方法はない．

また，前項では経鼻チューブの留置による合併症も説明したが，胃瘻を使用する際にも当然，合併症が存在する（表1）．"なるべく胃腸を使った方がよい"，"経鼻チューブより胃瘻の方が望ましい"とはいっても，考慮すべきリスクは多い．手放しに推奨はできない．

3 胃瘻の適応（表2）

前項までで説明したように長期的に経口摂取ができない患者さんに対しては，胃瘻を使って栄養を補給することを考えることになる．**中心となる病態は嚥下障害**であり，その原因で最も多いのは，やはり脳卒中である．神経内科，脳神経外科領域では，胃瘻は日常的な医療行為である．そのほ

表2　胃瘻の適応

①脳血管障害，認知症などによる自発的な摂食不能・困難
②神経・筋疾患などによる嚥下不能・困難
③頭部・顔面外傷による摂食不能・困難
④咽頭頭，食道，胃噴門狭窄
⑤食道穿孔
⑥成分栄養療法を必要とするクローン病

表3　胃瘻の絶対的禁忌

①通常の内視鏡検査の絶対禁忌
②内視鏡が通過不可能な咽頭・食道狭窄
③胃前壁を腹壁に近接できない状況
④補正できない出血傾向
⑤消化管閉塞（減圧ドレナージ目的以外の場合）

表4　胃瘻の相対的禁忌，不可能，または困難例

①腹水貯留	⑧妊娠
②極度の肥満	⑨腹膜透析
③著明な肝腫大	⑩癌性腹膜炎
④横隔膜ヘルニア	⑪全身状態不良
⑤出血傾向	⑫生命予後不良
⑥門脈圧亢進	⑬非協力的な患者・家族
⑦胃の腫瘍性病変，急性胃粘膜病変	⑭胃手術，その他の上腹部手術の既往

かにも外科，救急，小児外科，耳鼻咽喉科，消化器内科などでも胃瘻の適応症例に遭遇する可能性がしばしばある．

　表3，4では，胃瘻の絶対的禁忌や相対的禁忌について示した．参考にしてほしい．

4 増え続ける胃瘻の適応

　厚生労働省の研究班の推計では，脳卒中の有病者数は2005年の272万7,000人から増加の一途をたどり，2020年に約287万7,000人のピークを迎えるとされている．脳卒中の有病者数の増加に伴い，要介護者数も2005年の約160万7,000人から，2025年には約177万5,000人まで増えるという．脳卒中患者が増えれば，当然，嚥下障害も増える．嚥下障害が増えれば，胃瘻の適応も増える．**超高齢社会を迎え，脳卒中患者が多い日本において胃瘻の知識は必須**といえる．

　胃瘻は奥が深い．胃瘻のことだけで一冊の本ができるくらいである．本書ではこれ以上は深く触れず，先に進むことにする．しかし，胃瘻を知らずして現代の栄養療法は語れない．たくさん勉強し，経験して胃瘻に強くなろう．

Point

- PEGの開発により胃瘻造設の安全性が飛躍的に高まった
- 内視鏡室に行って実際に胃瘻造設を見てこよう
- 胃瘻に強くなろう

参考文献

1) NPO法人PEGドクターズネットワーク　ホームページ
   http://www.peg.or.jp/eiyou/peg/about.html
2) Gauderer, M. W. et al. : Gastorstomy without laparotomy:A percutaneous technique. J. Pediatr. surg., 15：872-875, 1980
3) 社会医療法人社団時計台記念病院ホームページ「宇野コラム」
   http://tokeidaihosp.or.jp/uno_column/01/uno_column17.html
4) 蟹江治郎：在宅管理で知っておきたい慢性期合併症．クリニカ，27：182-187, 2000
5) 「PEG（胃瘻）－栄養適切な栄養管理を行うために 改訂版」（曽和融生 監修）フジメディカル出版，2009

Column5　　　　　　　　　　嚥下障害を伴う認知症と経管栄養

　近年，脳血管障害の増加に伴い，高齢者の嚥下障害が増加している．命にかかわる脳血管障害は高血圧症や糖尿病，脂質異常症などのリスクファクターを内科的に管理する方法が進歩するにつれて，減らせるようになってきた．しかし，命にかかわらないまでも，脳血管障害によって，顔面や四肢の麻痺や嚥下障害，認知機能の低下を残しながら，日常生活に戻っていく人達も増えてきている．

　嚥下障害や認知機能の低下は，高齢になればなるほど認める率が高くなっていく．腸を使った栄養が勧められるからといって，これらを認めるすべての人に経管栄養を行うべきなのか，という根本的な問題がある．

　この点については現在，十分に議論されていない．栄養療法と投与経路のフローチャートだけで考えれば，経鼻チューブや胃瘻などを通した経腸栄養を行うという選択になる．しかし，嚥下障害や認知症がその後も改善しない場合，患者さんやその家族がずっと経管栄養を継続していくことを，どのように感じているか，これまでは深く考えられてこなかった．

　わが国では誤嚥性肺炎の予防や栄養補給の目的で認知症の患者さんに経管栄養が広く行われている．しかし，有効性が期待される胃瘻においても，実は誤嚥性肺炎を予防する効果は証明されていない．また，経管栄養を行うことによる栄養状態の改善や生命予後の延長も報告されていない．栄養投与経路のフローチャートはただ覚えればいいものではなく，今後の医療のあり方まで見据えて自分なりの考え方をつけ加えておく必要がある．

　自分の家族が嚥下障害を伴う認知症で食事が十分に食べられなくなったとき，どのような選択をするのがいいか．今後の栄養療法を考えるうえで避けて通れない大きな問題であることは間違いない．

参考文献
1）宮本礼子，宮本顕二：認知症における経管栄養の是非を議論する時ではないか．日本認知症学会誌，23（1），2009

第3章 低栄養を改善させよう

6. 末梢静脈栄養という選択

研修医「先生，飲み込みも悪くない72歳の男性で，嘔気が続いていて，なかなか食事が進まない患者さんがいるんですけど」

しみず「吐き気の原因は何なの？」

研「慢性胃炎です．内視鏡で胃潰瘍まではなっていなかったのですが，胃全体がかなり荒れていて，どうもたくさんタバコを吸う方らしく，最近，腰痛で鎮痛薬を飲み続けていたらしいんですよ」

し「胃炎なら1週間もすればだんだんと症状がとれてくるだろうね」

研「けっこう前から食欲不振があったらしく，栄養状態も良くないんですよ．体重もこの3カ月で5 kgくらい減っているようで」

し「何か栄養療法のプランはあるのかい？」

研「今はなるべく胃を休ませてあげたいので，点滴にしようかなぁと」

し「それなら末梢静脈栄養っていうやり方もあるよ」

研「えっ，何ですか，それは」

1 病院の顔　～点滴静注～

　これまでは胃腸を使う栄養療法についてみてきたが，やはり病院といえば点滴だろう．いわば病院の顔である．研修医になって最初に覚えるのも，末梢静脈ルートの確保であり，1回でルートを確保できるようになると，自信もついてくる．

　さて，点滴静注について考えていこう．いわゆる輸液である．輸液も学生時代にはほとんど教わることがなく，現場で必死になって覚える項目である．普段何気なく確保している末梢静脈ルート．実はこの**末梢静脈ルートを使って，何と1,000 kcal以上のエネルギーを投与することも可能なのだ**．

2 ビーフリード®とイントラリポス®で1,240 kcalを稼ぐ

　今回のケースのように胃腸の疾患があり，しばらく胃腸を休ませておいた方がよいときがある．こういうときは禁食を選択するのもやむをえない．しかし，短い期間の禁食でも，まったくエネルギーが身体の中に入っていかなければ，すぐにグリコーゲン，脂肪が燃焼され，身体が身を削りはじめてしまう．やはりある程度のエネルギーを供給したい．そこで，登場するのが末梢静脈栄養である．

　以下のメニューをみてほしい．

> ビーフリード® 2,000 mL＋イントラリポス® 20％ 200 mL

　ビーフリード®は，糖質およびアミノ酸が加わった電解質輸液であり，イントラリポス® 20％は，脂肪乳剤である．このメニューで，840 kcal（ビーフリード® 2,000 mL）＋400 kcal（イントラリポス® 20％ 200 mL）＝1,240 kcalのエネルギーを稼げるのだ．三大栄養素である糖質，タンパク質，脂質の構成でみると，ビーフリード®で糖質150 g，アミノ酸（タンパク質）60 g，イントラリポス® 20％で脂質（ダイズ油）40 gを供給できることになる．ちなみに三大栄養素の1 gあたりのエネルギーは，**糖質1 g＝4 kcal，タンパク質1 g＝4 kcal，脂質1 g＝9 kcal**である．

　このメニューをみてもわかるように，**脂肪乳剤は少量で高エネルギーを提供することができる**ので，末梢静脈栄養を行う際には外せないものとなっている．

3 静脈炎と血管痛という弱点

　このように末梢静脈栄養でもある程度のエネルギーを供給することができる．1,000 kcalを超えてエネルギーを提供できるのであれば，何もエネルギーが得られないときと比べて雲泥の差である．

> *memo*：イントラリポス®のエネルギー計算
> ----
> イントラリポス® 20％に含まれる脂質のエネルギーを実際に計算すると，200 mL×0.2（20％）×9 kcal＝360 kcalとなり，前述した400 kcalと異なる．これはイントラリポス® 20％にダイズ油のほかに卵黄レシチン，グリセリンなどが少量含まれており，これらのエネルギーを合わせると400 kcalになるためである

末梢静脈栄養の主な適応を表に示す．末梢静脈栄養は多くの疾患に適応でき，簡便にできる栄養療法だが，**慢性心不全，腎不全など水分制限が必要なケースでは，施行することが難しい**．末梢静脈ルートからは，これ以上，栄養素の濃度が高い輸液を行うことができず，エネルギー量を増やそうとすると，どうしても水分量が増えてしまうからだ．

なぜ高濃度の輸液が行えないか．末梢静脈ルートから1,000 kcal以上の輸液を行う場合，**最も高頻度で問題となる合併症は静脈炎とそれに伴う血管痛**である．これは輸液製剤のブドウ糖の濃度が高くなるにつれ，輸液の浸透圧が上昇してしまうことに起因している．

先程のメニューのビーフリード®は，血液の浸透圧と比べると約3倍も高い．人によっては，ビーフリード®を点滴するとすぐに血管痛を訴える人もいる．この場合，末梢静脈栄養を続けることができない．

静脈炎に対応する手段として，静脈経腸栄養ガイドライン[2]から抜粋すると，① "通常，**末梢静脈カテーテルは72時間以上留置しない（B-Ⅱ）**"，② "**静脈炎の徴候がある場合は，速やかにカテーテルを抜去する**（A-Ⅲ）" などがある．また，ステロイドやヘパリン，血管拡張薬が有効であるともいわれているが，"**静脈炎予防のためのステロイド，ヘパリン，血管拡張薬は，使用しない方がよい（B-Ⅲ）**" とあり，あまり勧められていない．いずれにせよ，安易な末梢静脈栄養の使用も問題であることを覚

表　末梢静脈栄養の主な適応

栄養状態が比較的良好な症例に対し，2週間以内を目処に短期間の栄養状態を維持
① ある程度の経口摂取ができるが不足している場合の栄養補給 　・食欲不振，下痢，嘔吐など
② 栄養状態が比較的良好で短期間（2週間以内）の経口摂取不能 　・軽度〜中程度の消化管手術（胆嚢摘出，胃部分切除） 　・咽頭がん，喉頭がん，意識障害
③ 中心静脈カテーテルの留置が危険な場合 　・敗血症，重症感染症，出血傾向など
④ 水分制限がない 　・うっ血性心不全，腎不全などでは困難
⑤ その他 　・中心静脈栄養の導入期・離脱期，末期がん患者など

文献1より引用

えておいてほしい．なお，ガイドラインのランク付け（A, B…およびⅠ，Ⅱ…）については第3章-13（p.142）に記載した．

　自分が確保した末梢静脈ルートから，1,000 kcal以上の栄養が投与できることを知れば，末梢静脈ルートの確保がいかに重要な手技かがわかると思う．すべての研修医が重要な栄養投与経路の1つである末梢静脈ルートを日常的に確保している．あとは輸液メニュー次第で，患者さんを支える栄養療法をはじめることもできるのだ．

Point

- 末梢静脈ルートから1,000 kcal以上のエネルギーを投与することもできる
- "糖質1 g＝4 kcal，タンパク質1 g＝4 kcal，脂質1 g＝9 kcal"は絶対暗記
- 末梢静脈栄養は静脈炎と血管痛に要注意

参考文献

1) 近藤大介，下条文武：末梢静脈栄養の実際．Medical Practice, 23（臨増）：163-167, 2006
2) 「静脈経腸栄養ガイドライン第2版」（日本静脈経腸栄養学会 編），pp.17-18，南江堂，2006
3) 「今日の治療薬2010　解説と便覧」（浦部晶夫 ほか 編），南江堂，2010

第3章 低栄養を改善させよう

7. ブドウ糖だけの輸液で本当にいいの？

研修医「学生時代，輸液についてはほとんど教わらなかったので，何を選んだらいいかよくわからないんですよ」

しみず「まぁ，輸液は難しいからね」

研「とりあえずラクテック®やソリタ®T3号は使い分けているんですが，輸液で栄養を考えるとなると，さっぱりです」

し「ラクテック®やソリタ®T3号を輸液する目的は，基本的に水分と電解質の補給だからね．栄養まで考えたものではないよ」

研「この前，ソリタックス®-Hというのを勧められたので，使ってみました．ブドウ糖がけっこう入っているらしく，これでエネルギーを稼げるかなぁっと」

し「でも，栄養ってことを考えると，ブドウ糖だけの輸液では不十分だよね」

研「えっ，そうなんですか．ある程度エネルギーが入るから，これでいいと思っていましたけど」

し「マラスムスとクワシオルコルって知っているかい？」

研「えっ，なんですか，それは．ずいぶん言いにくいですね」

1 一味違う輸液を覚える

　　前項では末梢静脈栄養メニューの1例を示したが，ここではまだ研修医にそのことを教えていない状況であるとしよう．

　　研修医になってまず覚えなくてはならないのが輸液である．輸液は学生時代にほとんど教わることがないが，これほど日常臨床に密接にかかわった治療法はないだろう．とにかく入院が決まった患者さんは，何かしらの輸液を受けていることが多い．本書では輸液全般について詳しくは書かないが，良書がたくさん出ているので，是非，一生懸命に勉強してほ

しい（p.278，付録）．

さて，ラクテック®やヴィーン®Fなどいわゆる細胞外液やソリタ®T3やソルデム®3Aなど維持液が使いこなせるようになってくると，次の段階として，それらの製剤に**どれくらい糖質が入っているか**を気にするようになるだろう．

2 求められるエネルギーの中身

例えばラクテック®は糖質が入っていないが，ラクテック®Dには5％のブドウ糖が添加されている（表）．また，ソリタ®T3号には4.3％のブドウ糖が添加されているが，ソリタ®T3号Gになると7.5％のブドウ糖が添加されており，ソリタックス®-Hになると，実に12.5％のブドウ糖が添加されている．

この表をみると，ソリタックス®-Hを2,000 mL点滴静注すると，1,000 kcalものエネルギーを投与することができる．これは非常に魅力的だ．

しかし，本書ではプラスαを求めたい．問題は，投与しているエネルギーの中身である．そう，**すべてブドウ糖なのだ**．この点が非常に問題なのである．**栄養療法はエネルギーの中身まで考えることが求められる**のだ．

糖質，タンパク質，脂質を三大栄養素と呼ぶ．通常，食事として摂取する場合のエネルギー比率は，糖質が60％，タンパク質が15％，脂質が25％程度といわれている．

ソリタックス®-Hの2,000 mL点滴静注では，タンパク質と脂質の供給がなされない．1,000 kcalすべてが糖質だけなのである．では，なぜ糖質だけのエネルギー供給が問題なのか．

表 輸液製剤とブドウ糖濃度

製品名	ブドウ糖				
	%	g/500 mL	kcal/500 mL	kcal/L	kcal/2L
ラクテック®	0	0	0	0	0
ラクテック®D	5	25	100	200	400
ソリタ®T3号	4.3	21.5	86	172	344
ソリタ®T3号G	7.5	37.5	150	300	600
ソリタックス®-H	12.5	62.5	250	500	1,000

文献1，p.483をもとに作製

3 マラスムスとクワシオルコル

この点をよく理解するために，マラスムスとクワシオルコルという2つの低栄養状態を覚えておく必要がある．低栄養状態には，開発途上国の栄養障害児の研究により，2つのタイプがあることが知られている．それが，マラスムスとクワシオルコルである（図）．

1）マラスムス

日常臨床の現場で遭遇する低栄養状態をPEM（protein energy malnutrition）と呼ぶことがある．"malnutrition"とは栄養失調という意味である．文字通りタンパク質とエネルギーとが複合して欠乏して起こる低栄養状態である．これがマラスムス（marasmus）である．**マラスムスとは，全般的な栄養不良に陥り，糖質，タンパク質，脂質のすべてが不足しているときの低栄養状態**である．飢餓，長期間にわたる栄養の不摂取，若年女性にみられる神経性食思不振症などでみられる．著明な全身衰弱，老人様顔貌，皮下脂肪の消失，筋萎縮を認める．**マラスムスに目立つ特徴は体重の減少**である．血清アルブミンは基準値を保ち，一般に浮腫はあま

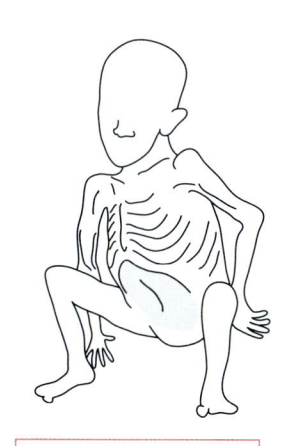

マラスムス（marasmus）
タンパク質とエネルギー摂取不足

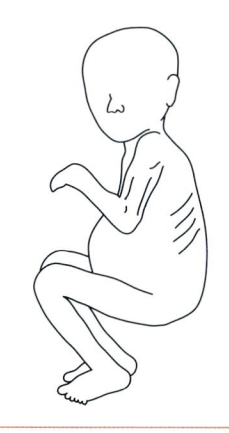

クワシオルコル（kwashiorkor）
タンパク質の欠乏

図●マラスムスとクワシオルコル

りみられない．血清アルブミンだけで栄養状態を判断するのが問題であるのも，このマラスムスを見逃してしまうからである．

2）クワシオルコル

一方で，**クワシオルコル（kwashiorkor）は，エネルギーは相対的に保たれているが，タンパク質の摂取量が十分でないために起きる低栄養状態**である．マラスムスがprotein energy malnutritionなら，クワシオルコルはprotein malnutritionである．すなわち，**タンパク質が足りていない**のだ．

ジャマイカの小児科医シシリー・D. ウィリアムズ（Cicely D. Williams）が，1935年Lancetに寄稿した論文のなかでこの語を用い，専門用語として認知されるようになった[2]．**大きく膨れた腹部が特徴**である．そのほかにも顔・腕・手足の浮腫，筋力低下，皮膚炎，毛髪の異常，無気力，低身長などの症状がみられる．体重の減少はマラスムスほどはみられない．

4 クワシオルコルではなぜ腹部が膨れるのか

クワシオルコルではなぜ腹部が膨れるのか．これは，**腹水の貯留**と**脂肪肝により肝臓が肥大するため**であるといわれている．

腹水の貯留については，低アルブミン血症が関与している．摂取するタンパク質が不足すれば，当然，身体のなかでタンパク質の合成が低下し，血液中の膠質成分であるアルブミンの量も少なくなる．これにより血管内の膠質浸透圧が減少し，それに伴い毛細血管の透過性が亢進することになる．そして，血液中の水分が血管の外に漏れていく．結果として，腹水が溜まっていくというしくみだ．

脂肪肝による肝肥大については非常に興味深いと思う．なぜタンパク質が足りないと脂肪肝になるのか．この点のついては，脂肪乳剤を使用する理由とも関係するので別項にて説明する（p.127，第3章-10）．

さて，ここまで説明すれば，糖質だけの栄養の問題点が理解できるはずだ．すなわち，**糖質だけの輸液では，マラスムスは防げてもクワシオルコルは防げない**ことになる．糖質以外の三大栄養素であるタンパク質や脂質の重要性を強調したい．次項からはタンパク質（アミノ酸），脂質に焦点をあてていこう．

Point

- 糖質だけの輸液でも十分なエネルギーを投与できるが，十分な栄養は供給ではない
- 2つの低栄養状態であるマラスムスとクワシオルコルを覚えよう
- マラスムスはもちろんのこと，クワシオルコルにもさせない輸液を行おう

参考文献
1) 「今日の治療薬2010 解説と便覧」（浦部晶夫 ほか 編），南江堂，2010
2) Williams, C. D.：Kwashiorkor: a nutritional disease of children associated with a maize diet. Lancet, 229：1151–1152, 1935
3) 「コメディカルのための静脈経腸栄養ハンドブック」（日本静脈経腸栄養学会 編），p.89, 南江堂，2008

Column6　マラスムスが伝統的にどう認識されてきたか

1991年，パキスタンのカラチ州に住む下層階級の女性150人を対象にしたマラスムスについての意識調査の結果[1]が興味深い．以下はその内容である．

この病気を医療で治せる栄養失調ないし下痢による吸収不良と結びつけることができたのは，ごく少数であり，大部分の者は，この病気が栄養不良の子どもをもったり宗教的にけがれた状態にある女性との接触を原因として起きると信じられていた．すなわち，マラスムスは，宗教的な要素が原因だと考えられていたという．そして，多くの大人が病気になった子どもたちを治すのに医療を受けさせたり，良質の食物を与えたりするのは必要ないとみなしていた．女性たちは子どもが生き延びることをほとんど期待できないものと強く認識していた．

マラスムスの原因が低栄養によることを知ると，何とも見当違いな考えのように思えるが，現地の人にとっては，低栄養に関する知識がない以上，このように考えるのが妥当なのかもしれない．しかし，21世紀の日本の病院においても，マラスムスを知らない医療従事者もいると思われる．こうした調査結果を嘲笑うのではなく，自らの戒めとし，正確な知識を得て，周囲の知らない人たちにも広めていくようにしたい．

参考文献
1) Mull, D. S.：Traditional perceptions of marasmus in Pakistan. Soc. Sci. Med., 32（2）：175–191, 1991

第3章 低栄養を改善させよう

8. アミノ酸って大事なの？

研修医：「ブドウ糖だけでは，マラスムスは防げても，クワシオルコルが防げないことを知りました」

しみず：「そう，だから，栄養療法の基本は，いかにタンパク質を身体に届けるかをまず考えることなんだよ」

研：「そうなると，栄養を考えた輸液でもタンパク質入りの輸液製剤を使いたいですね」

し：「どんなものがあるか知っているかい」

研：「アルブミンですか？この前，肝硬変で低アルブミン血症の患者さんに使いました」

し：「う〜ん，アルブミンは確かにタンパク質だけど，身体の材料として投与しているわけではないからね．あれはどちらかというと，膠質成分としてのアルブミン自体を補給しているという意味合いが強いんだよ」

研：「そうですか．まだまだよくわかっていないですね」

し：「タンパク質を分解していくと何になるんだい？」

研：「アミノ酸ですね．タンパク質は，アミノ酸がたくさん集まったものですから」

し：「そう，栄養になる輸液を考えるには，輸液の中にアミノ酸がどれくらい入っているかを考えていくんだよ」

1 Gambleの報告　〜6日間の飢餓で2 kgの筋肉が喪失〜

　輸液療法でエネルギーのことまで考えられるようになると，研修医レベルから抜け出せる．しかし，糖質だけが添加されている輸液製剤では，十分な栄養を供給できているとはいえない．このことは何度でも強調する．
　覚えておきたいデータがある．飢餓時のブドウ糖投与による体タンパク（筋肉などのタンパク質）の節約効果をみたギャンブル（Gamble）の報告

である[1].何も栄養が供給されていない飢餓状態では,体タンパクの異化により1日で約70 g,6日間で約400 gのタンパク質が喪失するようだ(図).400 gの体タンパクというのは,筋肉量に換算すると約2 kgに相当する.

6日間の飢餓で,筋肉が2 kgも失われてしまうという事実は,医療従事者として忘れてはならない.入院時の指示によりベッド上で安静となり,栄養に注意が払われず,2週間も絶食となった高齢者が,その後,立てなくなるのは当然である.ただでさえ筋肉量が少なくなっている高齢者が,さらに4 kg以上の筋肉を喪失してしまうのだ.入院時にまず栄養をどうするかと考えることが,その後の寝たきりを防ぎ,早期退院を実現させる必要不可欠な手段であることがわかる.

2 糖質輸液の効果

さて,飢餓状態では筋肉の崩壊があっという間に起きてしまうが,糖質が入るとどうなるのだろうか.なんと**1日に100 g(5％ブドウ糖液2,000 mL)の糖質が供給されれば,この筋肉の崩壊は約半分に抑えられる**というのだ(図).輸液にブドウ糖が入っただけでもこんなに効果があるらしい.しかし,**ブドウ糖を1日に200 g投与したとしても,筋肉の崩壊は,100 gを供給したときと同じ程度**だという.Gambleの報告からどうもブドウ糖だけで筋肉の崩壊を防ぐのは,難しいらしいということがわかった.

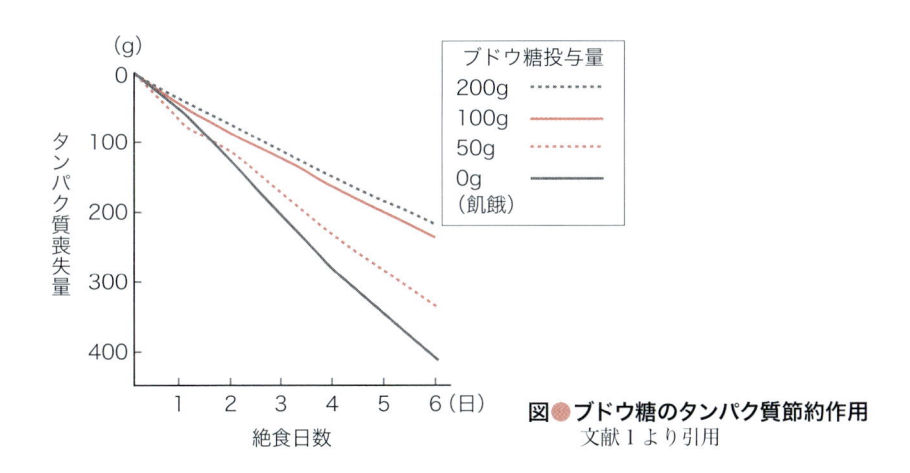

図●ブドウ糖のタンパク質節約作用
文献1より引用

3 糖質にアミノ酸を追加する

そこで登場するのが，アミノ酸入り輸液製剤である．タンパク質はアミノ酸がたくさん集まってできたものである．すなわち**タンパク質の材料であるアミノ酸が入った輸液製剤を使いこなせるようになることが，栄養療法を考えるうえでの次のステップとなるのだ**．

まず注意する点がある．エネルギーが絶対的に不足している場合，アミノ酸はブドウ糖に変換されて，エネルギーとして利用されるということだ．**投与したアミノ酸がタンパク質をつくる材料として利用されるには，十分なエネルギーが必要**なのである．

4 ややこしいけど大切なNPC/N比

このことを考えるうえで，NPC（non protein calorie）/N（nitrogen）比という考え方がある．これは，投与された栄養中の"**タンパク質（アミノ酸）以外のエネルギー量（糖質や脂質）/窒素量（g）**"をみることにより，アミノ酸が効率よく，タンパク質の材料として活躍できるかを確認するものである．通常，**最適なNPC/N比は，静脈栄養時で150〜200，経腸栄養時で120〜150**といわれている．

例えば，体重50 kgの人にアミノ酸を1.0 g/kg/日投与するときのことを考えてみよう．このとき，1日のアミノ酸投与量は50 gとなる．このアミノ酸を有効利用させるために，アミノ酸以外でどれだけのエネルギーが必要かということだ．

NPC/N比の分母のNは，投与された栄養の中の窒素量を示している．まずこの窒素量を求めていこう．一般に**アミノ酸に含まれる窒素量は，アミノ酸量の約16％**といわれている．このため，**窒素量を求めるには簡易的にアミノ酸量を6.25でわる**（0.16をかけることと同義）ことで求められる．すなわち，50 gのアミノ酸に含まれている窒素量は，

$50 \div 6.25 = 8$ g となる．

8 gの窒素を有効利用するために必要なタンパク質以外のエネルギー：Xを求めるには，以下の方程式を解けばよい．例えば静脈栄養時でNPC/N比150を目指すとしたら，NPC/N＝"タンパク質以外のエネルギー量（kcal）/窒素量（g）"であるから，

$$\text{NPC/N} = X\,(\text{kcal}) / 8\,(\text{g}) = 150$$
$$X = 150 \times 8 = 1{,}200\,(\text{kcal})$$

　簡単な方程式ではあるが，計算が出てくるとややこしく感じてしまうだろう．NPC/N比の計算を覚えなくてもいい．肝心なことは，**静脈栄養で50gのアミノ酸を有効利用させるには，1,200kcalというエネルギーを糖質と脂質で投与する必要がある**という事実である．

　例えば，この1,200 kcalを糖質70％，脂質30％で投与するとしたら，糖質で840 kcal（ブドウ糖：210 g）と脂質で360 kcal（脂質：40 g）を投与することになる．このようにアミノ酸を有効利用させるのも簡単ではないのだ．

5 こんなにあるアミノ酸製剤

　アミノ酸入り輸液製剤について表に示した．NPC/N比をみればわかるように各製剤で28〜71となっており，各製剤を単体で使用すると糖質と脂質が足りず，アミノ酸が有効利用されない可能性がありそうだ．

　それでも，アミノ酸入り輸液製剤は，やむをえない絶食で末梢静脈栄養を行わなくてはいけないときに力強い味方となる．アミノ酸入り輸液製剤を使いこなし，さらにNPC/N比まで考慮した静脈栄養を行えるのであれば，もはや研修医ではなく，立派な栄養療法の専門家である．輸液療法を追及してこのレベルを目指そう．

表　アミノ酸入り輸液製剤の構成成分とNPC/N比

製品名	アミノフリード®	プラスアミノ®	アミカリック®	マックアミン®	アミグランド®	パレセーフ®	ビーフリード®
アミノ酸（1,000 mL）							
遊離アミノ酸（g）	30.0	27.2	27.5	29.4	30.0	30.0	30.0
糖質（1,000 mL）							
グルコース（g）	75	75	75		75	75	75
グリセリン（g）				30			
輸液中（1,000 mL）							
総熱量（kcal）	420	409	410	246	420	420	420
非タンパク熱量（kcal）	300	300	300	130	300	300	300
総窒素量（g）	4.71	4.20	4.28	4.60	4.70	4.70	4.70
NPC/N	64	71	70	28	64	64	64

文献2をもとに作成

Point

- 糖質だけの栄養では，筋肉が崩壊してしまう
- アミノ酸を駆使した輸液メニューを考えよう
- NPC/N比を意識した輸液ができれば，もはや栄養療法の専門家である

参考文献
1) Gamble, J.L. :「水と電解質」, p.139, 医歯薬出版, 1976
2)「今日の治療薬2010 解説と便覧」(浦部晶夫ほか 編), p.479, 南江堂, 2010
3) 田中芳明：「NST栄養管理パーフェクトガイド上」, pp.46-52, 医歯薬出版, 2007
4)「やさしく学ぶための輸液・栄養の第一歩第2版」(日本静脈経腸栄養学会 編), pp.156-157, 株式会社大塚製薬工場, 2008

Column7　　　　　　　　　　　　　　クワシオルコルと母乳

　クワシオルコル（kwashiorkor）の語源はいくつかある．ひとつはガーナのアシャンティ人の言葉で"赤い子ども（kwasi＝子ども, orkor＝赤い）"を指したものとだといわれている．罹患した小児の皮膚が皮膚炎で赤くなるためである．

　もう1つは，同じくガーナのアクラ地方のガー語の言葉で"deposed child"を指すという説だ．これは"次の赤ちゃんが生まれたときに母親から離された子どもに起こる病気"という意味である．弟や妹が生まれたために，強制的に乳離れさせられることがクワシオルコルの原因として多い，という状況を反映している．このことは，母乳がタンパク質の摂取源として非常に重要であることを示している．赤ちゃんは母乳だけで成長していくのだ．

　渡邊　昌先生の「栄養学原論」（南江堂，2009）は，子どもに母乳を与えている母親が表紙を飾っている．その裏表紙にはこう書かれている．

　"子どもは母の愛情と母乳で育つ．このように人は何万年もいのちをつないできた．また，それを支える多くの動物や植物のいのちがある．栄養学は科学の目で私たちの食と健康の関係を明らかにしてきた．母乳から三大栄養素が見つかり，多くのビタミンも見つかった．母乳は完全栄養で生命の源といえる．"

　母の愛情と母乳をイメージして栄養療法を行ったなら，病院でクワシオルコルが発生してしまうようなことにはならないだろう．母乳に負けない栄養療法を心掛けたい．

参考文献
1) Williams, C.D. : The story of Kwashiorkor. Courrier, 13（6）: 361-367, 1973
2) 渡邊　昌：「栄養学原論」Ⅰ-Ⅱ, 南江堂, 2009

第3章 低栄養を改善させよう

9. 脂肪アレルギーを克服しよう
〜プロポフォールの話〜

研修医「栄養を考えるうえでアミノ酸はかなり重要ですね」

しみず「アミノ酸の使い方をマスターしたら，栄養療法の達人になれるだろうね．だけど，ブドウ糖とアミノ酸を意識しただけの輸液も栄養療法としては不十分なんだよね」

研「まだ何かあるんですか？」

し「三大栄養素といったら，残るのは…」

研「脂質ですね．でも，脂質を輸液するのってなんか抵抗があるんですけど」

し「どうしてだい？」

研「何となくですね．今まで脂質を輸液したことないので」

し「あれ，この前，麻酔科を回ったときに導入麻酔薬のプロポフォールを使っていなかった？」

研「ええ，よく使いましたよ」

し「プロポフォールって白いでしょ．あれって実はプロポフォールを脂肪乳剤に溶かしたものなんだよ」

研「えっ，あの白いのって脂肪なんですか？」

1 なぜか抵抗のある脂肪乳剤

　　脂肪乳剤ほど使うのに抵抗がある輸液製剤はないだろう．なぜかと考えてみると，やはり色ではないだろうか．ラクテック®やソリタ®T3などの通常の透明な輸液製剤と比べて，あの真っ白で牛乳みたいな姿をみると，思わず尻込みしてしまうのも頷ける．しかし，脂肪乳剤の歴史は古い．

2 脂肪乳剤の開発・普及はヨーロッパから

　1964年，スウェーデンのレットリンド（Wretlind）らが安全な静注用の脂肪乳剤の開発に成功し，これにブドウ糖製剤やアミノ酸製剤を組み合わせることによって，静脈栄養でより多くのエネルギーを投与できるようになった．前述の通り，脂質はブドウ糖やアミノ酸より少ない量で多くのエネルギーをまかなえる（**脂質 1 g = 9 kcal，糖質 1 g = 4 kcal，アミノ酸 1 g = 4 kcal**）．脂肪乳剤の開発者であるレットリンドがスウェーデンの医師ということもあり，脂肪乳剤の使用はアメリカよりもヨーロッパで盛んである．脂肪乳剤は長期間絶食を余儀なくされる人に対して，**リノール酸やα-リノレン酸などの必須脂肪酸の欠乏を防ぐためにも重要な輸液製剤だ**．

　しかし，脂肪乳剤の投与に抵抗を示す人は多い．栄養療法の普及により日本における脂肪乳剤の位置づけは徐々に変わりつつあるが，それでも，静脈栄養としての脂肪はまだまだ迫害されているといってもいい．

3 プロポフォールの小話

　さて，そんなときによく使われる話がある．全身麻酔の導入や維持に用いられるプロポフォール（ディプリバン®など）である．集中治療における人工呼吸器を使用するときにも鎮静薬としてよく使われる．プロポフォールはほぼ無色透明の液体で脂溶性である．水にはほとんど溶けない．そのため，販売されている**プロポフォール製剤は，脂肪乳剤を乳化剤として使用して液体に溶かしたものなのだ**．プロポフォール製剤の白い色は，脂肪乳剤の色なのである．

　プロポフォールを麻酔の導入剤として静注したり，鎮静薬として持続静注しているときに，脂肪を投与しているつもりはないかもしれないが，**脂肪は病院内で日常的に静脈投与されている**のである．だから，脂肪乳剤に抵抗を示すほうがむしろおかしい態度なのだ．「プロポフォールは脂肪乳剤に溶けているから，使いにくいんだよね」という意見は聞いたことがない．

表1　麻酔導入剤と脂肪乳剤の配合成分

1％ディプリバン®注	イントラリポス®輸液10％（250 mL袋）
成分・含量（1 mL中）	成分・含量（1 mL中）
プロポフォール 10 mg	精製ダイズ油 100 mg
添加物（1 mL中）	添加物
・ダイズ油 100 mg ・濃グリセリン 22.5 mg ・精製卵黄レシチン 12 mg ・エデト酸ナトリウム水和物 0.055 mg ・pH調整剤 適量	・濃グリセリン 22 mg ・精製卵黄レシチン 12 mg ・水酸化ナトリウム（pH調整剤）適量

文献1，2をもとに作製

4 添付文書を見比べてみたら

　もうひとつおかしな点を挙げておこう．脂肪乳剤であるイントラリピッド®やイントラファット®，イントラリポス®の添付文書の禁忌の項目には，"重篤な肝障害・血液凝固障害，ケトーシスを伴った糖尿病，血栓症，高脂血症"と書いてある．

　一方，ディプリバン®，プロポフォールの添付文書の禁忌の項目には，"妊産婦，小児（鎮静）"としか書かれていない．成分をみてみてもあまり変わりがないようにみえる（表1）．プロポフォール製剤と脂肪乳剤の扱い方に不自然な差があるのは，明白である．

5 脂肪乳剤に市民権を！

　ここで言いたいことは，もう少し脂肪乳剤にも市民権を与えてもいいのではないか，ということである．脂質は特別なものではなく，三大栄養素と呼ばれるものの1つだし，皮下脂肪や内臓脂肪を全くもたない人もいないし，そもそも**人間のすべての細胞膜は，脂質二重層という脂質を基本にした構造になっており，その維持のためには脂質が必要不可欠**なのだ．リノール酸やα-リノレン酸などの必須脂肪酸が人体に必要な理由は，細胞膜の材料となっているからである．

　ちなみに経口摂取や経腸栄養をまったく行っていない人に脂肪乳剤を含まない静脈栄養を行った場合，約2週間で必須脂肪酸欠乏が発症するといわれている（表2）．

表2　必須脂肪酸欠乏の症状

リノール酸	α-リノレン酸
①魚鱗癬（ぎょりんせん）状皮膚症状	①知覚麻痺
②血小板減少	②知覚異常
③心電図異常	③倦怠感
④創傷治癒の遅延	④歩行不能
⑤肝小葉中心性脂肪沈着（脂肪肝）	

文献3をもとに作製

　脂肪乳剤の積極的な使用が栄養療法の上達のカギである．なお，脂質の投与は1日につき**体重1 kgあたり2.5 gまで**（50 kgなら100 gまで），**静脈内投与速度の上限は**，トリグリセライド換算で**0.1 g/kg/時以下**（体重50 kgなら5 g/時以下）とされている．体重50 kgの人に対してイントラリポス®20％ 100 mLを点滴静注するのであれば，4時間以上かけることになる．また，20％製剤では**体重/ 2 mL/時以下**の速度という指摘もある．体重50 kgなら2で割って，25 mL/時以下ということになる．イントラリポス®20％ 100 mLなら4時間以上かけて投与する．参考にしてほしい．

Point

- 脂肪は1 g＝9 kcalで効率のよい栄養素である
- プロポフォールは脂肪乳剤に溶けており，日常的に使われている
- すべての細胞膜が脂質からできていることをイメージしよう

参考文献
1) 1％ディプリバン®注 添付文書（アストラゼネカ株式会社）
2) イントラリポス®添付文書（大塚製薬株式会社）
3) 「やさしく学ぶための輸液・栄養の第一歩第2版」（日本静脈経腸栄養学会 編），p.156-157，株式会社大塚製薬工場，2008
4) 真島吉也：高カロリー輸液のピットフォールとその対策，日本アクセルシュプリンガー出版，p.34-37，1993
5) 入山圭二：脂肪乳剤の構造と代謝特性．J. JPEN，20：841-847，1998

第3章　低栄養を改善させよう

10. 脂肪で脂肪肝を防げる！？

研修医「いやぁ，脂肪の点滴がこんなに身近なことだとは思いもしませんでしたよ」

しみず「プロポフォールを投与している場面を多くの人がみているのに，脂肪乳剤の輸液に抵抗があるっておかしな話だよね」

研「そうですね．これからは脂肪製剤も使っていきます」

し「その方がいいよ．実は低栄養状態のときには脂肪肝になりやすいんだけど，それを防ぐには脂肪を十分に投与した方がいいんだよね」

研「えっ，先生，それはちょっとおかしいですよ．何で脂肪肝を防ぐのに脂肪を投与するんですか？」

し「ところがそうなんだよ．ブドウ糖だけの輸液を続けると，脂肪肝になるっていわれているんだ．おかしな話なんだけど，脂肪を投与して，脂肪肝を防ぐんだよ」

研「先生は，いつもややこしいことを言いますね．もったいぶっていないで，早く教えてください」

1 脂肪肝といえばフォアグラ

　　クワシオルコルの説明で"タンパク質の不足は脂肪肝の原因になる"と書いたが，"脂肪肝を防ぐために脂肪乳剤を投与する"といわれてもピンとこないだろう．この話を聞いて「それって当たり前のことだよね」と言える人は，学生時代に生化学の勉強をかなりしているはずだ．さて，脂肪肝について考えていこう．

　　脂肪肝といえば，フォアグラ（foie gras：フランス語）である．では，フォアグラはどうやってつくられるか．

　　通常ガチョウまたは鴨に対して，必要以上にエサをたくさん与えること

により，肝臓を形成する肝細胞に余計な脂肪が蓄積していき，肝臓の一部がどんどん脂肪に置き換えられていく．そうやって人工的につくり出した脂肪肝がフォアグラだ．よく考えてみると，そのようなものが世界三大珍味（キャビア，トリュフ，フォアグラ）と呼ばれ，高級食材になっているのはおかしな話である．

　ちなみに，フランス語で"フォア（foie）"は"肝臓"を，"グラ（gras）"は"脂の多い，肥大した，太った"を意味し，"フォア・グラ"は"脂肪肝"と訳せる．ただし，疾患としての"脂肪肝"はフランス語では"stéa-tohépatite"と呼ばれる．

2 "脂肪肝＝食べ過ぎ" という構図

　フォアグラの説明を聞けば，"脂肪肝＝食べ過ぎ"という構図がイメージできる．少なくとも過剰栄養で脂肪肝が発生することはわかった．実際に脂肪肝の分類をみても，①単純性脂肪肝【肥満によるもの】，②アルコール性脂肪肝【アルコール性肝障害によるもの】，③非アルコール性脂肪肝（non-alcoholic fatty liver disease：NAFLD）【非アルコール性脂肪性肝炎（non-alcoholic steato hepatitis：NASH）によるもの】とあり，低栄養状態の入る隙間はないように思える．しかし，実際問題として，低栄養状態でも脂肪肝は起こりえるのだ．その答えを考えるには，肝臓の働きについてよく知る必要がある．

3 アポリポタンパクという存在

　"アルブミンとCRP"の項（p.66，第2章-5）でも説明したが，**肝臓はタンパク質をつくる工場**である．表1は，肝臓で合成されるタンパク質をまとめたものである．

　ここまで読み進めた読者であれば，見慣れたタンパク質の名前が多く挙がっていることに気づくと思うが，そのなかでも見慣れないタンパク質である**アポリポタンパク**というものがある．その働きは**脂質を輸送する**ことである．話がみえてきただろうか．すなわち，**アポリポタンパクが不足すると，肝臓から脂質が外に運ばれていかない**ことになるのだ．**肝臓は脂質（コレステロール）をつくる工場**としての役割もあるので，アポリポタンパクが不足することで，肝臓でつくられた脂質が肝臓に留まるしかなく

表1　肝臓で合成されるタンパク質

肝臓で合成されるタンパク質	機能
アルブミン，グロブリン	膠質浸透圧の維持
アポリポタンパク	脂質輸送担体
トランスサイレチン（プレアルブミン）	甲状腺ホルモン輸送担体
レチノール結合タンパク	レチノール輸送担体
トランスフェリン	鉄輸送担体
コリンエステラーゼ	アセチルコリン分解
プロトロンビン，フィブリノーゲン	血液凝固
急性期タンパク（CRPなど）	創傷治癒
尿素	アンモニア処理，窒素排泄

文献1より引用

なってしまう．こうして低栄養状態での脂肪肝ができることになる．肝心なのは**肝臓でアポリポタンパクを十分につくることのできる十分な栄養を提供する**ということである．

4 リノール酸の欠乏で肝臓に脂肪が蓄積する

　さらに必須脂肪酸であるリノール酸の欠乏においても，**肝臓におけるトリグリセライド，リン脂質の増加**を認める．この場合，血清中でのトリグリセライドは低下している．脂質が欠乏すると脂肪肝になるという話は，このことからきているのだ．しかし，脂肪乳剤だけ投与すれば脂肪肝が防げるというのは，若干言い過ぎかもしれない．アポリポタンパクはタンパク質なので，つくるにはその材料であるアミノ酸が必要である．ブドウ糖製剤に脂肪乳剤だけを加えても，脂肪肝を完全に防ぐことはできないだろう．

　結局，**肝臓が正常に機能するには，糖質だけでは十分ではなく，タンパク質の材料としてのアミノ酸や，必須脂肪酸の供給源としての脂肪乳剤を加える必要がある**ということである．

　ここまでの説明で三大栄養素がすべて重要であることが伝わったのではないだろうか．糖質，タンパク質，脂質．経口摂取だろうが，経腸栄養だろうが，静脈栄養だろうが，三大栄養素に気を配った栄養を常に心がけよ

表2　現在使用できる脂肪乳剤の成分組成

製品名		イントラリポス®		イントラファット®		イントラリピッド®	
濃度（%）		10	20	10	20	10	20
容量（mL）		250	50, 100, 250	200, 500	100, 250	100	100, 250
熱量（kcal）		275	100, 200, 500	220, 550	200, 500	110	200, 500
成分 g/100 mL	精製大豆油	10	20	10	20	10	20
	卵黄レシチン	1.2	1.2	1.2	1.2	1.2	1.2
	濃グリセリン	2.2	2.2	2.5	2.25	2.25	2.25

文献2，3，4より

う．もちろん過剰摂取もよくないことは，いうまでもない．患者さんがフォアグラにならないように注意していこう．

最後に現在使用できる脂肪乳剤の表を載せておく（**表2**）．参考にしてほしい．

Point

- 食べ過ぎではなく，低栄養性の脂肪肝もある
- 原因は，アポリポタンパクの合成低下とリノール酸の欠乏である
- 脂肪乳剤をうまく使って，低栄養性フォアグラをつくらせいないようにしよう

参考文献

1) 「やさしく学ぶための輸液・栄養の第一歩第2版」（日本静脈経腸栄養学会 編），pp.85-95, 160-161, 208-213, 株式会社大塚製薬工場, 2008
2) イントラリポス®添付文書（大塚製薬工場）
3) イントラファット®添付文書（大塚製薬工場）
4) イントラリピッド®添付文書（フレゼニウスカービジャパン）
5) 「コメディカルのための静脈経腸栄養ハンドブック」（日本静脈経腸栄養学会 編），p.88, 南江堂, 2008

思い出の栄養療法・ケースレポート 3　やせ型女性の脂肪肝

【診断】1 PTSD　2 機能性ディスペプシア　3 脂肪肝

30歳，女性．2008年6月下旬，自宅に不審者が侵入し，以降，日中の不安，中途覚醒，食欲不振などの症状が継続，内科にて抗不安薬，入眠剤が処方となっていた．'08年8月19日，約10日前から食欲不振が強くなり，嘔気が強く，食事を摂っても吐いてしまう状態が続いたため，精査，加療目的で入院となった

【生活歴】

喫煙：10本/日（10年間），アルコール：ビール350 mL/日

【身体所見】

身長 162.5 cm，体重 41.0 kg，BMI 15.6，理想体重 58.1 kg，上腕周囲長 20.5 cm，上腕三頭筋皮下脂肪厚 10 mm

【検査所見】

WBC 7,900，Hb 13.8，リンパ球数 1,975，TP/Alb 8.1/5.4，BUN/Cre 7.2/0.65，T-Cho 171，Che-E 249，AST/ALT 17/12，Zn 85，Cu 103

腹部超音波：脂肪肝

【入院経過】

入院前，患者宅に不法侵入があり，それが原因となり，PTSDの状態に陥っていた．著明な脱水症，低栄養のため末梢静脈栄養を施行したが，経過中，血管痛により中心静脈栄養に変更した．腹部超音波にて脂肪肝以外の異常所見を認めず，上部消化管内視鏡は本人が拒否した．問診より機能性ディスペプシアが疑われた．モサプリド，制吐薬の内服にて症状は次第に軽快し，経口摂取ができるようになった．

【コメント】

BMI15.6のやせ型の女性がPTSDによる食欲不振が続いた結果，脂肪肝になったというケースである．入院時の血液検査では，脱水症のため，見かけ上アルブミンが上昇しているが，補液が進むにつれ，低アルブミン血症が明らかになった．末梢静脈栄養も血管痛のために数日で断念している．今まで説明してきたことは現実の臨床現場でも起きているのである．

第3章 低栄養を改善させよう

11. ビタミン，入ってますか？
〜ビタミンBとCの話〜

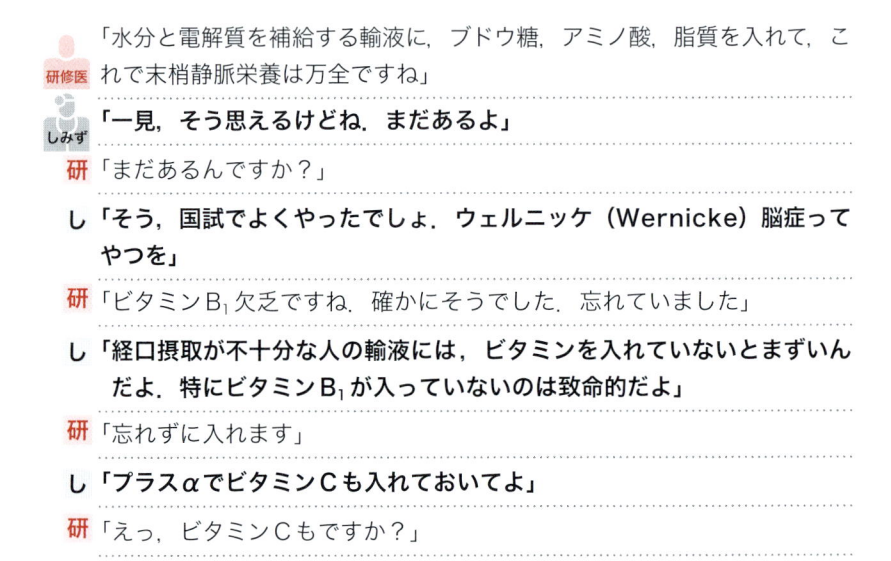

研修医「水分と電解質を補給する輸液に，ブドウ糖，アミノ酸，脂質を入れて，これで末梢静脈栄養は万全ですね」

しみず「一見，そう思えるけどね．まだあるよ」

研「まだあるんですか？」

し「そう，国試でよくやったでしょ．ウェルニッケ（Wernicke）脳症ってやつを」

研「ビタミンB_1欠乏ですね．確かにそうでした．忘れていました」

し「経口摂取が不十分な人の輸液には，ビタミンを入れていないとまずいんだよ．特にビタミンB_1が入っていないのは致命的だよ」

研「忘れずに入れます」

し「プラスαでビタミンCも入れておいてよ」

研「えっ，ビタミンCもですか？」

1 押さえるべき六大栄養素

まず糖質，タンパク質，脂質の三大栄養素を押さえておくのは栄養療法を行ううえでの基本だが，それだけでは十分な栄養療法を行っているとはいえない．ほかにもビタミン，ミネラル，食物繊維などの重要な栄養素が残っている．ちなみに，**糖質，タンパク質，脂質，ビタミン，ミネラル，食物繊維の6つを合わせて六大栄養素**と呼ばれる．ここでは，ビタミンの話をしよう．

2 ビタミン（vitamin）とは

ビタミン（vitamin）とは，"ごく微量で生理作用を発揮する有機化合物

であり，ヒトの体内で合成できないか，合成できても量が不十分なため食物から摂取しなければ欠乏症を引き起こすもので，健康な生命活動を維持するのに必須のもの"と定義される[1]．

定義をみれば明らかだが，**ビタミンは人間が生きていくうえで必要不可欠**であり，かつ人体は体内で合成できないため，**食事（体の外から）から摂取するしかない栄養素**なのである．ビタミンは，水溶性ビタミン（B_1，B_2，B_6，B_{12}，C，ナイアシン，パントテン酸，ビオチン，葉酸）と脂溶性ビタミン（A，D，E，K）が発見されている（表）．

ビタミンは通常の食事をとっていれば必要量が摂取できる．しかし，何らかの病気を患い，病院に入院するという状況は，明らかに異常事態であり，それだけでビタミン欠乏の危険があるといえる．ましてや**食事が食べられない状態が続き，静脈栄養を行わなくてはいけない状況に直面している**のであれば，最もビタミンの欠乏を意識しなければいけない場面といえるだろう．

本来なら上記に示したようにすべてのビタミンの作用と欠乏症，過剰症を覚える必要があるが，一気に覚えるのはさすがに無理がある．ここでは，水溶性ビタミンであるビタミンB_1とCにスポットライトをあてることにしよう．

3 最も有名なビタミン欠乏　〜ビタミンB_1〜

ビタミン欠乏といわれて，最初に思いうかぶのが，やはりビタミンB_1欠乏ではないだろうか．ビタミンB_1は**チアミン（thiamine）**である．チアミンの欠乏は，医師国家試験の問題として定番である**Wernicke脳症**がある．

Wernicke脳症の症状には，**部分的な眼球運動障害，運動失調，記憶障害〔コルサコフ（Korsokoff）症候群〕**などがある．

さらに糖質の代謝にはビタミンB_1が必要なので，**ある程度の量の糖質を投与する場合，ビタミンB_1が欠乏すると，乳酸アシドーシスを引き起こしてしまう**．

さて，ビタミンB_1欠乏症の歴史をさかのぼってみよう．ビタミンB_1の欠乏が問題になったのは，江戸時代においてみられる．当時，"江戸患い"と呼ばれていた脚気（かっけ）が流行していた．**脚気とは，ビタミンB_1**

第3章　低栄養を改善させよう

表 ビタミンの種類と作用

		関連した作用	欠乏症	過剰症
水溶性ビタミン	ビタミンB₁	神経・精神機能維持，脂質・糖・アミノ酸代謝	Wernicke脳症，神経炎，心拡大，脚気，乳酸アシドーシス	
	ビタミンB₂	粘膜・神経機能維持，脂質・糖・アミノ酸代謝，成長促進	口角炎，脂漏性皮膚炎，眼膜炎，舌炎，創傷治癒遅延，成長不良，口唇炎	
	ビタミンB₆	ヘモグロビン合成，アミノ酸代謝	貧血，皮膚炎，末梢神経炎，口角炎，舌炎	末梢神経障害
	ビタミンB₁₂	造血・神経機能維持，脂質代謝，タンパク合成，骨髄における細胞分化	悪性貧血，巨赤芽球性貧血，末梢神経障害	
	ビタミンC	造血機能維持，膠原線維・細胞間組織形成	貧血，壊血病，骨形成不全，創傷治癒遅延，成長不良	
	ナイアシン	末梢血管拡張，代謝促進	認知症，皮膚炎，食思不振，ペラグラ	
	パントテン酸	脂質・タンパク質・糖代謝	皮膚炎，末梢神経障害，ペラグラ	
	ビオチン	脂質・糖代謝，アミノ酸代謝	脱毛，知覚異常，皮膚炎	
	葉酸	造血機能維持，アミノ酸代謝	巨赤芽球性貧血，神経障害，腸機能不全	発熱，蕁麻疹，紅斑，かゆみ，呼吸障害
脂溶性ビタミン	ビタミンA	視覚，生理機能維持，成長作用，生殖作用，上皮組織機能維持，細胞の増殖・分化	夜盲症，眼球乾燥，角膜軟化，皮膚炎，生殖機能低下，味覚異常	頭蓋内圧亢進，脱毛，関節痛，皮膚落屑，筋肉痛
	ビタミンD	Ca・Pの調節，骨石灰化	骨・歯発育障害，くる病，骨軟化症	尿路結石，腎機能障害，軟組織の石灰化障害，高カルシウム血症
	ビタミンE	発育促進，細胞増殖機能維持，生体膜の抗酸化	溶血性貧血，過酸化脂質増加，深部感覚障害，小脳失調	
	ビタミンK	血液凝固能維持，骨形成	出血傾向，新生児メレナ，特発性乳児ビタミンK欠乏症	

文献2より引用

の欠乏によって多発神経炎，浮腫，心不全（脚気衝心：かっけしょうしん）の三徴を示す疾患である．ビタミンB_1の欠乏で末梢神経と心臓の動きがおかしくなるのだからバカにはできない．

　江戸時代の初期は将軍をはじめ富商など裕福な階層に発症していたが，江戸時代末期には一般庶民にまで広がった．これは玄米から白米に食生活が変化していったことに関連があったようだ．**玄米にはビタミンB_1が豊富に含まれており，白米の実に8倍**といわれている．大正時代以降になっても白米しか摂らなかった人々に発症し，結核と並んで"二大国民病"といわれていたほどだ．1975年頃からジャンクフードの普及によって再流行し，特にアルコール依存症の患者に多く発症した．最近では，ビタミンB_1を含まない静脈栄養で管理されている患者さんに起こることがある．

　脚気を英語で"Beriberi（ベリベリ）"というが，これはジャワ語で"**私は何もできない**"という意味である．低栄養状態で意欲が低下して寝たきりになっている患者さんのなかにも脚気が原因になっていることがあるのではないか．

　今の時代，入院中にWernicke脳症や乳酸アシドーシス，脚気を生じさせてしまう**栄養管理はずさんである**と断言してよいだろう．ビタミンB_1は，アリナミン®やビタメジン®など輸液に混ぜることにより補充できる．忘れないようにしたい．

4 船乗りの恐怖　〜壊血病〜

　もうひとつビタミンCも覚えよう．ビタミンCの欠乏といえば，**壊血病（scurvy）**である．これは，ビタミンCが欠乏することにより組織間をつなぐコラーゲンや象牙質，骨の間充組織の生成と保持に障害を受け，血管などへの損傷につながることで，出血しやすくなる病態のことを指す．具体的には，歯肉の腫脹，出血，潰瘍，皮膚・粘膜の出血に加え，衰弱，全身倦怠感，歩行困難を来す．

　16〜18世紀の大航海時代，船乗りは壊血病に悩まされ，その原因がわからなかったため，海賊以上に恐れられていたという．喜望峰を周った**ヴァスコ・ダ・ガマの1497〜1499年のインド航路発見の航海中**，出航の10〜12週間後に水夫の間に易出血などの症状が襲い，**180人の船員のうち100人が死亡**している．壊血病はきわめて恐ろしい病気なのである．

5 船でライムジュースを注文するという教養

　ジェームズ・リンド（James Lind：1716〜1794年）は，イギリス海軍の軍医であり，壊血病の克服の一躍を担った人物である．1753年，**食事環境が比較的良好な高級船員の発症者が少ないことに着目し，新鮮な野菜や果物，特にミカンやレモンを摂ることで壊血病の予防ができること**を見出した．そして，イギリス海軍では1796年までにライムジュースを給食する習慣が確立した．イギリス海軍を"ライミー（limey）"と呼ぶのは，このことからきている．船のバーでさりげなくライムジュースを注文すると，話のネタとなるだろう．

　このようにビタミンCの欠乏にも注意したい．**ビタミンCを補給するには，注射剤としてビタシミン®やビスコリン®がある**．ビタミンB_1と同様，ビタミンCにも注意した輸液メニューを組めるのがよい．もちろんほかのビタミンにも目が届いていれば文句のつけようがない．大人の嗜みとして，ビタミンにも気を配ろう．

Point
- 三大栄養素だけでなく，ビタミンを忘れないようにしよう
- 脚気やWernicke脳症は必ず予防しよう
- ライムジュースを見たらビタミンCを思い出そう

参考文献

1) 渡邊　昌：「栄養学原論」p.53, 南江堂, 2009
2) 田中芳明, 浅桐公男：生化学的パラメーター―ビタミンとミネラル．臨床検査, 48：1009-1015, 2004
3) E. S. カネラキス：「健康と長寿のためのユニーク栄養学講座」pp56-60, フジメディカル出版, 2007
4) 島薗順雄：「栄養学の歴史」pp100-104, 106-108, 朝倉書店, 1989

第3章　低栄養を改善させよう

12. 中心静脈栄養はどんなときにするの？

研修医「先生，最近，末梢静脈栄養を使いこなしていますよ」

しみず「意外といけるでしょ．末梢静脈でも1,000kcalくらいは稼げるから，2週間以内に食べられそうな患者さんなら，何とかなるんだよね」

研「でも，患者さんから『痛いから点滴をやめてくれ』って言われることがありますよ」

し「確かにそうなんだ．末梢静脈栄養だと血管痛もあるし，点滴していても漏れやすいんだよね」

研「1週間くらいなら我慢できる方もいますが，それ以上だと末梢静脈栄養を続けること自体が厳しいこともけっこうありますね」

し「本当の意味で輸液で栄養をするには，中心静脈栄養しかないんだよ」

研「いよいよ中心静脈栄養ですね．僕もこれまで4回くらい中心静脈穿刺をしているんですが，まだ1回しか成功していません」

し「それは，とにかく本で勉強して，指導医にしっかり教わりながら実践していくしかないね．まず中心静脈カテーテルを挿入できないことにははじまらないからね」

研「精進します」

し「よし，中心静脈栄養について勉強していこう」

1 中心静脈栄養とダドリック

　経腸栄養，末梢静脈栄養と進み，いよいよ中心静脈栄養（total parenteral nutrition：TPN）である．中心静脈栄養の研究開発が現代の栄養療法のはじまりといっても過言ではない．まずその歴史を振り返ろう．
　1968年，アメリカの外科医スタンリー・J・ダドリック（Stanley J.

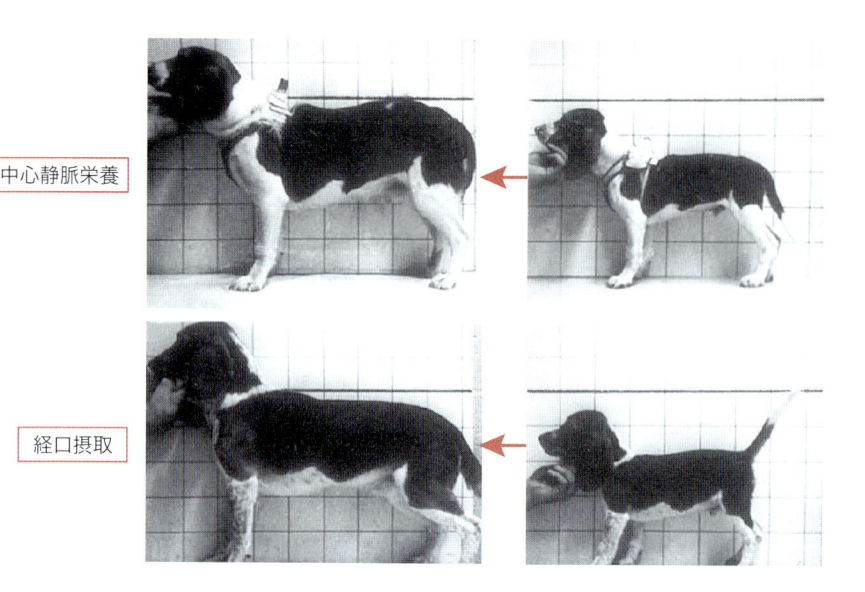

図●中心静脈栄養により成長した犬
上が中心静脈栄養により成長したビーグル犬，下の経口摂取により成長したビーグル犬と変わらない成長・発育をみせている
文献2より転載

　Dudrick）らの研究によって中心静脈栄養の歴史がはじまった[1]．ダドリックは，ビーグルの仔犬に通常のドッグフードと同等のエネルギーとタンパク質を静脈内に投与することで，仔犬が成犬まで正常に成長・発育していくことを明らかにした（図）．

　翌1969年，この技術を臨床の現場に応用し，先天性疾患である腸回転異常症が原因で消化不良に陥っている新生児に対して中心静脈栄養を行うことにより，正常に成長・発育することを示した．

　ビーグル犬での研究を人間の新生児へ臨床応用するのは，非常に勇気のいる行為だったと思う．しかし，その偉大なる一歩のおかげで，医療は中心静脈栄養という大きな武器を手にいれたのだ．当時ダドリックは，外科レジデントであった．**若手医師の研究が医療のおける栄養療法の位置づけをガラリ変えた**のだから，その点でもこの一連の研究を覚えておく価値があるだろう．

　1970年代には，多くの病院から新生児や小児患者を中心に，中心静脈

栄養の有効性が多数報告されるようになり，同時期よりこれまで説明してきたアミノ酸製剤や脂肪乳剤の臨床的な有効性が報告されるようになった．

日本では，1975年頃から大阪大学の岡田 正 先生をはじめとする多くの研究者により中心静脈栄養の報告がなされるようになり，1970年代後半には，国内においても一般的な医療技術として確立されるようになった．

中心静脈栄養が，ダドリックの研究から10年あまりで一気に普及したことをみても，この画期的な輸液法が医療現場にすさまじいインパクトを与えたことがわかる．

2 高浸透圧輸液と血管炎の闘い

それでは，なぜ中心静脈栄養の開発が必要になったのか．

その理由は，前述した通り，末梢静脈栄養のときに起きる血管炎にある．**末梢静脈栄養では，ある程度のエネルギーを投与しようとすると，輸液の浸透圧が高くなり（特に高濃度のブドウ糖液の使用によって），血管炎を引き起こす**可能性が高くなる．末梢静脈栄養は非常に優れた栄養投与方法なのだが，この血管炎が起きてしまうため，全く食事が摂れない患者さんに対して，十分な栄養を供給するにはやや都合が悪い．

この問題を解決するためにダドリックは，通常の輸液ラインでは用いないような太い静脈（中心静脈：鎖骨下静脈，内頸静脈，大腿静脈など）をあえて輸液ラインとして確保することを試みた．上肢や下肢などの末梢静脈では血液量が少なく，浸透圧が高い高濃度のブドウ糖液などの輸液を行うと，すぐに血管炎を起こしてしまう．しかし，中心静脈であれば血流が豊富なので，浸透圧が高い輸液製剤でも十分に薄まって，血管炎を起こさずすむようになるのである．

つまり，**中心静脈栄養の適応は，血管痛を起こしそうなほど浸透圧の高い輸液を静脈から投与する場合**である．

経口摂取や経腸栄養が十分にできず，静脈からある程度の期間にわたって，相当量のエネルギーを投与しなければいけない場合，中心静脈栄養の登場となる．

3 医学の進歩が通した"中心静脈栄養"という無理

人体は消化管を通った食物を適度な速度で消化・吸収することにより，

栄養を無理なく全身に供給することに成功している．消化管が正常に機能していれば，どんなに多くの食事を摂取したとしても，いとも簡単に消化・吸収してくれる．しかし，末梢静脈はもとより栄養を直接受け入れるためにできている器官ではない．通常の生活ではありえない高エネルギーの栄養を直接投与されれば，血管炎を起こすのも無理はない．そもそも末梢静脈にそんなことは要求するのは筋違いである．

　消化管を飛び越えてダイレクトに静脈栄養を行うのは，人体にとって本来，不自然な行為である．それでも「太い血管なら何とかなるだろう」といって，医学の進歩が"中心静脈栄養"という無理を通してしまった．**経口摂取，経腸栄養，静脈栄養の順に優先的に栄養投与経路を決めていくのは，人間の本来の消化・吸収・代謝システムに近いものから順に選んでいく，という考え方に基づいている**のだ．中心静脈栄養はすばらしい医療技術だが，その適応には慎重になる必要がある．

Point

- 中心静脈栄養の祖，ダドリックの名前を覚えよう
- 末梢静脈栄養の弱点である血管炎を克服するために中心静脈栄養は登場した
- 慎重に適応を選んで，積極的に中心静脈栄養を活用しよう

参考文献

1) 城谷典保：静脈栄養40年の回顧と最近の話題をめぐって．静脈経腸栄養, 25: 5-11, 2010
2) Dudrick, S. J. et al.：Long-term total parenteral nutrition with growth, development, and positive nitrogen balance. Surgery, 64 : 134-142, 1968
3) Wilmore, D. W. et al.：Total parental nutrition in infants with catastrophic gastrointestinal anomalies. J. Pediatr. Surg., 4 : 181-189, 1969

第3章 低栄養を改善させよう

13. 中心静脈栄養のリスクとは

研修医：「中心静脈栄養の歴史を知ると，華がありますね」

しみず：「やはり素晴らしい医療技術だからね．仔犬や子どもが食事を摂らずに通常通りに成長・発育してしまう中心静脈栄養の威力はすさまじいよ」

研：「やっぱり中心静脈カテーテルをうまく留置できるようにならないとダメだな．練習します」

し：「ただ経口摂取や経腸栄養を優先するべきだという考え方は，忘れないでほしいよ．結局，中心静脈栄養にもたくさんのリスクがあるからね」

研：「リスクですか．例えばどんなものがありますか？」

❶ 中心静脈栄養の負の歴史

　中心静脈栄養は，画期的ですばらしい医療技術だ．栄養療法の歴史が中心静脈栄養とともに歩んできたことは疑いようがない．一方で，**正確な知識をもたずに適当にやっていると，危険な行為になってしまう**ことも間違いない．中心静脈栄養の負の歴史もみていこう．

　1973年頃より中心静脈カテーテル（central venous catheter：CVC）の挿入に伴う感染や敗血症（**カテーテル関連合併症**）が注目されるようになった．そして，1970年代後半から1980年にかけて，中心静脈栄養により生じる代謝性合併症が指摘されるようになった[1]．具体的には，**必須脂肪酸欠乏，代謝性アシドーシス，微量元素欠乏，肝機能障害**などである．現在，中心静脈栄養より経腸栄養が勧められている理由は，これらの合併症に悩まされてきた経緯があるからである．

2 ガイドラインを紐解く

静脈経腸栄養ガイドラインでは，"中心静脈アクセス"の管理方法として以下のように書いてある[2]．

> - 使用するカテーテルの内腔数は必要最小限となるようにする［A-Ⅰ］
> - 感染予防の観点からカテーテルの挿入部位は，鎖骨下静脈穿刺を第1選択とする［A-Ⅱ］
> - カテーテル挿入時には，高度バリアプレコーション（清潔手袋，長い袖の滅菌ガウン，マスク，帽子と広い清潔覆布）を行う［A-Ⅰ］
> - カテーテル挿入時の消毒は，0.5％クロルヘキシジンアルコールまたは10％ポビドンヨードを用いる［A-Ⅰ］
> - カテーテル挿入後には，必ず胸部X線写真を撮り，先端位置が適正であることおよび合併症がないことを確認する［A-Ⅱ］
> - 三方活栓は手術室やICU以外では輸液ラインに組み込まない方がよい［B-Ⅱ］
> - 輸液が薬剤部で無菌調整されていない限り，インラインフィルターを必ず使用する［A-Ⅰ］
> - 定期的にカテーテルを入れ換える必要がない［A-Ⅰ］
> - カテーテル関連血流感染症（catheter-related blood stream infection：CRBSI）が疑われる場合，カテーテルの抜去を原則とする［A-Ⅱ］
> - 真菌によるカテーテル関連血流感染症が疑われる場合，必ず眼科的診察を行う［B-Ⅲ］

＊静脈経腸栄養学会ガイドラインは，以下のランク付けをしている．

- ●推奨のランク付け（推奨度）
    - A：強く推奨する
    - B：一般的に推奨する
    - C：任意でよい
- ●臨床研究論文のランク付け（レベル）
    - Ⅰ：最低1つのRCTやmeta-analysisによる実証
    - Ⅱ：RCTでない比較試験，コホート研究による実証
    - Ⅲ：症例集積研究や専門家の意見

一部を抜粋したが，この項目だけで69の参考文献を費やし，19の勧告を行っている．

さらに"代謝性合併症のモニタリング"という項目では，①血糖値，②栄養素の欠乏症および過剰症（特にビタミンB_1欠乏症，微量元素欠乏症，必須脂肪酸欠乏症），③肝機能，④水分・電解質バランス，酸塩基平衡，⑤糖質過剰投与に伴う高CO_2血症，⑥タンパク質過剰投与に伴う高BUN血症，⑦リフィーディング・シンドローム（refeeding syndrome）などに対する定期的なモニタリング，注意が勧告されている．

3 中心静脈栄養の運用は病院レベルで高める

中心静脈栄養は，上記のようなガイドラインの勧告を十分に守り，細心の注意が払われて施行されたとき，はじめて安全かつ有効な栄養療法となりえるのだ．このことを忘れてはいけない．肝心なのは，"**全病院的に十分に議論され洗練された中心静脈栄養の運用**"なのである．中心静脈栄養の運用は個人レベルで解決できる問題ではなく，必ず病院全体で考えなくてはいけないものなのである．ここで，栄養サポートチーム（NST）が登場する．ガイドラインには「**NSTによるカテーテル管理はカテーテル関連合併症の発生頻度を低下させる（A-Ⅰ）**」とあり，NSTが病院内の中心静脈栄養のレベルを担保し，しっかり監視する必要性を述べている．

中心静脈カテーテルをうまく挿入することも大切だが，カテーテルがうまく留置できた後，安全な中心静脈栄養ができるようにさまざまなことを学ばなくてはいけないのである．

本書ではガイドラインを紹介するまでで留まるが，より詳しく中心静脈栄養の管理法について知りたい人は，『コメディカルのための静脈経腸栄養ハンドブック』（南江堂，2008）[3]などを参照してほしい．

Point
- 中心静脈栄養にはカテーテル関連合併症などの負の歴史がある
- ガイドラインをしっかり読み込んでおく
- 中心静脈栄養の運用は，NSTなどを通して病院レベルで高める

参考文献

1) 城谷典保:静脈栄養40年の回顧と最近の話題をめぐって. 静脈経腸栄養, 25: 5-11, 2010
2) 「静脈経腸栄養ガイドライン第2版」(日本静脈経腸栄養学会 編), pp.13-17, 24-25, 南江堂, 2006
3) 「コメディカルのための静脈経腸栄養ハンドブック」(日本静脈経腸栄養学会 編), pp.230-240, 248-266, 南江堂, 2008

第3章 低栄養を改善させよう

14. 中心静脈栄養のメニューを組むには

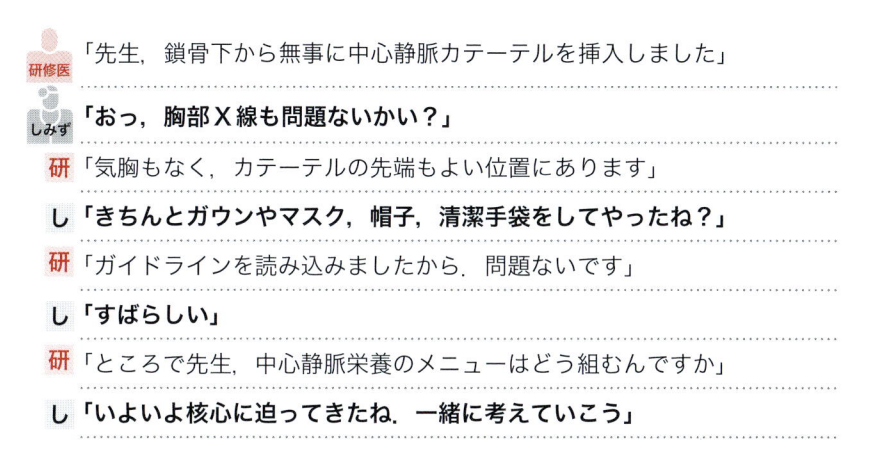

研修医「先生，鎖骨下から無事に中心静脈カテーテルを挿入しました」

しみず「おっ，胸部X線も問題ないかい？」

研「気胸もなく，カテーテルの先端もよい位置にあります」

し「きちんとガウンやマスク，帽子，清潔手袋をしてやったね？」

研「ガイドラインを読み込みましたから，問題ないです」

し「すばらしい」

研「ところで先生，中心静脈栄養のメニューはどう組むんですか」

し「いよいよ核心に迫ってきたね．一緒に考えていこう」

1 中心静脈栄養メニュー決定のステップ

　中心静脈栄養のメニューを考えていこう．結局のところ，**エネルギーの総投与量とそれに対する三大栄養素の割合を決める**のが重要である．**表1**に中心静脈栄養のメニューを決めるにあたってのステップを示す．

　このステップに従い，身長170cm，体重60kgで心不全，腎不全，肝不全が合併しておらず，中等度のストレスがかかった患者Aさんに対して，中心静脈栄養のメニューを組んでいく場合について考えていこう．

Step 1　総エネルギー投与量の決定

　総エネルギー投与量は，ハリス・ベネディクトの式，間接熱量測定，体重当り25〜35kcalで計算する簡易法があり，いずれかを用いて決定する．本書では**理想体重を用いた簡易式**を推奨した（p.91，第3章-2参照）．

表1　中心静脈栄養メニュー決定のステップ

Step 1	どれくらいのエネルギーを投与するかを決定する
Step 2	まずタンパク質（アミノ酸）をどのくらい投与するかを決定する
Step 3	次に脂質をどれくらい投与するかを決定する
Step 4	残ったエネルギーを糖質で投与するように糖質の量を決定する
Step 5	NPC/N比を計算する
Step 6	必要な水分量を決定する
Step 7	必要な電解質量を決定する
Step 8	ビタミンをメニューに必ず混ぜる
Step 9	微量元素をメニューに必ず混ぜる
Step10	病院で採用されている輸液製剤を組み合わせてメニューを完成させる

表2　ストレスに応じたエネルギー投与量の決定

ストレスレベル	尿中尿素窒素排泄量（g/日）	エネルギー投与量（kcal/kg/日）
なし	0〜5	28
軽度	5〜10	30
中等度	10〜15	35
高度	15以上	40

　総エネルギー投与量を決定する際には尿中の尿素窒素排泄量からストレスレベルを想定して係数を決定する方法もある（**表2**）．尿中尿素窒素の排泄量は，24時間の蓄尿を行う必要があるので，全例に必ず求められるものではないが，1つの目安となるだろう．

　この患者Aさんの身長170cmにおける理想体重は63.58kgである．中等度のストレスレベルと設定したので，上記の表も参考とし係数を35kcal/kg/日とした場合，35kcal/kg/日×63.58kg＝2,225.3kcalとなる．よって，総エネルギー投与量を約2,230kcal/日であると決めることができる．

Step2　タンパク質（アミノ酸）投与量の決定

　1日のタンパク質の必要量も，**ストレスの状態に合わせて決めていく**のが一般的である（**表3**）．

　なぜ三大栄養素の中でタンパク質をはじめに決めるかといえば，**タンパク質が身体の基本的な材料であり，きわめて重要な栄養素**だからである．

表3 タンパク質投与量の決定の目安

ストレスレベル	タンパク質投与量（g/kg/日）
なし	0.6〜1.0
軽度	1.0〜1.2
中等度	1.2〜1.5
高度	1.5〜2.0

表3はあくまで目安であり，腎不全や肝不全があった場合，状況は異なってくる．Aさんは，腎不全や肝不全も合併していないので，基本的には体重とストレスレベルだけでタンパク質の投与量を決めることができる．

ここでは，Aさんの中等度のストレスレベルなので，理想体重で計算すると，1.2〜1.5g/kg/日×63.58 kg＝76.3〜95.4g/日となる．中央値をとって，タンパク質投与量を85.0g/日としよう．

Step 3　脂質投与量の決定

一般的に推奨される**脂質の摂取量は1g/kg/日**である．また，特殊な病態でない限り，**総エネルギー投与量の15〜40％を脂質で供給**するのがよいとされている．

脂質の摂取量を1g/kg/日で計算すると，Aさんの理想体重は63.58kgであるから63.58gの脂質が必要になる．四捨五入して64gとしよう．脂質は1g＝9kcalであるから，64g×9kcal/g＝576kcalとなる．これは，総エネルギー投与量2,230kcalの約26％に相当する．まずまずの量ではないか．

Step 4　糖質投与量の決定

残ったエネルギーを糖質でカバーすればよい．糖質1g＝4kcal，タンパク質1g＝4kcal，脂質1g＝9kcalであるから，以下の計算をしていく．

```
糖質の投与エネルギー量
　＝総エネルギー投与量 − タンパク質の熱量 − 脂質の熱量
　＝2,230kcal − 85 g×4kcal/g − 64g×9kcal/g
　＝2,230 − 340 − 576＝1,314kcal
```

第3章　低栄養を改善させよう

糖質は1g＝4kcalであるから，1,314kcalの糖質は，1,314kcal÷4kcal/g＝328.5gである．

糖質はケトーシス発生の予防目的として，1日100g以上摂取することが望ましいとされるので，その量も満たしている．

なお，侵襲が加わっていない成人において安全に投与できるグルコースの量は，7g/kg/日とされており，これはグルコース投与速度として，ほぼ5mg/kg/分に相当する．**侵襲が加わった場合，耐糖能が低下する（高血糖になりやすい）ことが多いため，グルコース投与速度が4mg/kg/分を超えないように配慮する．**

もし328.5g（＝328,500mg）のブドウ糖を体重60kgのAさんに24時間（＝1,440分）持続静注すると考えると，328,500mg÷60kg÷1,440分≒3.80mg/kg/分となり，24時間持続静注においても安全な糖質の量といえそうだ．

Step 5　NPC/N比の確認

1）NPC/N比の算出

ここまでのステップで，Aさんに対する中心静脈栄養のメニューが，**糖質328.5g（1,314kcal），タンパク質85g（340kcal），脂質64g（576kcal）**と決めることができた．これらの値からNPC/N比を算出すると，

NPC/N比
　＝タンパク質以外のエネルギー量（kcal）/ 窒素量（g）
　＝［糖質（kcal）＋脂質（kcal）］/ タンパク質（g）×16%
　＝［1,314（kcal）＋576（kcal）］/　85（g）÷6.25
　＝1,890（kcal）/ 13.6（g）
　≒139

静脈栄養を行ううえで最適なNPC/N比は150〜200といわれているので，今まで算出してきた三大栄養素量だと糖質と脂質の投与量に比べてタンパク質の投与量が若干多いようだ．これは，ストレスレベルを中等度に設定したため，体重あたりのタンパク質投与量が多くなったことに起因する．この場合，解決方法としては，①総エネルギー量（糖質，脂質の量）を増やすか，②タンパク質投与量を減らすかが考えられる．

❶ 総エネルギー量を増やす方法

窒素量を変えないでNPC/N比150を目指すので，必要な糖質と脂質の投与エネルギーをX（kcal）とすると，

```
NPC/N = 150 = X（kcal）/13.6
X = 150 × 13.6 = 2,040（kcal）
```

最初に算定したNPCは，1,890 kcalであるので，150 kcalを糖質と脂質で補う必要がある．それを考慮して，例えば糖質1,314 kcal（328.5 g）をそのままで，脂質を576 kcalから729 kcal（81 g）に設定しなおすと，NPC/N比で150を達成できる．しかし，総エネルギー投与量が2,230 kcalから2,383 kcalへと増えてしまうので，そのことをどう考えるかである．

❷ タンパク質投与量を減らす方法

糖質と脂質の投与量を変えないでタンパク質投与量を減らし，NPC/N比150を目指すので，必要な窒素量をY（g）とすると，

```
NPC/N = 150 = 1,890/Y（g）
Y = 1,890/150 = 12.6（g）
これをタンパク質量Z（g）に変換すると，
Z/6.25 = 12.6  Z = 78.75（g）
```

よって，タンパク質投与量を85 gから78.75 gに改めることでNPC/N比を150に改善することができる．しかし，当然，タンパク質の投与量が減るのだから，総エネルギー投与量は，当初設定した2,230 kcalから2,205 kcalに減ることになる．つまり，結果的には総エネルギー投与量が減ることになる．

2）総エネルギー投与量決定の難しさ

このようにNPC/N比まで確認していくと，中心静脈栄養のメニューを決定するのが非常に繊細な作業であることがわかるだろう．さらに突き詰めれば，**NPC/N比を意識してメニューを組むとき，総エネルギー投与量は，結局，タンパク質をどれくらい投与するかで変わってくる**．ハリス・ベネディクトの式で細かく総エネルギー投与量を決定したとしても，タンパク質の投与量とNPC/N比を考慮する段階になると，修正する必要が出

てくる．中心静脈栄養のメニューを決めることは，総エネルギー投与量，タンパク質投与量をNPC/N比の観点からチェックすることで，微調整していく作業にほかならない．

ただし，NPC/N比150〜200の中心静脈栄養が病気をかかえる患者さんの予後をどれだけ改善するかを示す明確な根拠があるわけではない．そこまでNPC/N比を意識する必要があるのかと問われると，よどみなく理由を説明することはできない．そのうえ，NPC/N比の最適な値は，静脈栄養と経腸栄養では変わってしまうし，腎不全があっても変わってしまう．

それぞれの栄養投与量を決定するのが非常に難しい問題であることがここでも理解できると思う．

Step 6 水分投与量の決定

水分量は，①体重当たり30〜35 mL/日，②1 mL×総エネルギー必要量，③1,500 mL×体表面積（m^2）などで決定する．通常は必要エネルギー量と同じだけの量（mL）の水分でよい．Aさんの場合，体重あたり35 mLで計算すれば，2,230 mL/日となる．ただし，心不全，腎不全など水分制限が存在しない場合においてである．水分制限が必要な場合は，制限された水分量を優先する．基本的には日々の尿量などを参考に微調整していくものである．

Step 7 電解質投与量の決定

通常，行っている輸液のメニューと同様に，ナトリウム，カリウム，クロール，カルシウム，マグネシウム，リンなどの電解質の投与量を決める．本書では詳述しないが，輸液法を解説している教科書で確認してほしい．

Step 8・9 ビタミン・微量元素をメニューに必ず混ぜる

ビタミンを補給しない中心静脈栄養は考えられない．必ず混ぜよう．
微量元素もビタミンと同様に必ずメニューに追加する．次の項で詳述する．

Step 10 病院に採用されている輸液製剤を組み合わせる

最後にこのようなステップを経て決定したそれぞれの投与量に合わせ

て，病院内で採用されている輸液製剤を組み合わせてメニューを完成させる．今，働いている病院にどの輸液製剤が採用されているかは，常に把握しておく必要がある．

なお，**中心静脈栄養用のキット製剤は非常に便利であるが，ここでのステップをすべて考えなくてすむように設計されているわけではないので，頼りすぎるのは危険である**．必ずこのステップを踏んで，患者さんに投与するべきそれぞれの栄養素の量を確認しよう．

2 ステップのまとめ

以上のステップを経て，中心静脈栄養のメニューを決定する．経腸栄養を行う際もメニューを決めるための基本的な考え方は変わらない．病態に合わせて正確にメニューを決めていくのは非常に難しい作業であるが，一例一例を大切にしてメニューを組んでいけば，必ず力がついていく．粘り強く取り組もう．

ただし，この方法で決定した中心静脈栄養のメニューが，目の前の患者さんにとって最善なのかは，投与する前の段階で確認する手段がない．栄養療法を行う際，**経過をみながら微調整していくという姿勢だけは忘れないようにしたい**．

Point

- これまでの知識を総動員して中心静脈栄養のメニューを組んでいく
- まずはじめに総エネルギー量とタンパク質投与量を決定する
- キット製剤に頼らない力を身につけよう

参考文献
1)「コメディカルのための静脈経腸栄養ハンドブック」(日本静脈経腸栄養学会 編)，pp.155-161，南江堂，2008

Column8 　　　　　　　　　積極的な栄養療法の落とし穴

　長期間，栄養不良状態が続いていた患者さんに前述したようなステップで決定した高エネルギーの中心静脈栄養のメニューをそのまま行った場合，低リン血症を来し，発熱，痙攣，意識障害，心不全，呼吸不全などが現れることがある．

　これを**リフィーディング・シンドローム**（refeeding syndrome）という．"refeeding"とは"feed：食事を与える"に"re：再び"がついたものである．すなわち，リフィーディング・シンドロームは，栄養が入っていない状態から"再び食事を与える"ときに起こる症候群である．病因としては，生体のエネルギー源であるATP（adenosine triphosphate：アデノシン三リン酸）の材料となっているリン酸の不足によるものと考えられる．

　通常，栄養補給を開始した直後ないし4〜5日後に発症する．対応策として，血中リン濃度を測定することと，投与エネルギー量を減らし，直ちに静脈的にリン酸の補給をすることが挙げられる．

　栄養が大事なことを覚えたからといって闇雲に高エネルギーを投与すればいいものではないことを示す病態の1つである．栄養療法には積極性とともに状況を見極める慎重な姿勢も求められている．

参考文献
1）「キーワードでわかる臨床栄養」（大熊利忠，金谷節子 編），p.170, 羊土社, 2007

第3章 低栄養を改善させよう

15. 微量元素を忘れないで

研修医「中心静脈栄養は，末梢静脈栄養に比べて，キット製剤が豊富で楽ですね」

しみず「その分，本当の意味で患者さんの状態に合った組成かどうか，注意する必要があるよ」

研「基本は，糖質とタンパク質と脂質の必要量を計算するんでしたよね」

し「そうだね．そして，中心静脈栄養を始めるときは高血糖にも注意しないとね．逆にやめるときは，急激にやめると低血糖になるからね」

研「わかりました」

し「末梢静脈栄養のときも言ったけど，ビタミンもちゃんと意識しているかい？」

研「はい，ビタジェクト®を入れています」

し「微量元素は？」

研「微量元素ですか？エレメンミック®でしたっけ」

し「末梢静脈栄養のときは，末梢用の微量元素製剤がなかったから，あまり言わなかったけど，中心静脈栄養では微量元素を忘れないでくれよ．毎日，エレメンミック®が入っていたとしても不十分かもしれないんだから」

研「えっ，そうなんですか？」

1 微量元素とは

いよいよ長かった第3章の最後の項目になる．微量元素についてである．そもそも微量元素（trace elment）とは生命活動に不可欠な元素のうち生物の体内に保持されている量が比較的少ない元素のことで，一般に生体含有量が鉄以下の元素を指す．ヒトにおいては，鉄，亜鉛，銅，マンガ

表1　微量元素製剤の成分

製品名	2 mL中の元素量（μmol）				
	鉄	マンガン	亜鉛	銅	ヨウ素
エレメンミック®	35	1	60	5	1
ミネラリン®	35	1	60	5	1

文献1をもとに作製

ン，ヨウ素，モリブデン，セレン，クロム，コバルトなどである．

　通常，高度な侵襲下でも1日推奨投与量（recommended daily allowance：RDA）を満たす投与量で十分だとされる．それなら微量元素製剤を投与しておけば何も問題がないではないか，といわれるかもしれないが，その微量元素製剤が問題なのである．

2 なぜかすべてをカバーしていない微量元素製剤

　表1に現在販売されている微量元素製剤を示す．この表をみれば明らかなように**現在販売されている微量元素製剤は，モリブデン，セレン，クロム，コバルトなどの微量元素を含んでいない**のである．すなわち，**経口摂取，経腸栄養を併用しない静脈栄養においては，常に微量元素が欠乏する危険にさらされている**ということである．この点だけでも，経口摂取，経腸栄養が優先される理由がある．

　ビタミンは，注射剤でも内服薬でも必要なビタミンが含まれている総合ビタミン製剤が存在するのだが，微量元素では，注射剤はすべての微量元素をカバーしておらず，さらには経口の総合微量元素剤もない．

　なぜこんなことになっているかはわからないが，とにかく微量元素の重要性があまり浸透していないのだろう．**日本において中心静脈栄養だけで長期間栄養管理を行うこと自体，微量元素欠乏の可能性がある**ということは重大な事実であり，覚えておく価値がある．

3 注意すべきは亜鉛とセレン

　表2は，中心静脈栄養施行中に起こりえる微量元素欠乏症について，まとめたものである．

表2　中心静脈施行中の微量元素欠乏症

微量元素	発現までの期間	欠乏症状
鉄	通常2～3年以上	貧血，運動機能・認知機能の低下 無力性顔貌，注意散漫，神経質，学習能力低下
亜鉛	14～104日	顔面や会陰からはじまる皮疹 口内炎・舌炎・脱毛・爪変形 下痢・発熱，味覚障害，食欲不振など
銅	半年以上	白血球減少，貧血，骨粗鬆症
セレン	1カ月	筋肉痛，心筋症，爪床部白色変化
クロム	3年以上	耐糖能異常，体重減少，末梢神経障害 代謝性意識障害，窒素平衡の異常
マンガン	2年以上	発育障害，代謝性障害，血液凝固能 低下，毛髪の赤色化
モリブデン	1年半以上	頻脈・多呼吸，中心暗点，頭痛， 嘔吐・嘔気，夜盲症

文献2より引用

　この表をながめてわかることは，微量元素欠乏になるまでは時間的な余裕があるということだが，**亜鉛とセレンについては，比較的に欠乏症が起こりやすい**といえるだろう．特に**微量元素製剤でカバーされていないセレンの欠乏には注意**する必要がある．

　いずれにせよ，食事が十分に摂れない状態が続けば，すべての微量元素において欠乏する可能性があるわけだから，微量元素の欠乏に目を光らせておいて問題はない．微量元素まで意識した栄養療法を行えばもはや文句のつけようがない．現在の医療環境において，入院中の患者さんに微量元素を補充するには，経口摂取を含めた経腸栄養を行うのが最も効果的だ．必要に応じて，微量元素を強化した補助食品や市販の総合微量元素剤を使用することも検討した方がよいだろう．そういった意味でも，静脈栄養だけに頼らない栄養療法を常に模索するべきなのである．微量元素を不足にさせないということは，いつも頭の片隅に入れておこう．

Point

- 微量元素の補充を必ず忘れないようにしよう
- 微量元素製剤には，すべての微量元素が含まれているわけではない
- 特に亜鉛とセレンの欠乏に注意しよう

参考文献

1）「今日の治療薬2010」（浦部一晶夫ほか 編），p.497，南江堂，2010
2）田中芳明，浅桐公男：生化学的パラメーター―ビタミンとミネラル．臨床検査，48：1009-1015，2004
3）「コメディカルのための静脈経腸栄養ハンドブック」（日本静脈経腸栄養学会 編），pp.160，南江堂，2008

Column9　　紀元前の頑固職人，フェイディアスの哲学

　経営学の祖，ピーター.F.ドラッカー（1909-2005）が著作の中で次のようなエピソードを挙げ，"完全な仕事とは何か"という問いに対する答えを示している．

　紀元前440年頃，ギリシャの彫刻家フェイディアスは，アテネのパンテオンの屋根に建つ彫像群を完成させた．だがフェイディアスの請求書に対し，アテネの会計官は支払いを拒んだ．「彫像の背中は見えない．見えない部分まで彫って請求してくるとは何事か」．それに対し，フェイディアスは答えた．「そんなことはない．神々が見ている」．

　経営の黒字化が叫ばれる現在の医療環境において，このような職人根性をみせる医療従事者は厄介者扱いされるかもしれない．近年，医療の効率化が強調され過ぎており，患者さんのことを本当に考えた医療が提供しにくくなっている．それでも，誰かがみていないからといって細部にまで手を抜かず，「神々が見ている」と強気で批判を跳ね返すフェイディアスの仕事に対する姿勢を知れば，気合いが入るというものだ．

　現在，栄養療法は確固たるエビデンスに乏しい部分も多く，「やっても意味がない」と批判される場面が多々ある．しかし，個人的には医療に従事する1人の職人として，きわめる甲斐がある大切な分野だと考えている．その根底に流れる思想は，"よく練られた栄養療法が身体に悪いはずがない"というきわめて楽観的なものだ．確かにまだまだ手放しで推奨できない部分が多いが，これから少しずつでも前進させていく価値のある領域であることは間違いない．

　紀元前の頑固職人，フェイディアスに21世紀の職人として負けてはいられないのだ．

参考文献

1）ピーター.F.ドラッカー：「ドラッカー名言集　仕事の哲学」，p.19，ダイヤモンド社，2003

3章 章末問題

Q1　栄養療法の最終目標とは何か

Q2　食欲不振の原因として考えられるものを挙げよ

Q3　食欲不振の原因となる薬剤を挙げよ

Q4　必要エネルギー量を決定する方法を3つ挙げよ

Q5　栄養投与経路で原則的に推奨される順に並べよ

Q6　経鼻チューブを使用する時の問題点を挙げよ

Q7　胃瘻が普及するきっかけとなったPEGの最初の施行例が報告されたのは何年か

Q8　末梢静脈栄養を継続するうえで問題となることは何か

Q9　糖質，タンパク質，脂質のそれぞれ1g当たりの熱量は何kcalか

Q10　低栄養状態の代表的な2つのタイプを述べよ．また，それぞれの特徴について説明せよ

Q11　最適なNPC/N比は，静脈栄養時，経腸栄養時でそれぞれどれくらいか

Q12　NPC/N比を150とした場合，静脈栄養で50gのアミノ酸を有効利用させるには，糖質と脂質でどれくらいのエネルギー（kcal）を投与する必要があるか

Q13　プロポフォール製剤は，プロポフォールを何に溶かしているか

Q14　経口摂取や経腸栄養を全く行っていない患者さんに脂肪乳剤を含まない静脈栄養を行った場合，どれくらいで必須脂肪酸欠乏が発症するといわれているか

Q15　低栄養状態で脂肪肝が発生するメカニズムを述べよ

Q16　ビタミンB_1欠乏症に伴う病態を3つ挙げよ

Q17　イギリス海軍"ライミー"では1796年までにライムジュースを給食する習慣が確立したが，それはどんな理由からか

Q18　1968年，中心静脈栄養をはじめて報告したアメリカの外科医は誰か

Q19　中心静脈栄養を施行中に管理が不適切な場合，起こりえる合併症を挙げよ

Q20　身長170 cm，体重60 kgで心不全，腎不全，肝不全が合併しておらず，中等度のストレスがかかった患者さんに対して，中心静脈栄養のメニューを考えよ

Q21　長期間，栄養不良状態が続いていた患者さんに急激に，高エネルギーの中心静脈栄養を始めた場合，起こりえる病態について説明せよ

Q22　国内で販売されている静注用の微量元素製剤に含まれていない微量元素を挙げよ

Q23　特に欠乏が懸念される微量元素を2つ挙げよ

解答と解説

A1　経口摂取こそ最高の栄養療法であり，栄養療法の最終目標である
　　　　　　　　　　　　　　　　　　　　　　　➡ p.84参照

A2　第3章-1の表1を参照．自分の経験した食欲不振の原因を書き足していこう　➡ p.85参照

A3　ジギタリス製剤，テオフィリン製剤，抗うつ薬，解熱鎮痛薬，ビタミンD製剤，鉄剤，H_2ブロッカー，ほとんどの抗菌薬．（第3章-1の表2を参照）．基本的に内服する薬剤は必要なものだけにしたい　➡ p.86参照

A4　①ハリス・ベネディクト（Harris-Benedict）の式，②間接熱量測定，③体重あたり25～35 kcalで計算する簡易法　➡ p.87参照

A5　経口摂取＞胃瘻・腸瘻＞経鼻チューブ＞末梢静脈栄養＞中心静脈栄養
　　　　　　　　　　　　　　　　　　　　　　　➡ p.96, 98参照

A6　経鼻チューブの留置は嚥下機能に悪影響を及ぼし，口径の大きいものほどその影響が強い．そのため，経鼻チューブの留置は何も食べていなかったとしても，唾液を誤嚥するリスクが高まってしまう．また，経鼻胃管症候群（nasogastric tube syndrome）を併発する危険性もある　➡ p.99参照

A7　1980年．小児外科医のガードラー（Gauderer）と内視鏡医のポンスキー（Ponsky）がPEGを開発した　➡ p.104参照

A8　末梢静脈ルートから1,000 kcal以上の輸液を行う場合，最も高頻度で問題となる合併症は静脈炎とそれに伴う血管痛である．これは輸液製剤のブドウ糖の濃度が高くなっていくに従い，輸液の浸透圧が上昇してしまうことに起因している　➡ p.111参照

A9　糖質＝4 kcal，タンパク質＝4 kcal，脂質＝9 kcal　➡ p.110参照

A10 マラスムス（marasmus）とクワシオルコル（kwashiorkor）．
マラスムスとは，全般的な栄養不良に陥り，糖質，タンパク質，脂質の全てが不足しているときの低栄養状態である．著明な全身衰弱，老人様顔貌，皮下脂肪の消失，筋萎縮を認める．マラスムスに目立つ特徴は体重の減少である．血清アルブミンは基準値を保ち，一般に浮腫はあまりみられない．
クワシオルコル（kwashiorkor）は，エネルギーは相対的に保たれているが，タンパク質の摂取量が十分でないために起きる低栄養状態である．大きく膨れた腹部が特徴である．そのほかにも顔・腕・手足の浮腫，筋力低下，皮膚炎，毛髪の異常，無気力，低身長などの症状がみられる．体重の減少はマラスムスほどはみられない ➡ p.115参照

A11 静脈栄養時で150〜200，経腸栄養時で120〜150 ➡ p.120参照

A12 1,200 kcal．算出のしかたは第3章-8の本文を参照 ➡ p.121参照

A13 脂肪乳剤 ➡ p.124参照

A14 約2週間 ➡ p.125参照

A15 低栄養状態により，肝臓から脂質を運ぶアポリポタンパクの合成が低下すると，肝臓で合成された脂質（コレステロール）が肝臓の外に運ばれず，脂肪肝が認められるようになる．さらに必須脂肪酸であるリノール酸の欠乏においても，肝臓におけるトリグリセライド，リン脂質の増加を認める ➡ p.128参照

A16 Wernicke脳症，乳酸アシドーシス，脚気 ➡ p.133参照

A17 壊血病の予防としてビタミンCを補給するため ➡ p.135参照

A18 スタンリー・J・ダドリック（Stanley J. Dudrick） ➡ p.137参照

A19 カテーテル関連合併症，必須脂肪酸欠乏，代謝性アシドーシス，微量元素欠乏，肝機能障害など ➡ p.141参照

A20 まず身長,(理想)体重からハリス・ベネディクトの式,体重あたり25〜35 kcalで計算する簡易法などを用いて,総エネルギー投与量を決定する.その後,タンパク質,脂質,糖質の順に投与量を決めていく.三大栄養素の投与量が決まったら,NPC/N比を計算して,投与するタンパク質の量に対して十分なエネルギーが投与されているかどうかを確認する.最後に水分,電解質,ビタミン,微量元素の投与量を決め,病院に採用されている輸液製剤を組み合わせて,中心静脈栄養のメニューを決定する.詳しくは第3章-14を参照 ➡ p.145参照

A21 リフィーディング・シンドローム(refeeding syndrome).通常,栄養補給を開始した直後ないし4〜5日後に発症する.低リン血症を来し,発熱,痙攣,意識障害,心不全,呼吸不全などが現れる ➡ p.152参照

A22 モリブデン,セレン,クロム,コバルトなど ➡ p.154参照

A23 亜鉛とセレン ➡ p.155参照

第4章
経腸栄養と向き合う

第4章 経腸栄養と向き合う

1. やってみよう！経腸栄養

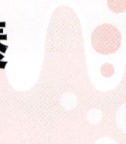

研修医：「先生，僕もようやく栄養療法の全体像がみえてきましたよ」

しみず：「ローテーション研修していると，担当した患者さんにあった栄養療法をみつけるのはかなり大変だってわかるでしょ」

研：「そうですね．経口摂取か，経腸栄養か，静脈栄養か．これだけでもけっこう知識がないと選べないですからね」

し：「そうだね」

研：「でも，やっぱり経腸栄養にはまだ慣れませんね．難しいです．栄養剤も種類があり過ぎて何を使っていいかわからないし」

し：「そろそろ経腸栄養に向き合っていく時期かもね．栄養療法の達人になるには，経腸栄養をマスターしておく必要があるから」

研：「術後や重症の方の治療にも経腸栄養を考慮しなくちゃいけませんし，今は入院してくる患者さんは年配の方が多いから，けっこう嚥下障害のある方に会いますからね」

し：「じゃ，経腸栄養の細かいところまで勉強していこうか」

1 経腸栄養の歴史を振り返る

第2，3章では栄養療法の基礎を説明したが，第4章では経腸栄養にスポットを絞って説明していこう．

経腸栄養の歴史は古く，紀元前にすでにエジプトやギリシアでチューブや筒を使って卵やミルクをワインに混ぜて注腸したという記録がある（**表1**）．現在のように上部消化管から経腸栄養を施行するようになったのは，1598年，ベニスのCapivacceusがはじまりである．嚥下障害のある患者さんに対して，動物の膀胱を用いて袋をつくり，そこに栄養剤を入れてチューブにつなげ，食道に注入したとある．

空腸瘻からの栄養注入は1885年Buschがはじめて行った．ウシに突き刺された患者の空腸に直接栄養補給を行い，卵，小麦粉，肉，肉汁などの混合食を投与した．その結果，患者の体重は5カ月間で9 kgも増加したようだ．

　現在も行われている経鼻チューブによる経腸栄養法は，1917年にMoore（ムーア）によりはじめて行われた．経腸栄養を行われた患者は21年7カ月間実施され，84歳で死亡したとの報告がある．経鼻胃管法の成功によりさまざまな経管栄養チューブが開発され，1921年にはLevin（レビン）チューブがつくられた．

　その後，栄養素と代謝の研究が盛んに行われ，1960年代には成分栄養剤が市販された．1980年になってGauderer（ガードラー）とPonsky（ポンスキー）により内視鏡を用いて胃瘻が造設（PEG）できるようになったのは，前述した通りである（p.104，第3章-5）．

　日本においては経腸栄養が見直されるようになったのは，2001年以降，日本静脈経腸栄養学会の"NSTプロジェクト"により"腸が機能しているときには腸を利用する"という考えが浸透してからである．

2 経腸栄養法は古くて新しいテーマ

　経腸栄養の歴史をみてもわかる通り，**経腸栄養法は古くて新しいテーマ**なのである．21世紀の栄養療法は，経腸栄養に精通しなくては語ること

表1　経腸栄養法の歴史

年代	出来事
紀元前	エジプトやギリシアで栄養剤を注入
1598年	Capivacceusによる栄養剤の食道注入
1885年	Buschによる空腸瘻からの栄養注入
1917年	Mooreによる経鼻胃管法
1921年	Levinチューブの作成
1960年代	成分栄養剤が市販
1980年	ガードラーとポンスキーがPEGを開発
2001年	"NSTプロジェクト"による日本での経腸栄養の拡がり

文献1より引用

ができない．紀元前から人々が行ってきた医療行為なのだから，現代を生きるわれわれが経腸栄養についてよく理解していないのは恥ずかしいことだといえるだろう．遺伝子診断・治療など最新の医療技術を覚えていくのも大切だが，古くからある経腸栄養を熟知することも必須である．また，現在行われている経腸栄養は，最新の知識と技術に裏づけされた最新の医療技術である．紀元前に行われていた経腸栄養とは比べものにならないくらい**安全性と有効性が高まっている**のである．

3 なぜ経腸栄養が勧められるのか

第3章で静脈栄養より経腸栄養の方が望ましいことを述べたが，なぜ経腸栄養が勧められるのか，確認しておこう．

経腸栄養は，**静脈栄養と比べ生理的な栄養投与経路であり，消化管の本来の機能を維持**することができる．消化管とは，**食物を消化し栄養素を吸収する臓器**であると同時に，**免疫臓器として生体の免疫能を調整する**機能も有している．

人間の身体は，あらゆる部分で使わなければ，その機能が低下してしまう．病気になると，発熱や腹痛といった各疾患に応じたさまざまな症状を認め，そのために安静を余儀なくされることが多い．安静期間が長くなれば長くなるほど身体の機能は衰え，日常生活に戻るためにリハビリテーションを必要とすることがある．**消化管も使わなければ機能が低下する**．消化管の機能が低下することで，腸管粘膜が萎縮し，腸管粘膜の防御機構が破綻すると免疫能が低下する．その結果として，感染性合併症が増加してしまう．

4 バクテリアル・トランスロケーションを防ぐ

感染性合併症においては，特に**バクテリアル・トランスロケーション**（bacterial translocation）という概念が重要である．バクテリアル・トランスロケーションとは，"腸管の防御機構が破綻することで腸管内に常在する細菌やその毒素が腸管の粘膜細胞を通過し，腸間膜リンパ節，肝，脾，腹腔内，肺，あるいは血中など，体内に侵入する現象"のことをいう．

人間の腸内には，1人あたり100種類以上，100兆個以上の腸内細菌が生息しており，糞便のうち，約半分が腸内細菌またはその死骸であるとい

われている．腸内細菌のなかには，ウェルシュ菌に代表される*Clostridium*属や大腸菌など，いわゆる悪玉菌と呼ばれる病原性をもつ菌がいる．腸管粘膜が萎縮してしまうと，これらの悪玉菌を腸内に留めておくことができず，体内への侵入を許してしまう．**腸を使わずにいること自体，感染症のリスクになる**と考えておいた方がよい．経腸栄養を行い，消化管の健康を維持しておくことで，これらの悪玉菌を制御することができるのだ．

最後に経腸栄養の利点について**表2**にまとめた．経腸栄養を行うことは，栄養を投与するだけでなく，消化管を正常に機能させるためにも必要なのである．

表2　経腸栄養法の利点

腸管粘膜の萎縮予防
バクテリアル・トランスロケーションの予防
腸管の蠕動運動の正常化
消化管ホルモンの分泌刺激
胆汁うっ滞の予防
中心静脈栄養に伴う感染性合併症の回避
代謝を司る重要臓器としての腸管機能の維持
全身の免疫能の維持
侵襲からの早期回復

文献4より引用

Point

- 経腸栄養は紀元前から行われていた伝統的な医療行為である
- 経腸栄養は古くて新しいテーマである
- 日々，進歩していく経腸栄養について深く学んでいこう

参考文献

1) 福島秀樹 ほか：栄養療法発展の歴史的背景．medicina, 43（5）：718-721, 2006
2) 「経腸栄養剤の種類と選択　どのような時，どの経腸栄養剤を選択するべきか」（井上善文，足立香代子 編集）pp.9-15, フジメディカル出版，2009
3) 「やさしく学ぶための輸液栄養の第一歩（第2版）」（日本静脈経腸栄養学会 編），pp.242, 大塚製薬，2008
4) Chernoff, R.：An Overview of Tube Feeding：From Ancient Times to the Future. Nutr. Clin. Pract., 21：408-410, 2006

第4章 経腸栄養と向き合う
2. 半消化態ってどんなもの？

研修医「先生，正直，経腸栄養剤の種類が多すぎる気がするんですが．うちの病院にも10種類以上ありますよね．何を使っていいかわかりません」

しみず「あぁ，そうだろうね．今，販売されている経腸栄養剤は，200種類以上あるって話だからね」

研「200種類！？・・・そんなに必要なんですかね」

し「とにかく大まかな分類を知っておけば何とかなるものだよ」

研「大まかな分類ですか．輸液製剤の電解質の組成を見るのも大変ですけど，栄養剤の成分の表は全く見る気がしないですよ」

し「確かに最終的にはそこまで読めるようになるといいけどね．でも，まず覚えないといけない言葉があるんだよ」

研「何ですか？」

し「半消化態栄養剤って知っているかい？」

研「いえ，はじめて聞く言葉です」

し「それじゃ，ここからやっていこうか」

1 とにかく多い経腸栄養剤

昨今，経腸栄養剤の種類はとにかく多い．研修医としてローテーションをしていて，看護師さんから「早く経腸栄養を始めてください」と言われることほど，ストレスになることはない．何しろどんな経腸栄養剤があるかわからないし，どうやって使い始めたらいいかもわからない．

薬剤を使用するときには，『今日の治療薬』（南江堂）などの本で下調べして，院内で採用されているものを使用するのが一般的だが，経腸栄養剤でそのような本を持っている研修医はほとんどみかけない．だから，調べ

ようもないし，途方に暮れるなか，看護師さんや栄養士さんに勧められるままに経腸栄養剤を選んでいる場合がほとんどなのではないか．まずこの状況から抜け出そう〔ちなみに付録（p.278）では経腸栄養剤を選ぶのにお勧めの書籍を紹介しているので参考にしてほしい〕．

2 経腸栄養剤の分類～窒素源による分類法～

　経腸栄養剤の分類方法はいくつかある．まず覚えておきたい分類方法は，経腸栄養剤の窒素源（タンパク質）の状態により分類することである．すなわち，**経腸栄養剤に含まれている窒素源が，タンパク質なのか，ペプチドなのか，アミノ酸なのか**，という点である．

　経腸栄養剤は，含まれるタンパク質の状態によって分類されている．**タンパク質そのものであれば，半消化態栄養剤（polymetric formula），ペプチドであれば，消化態栄養剤（oligometric formula），アミノ酸であれば，成分栄養剤（elmental diet：ED）**と呼ばれている（図1）．

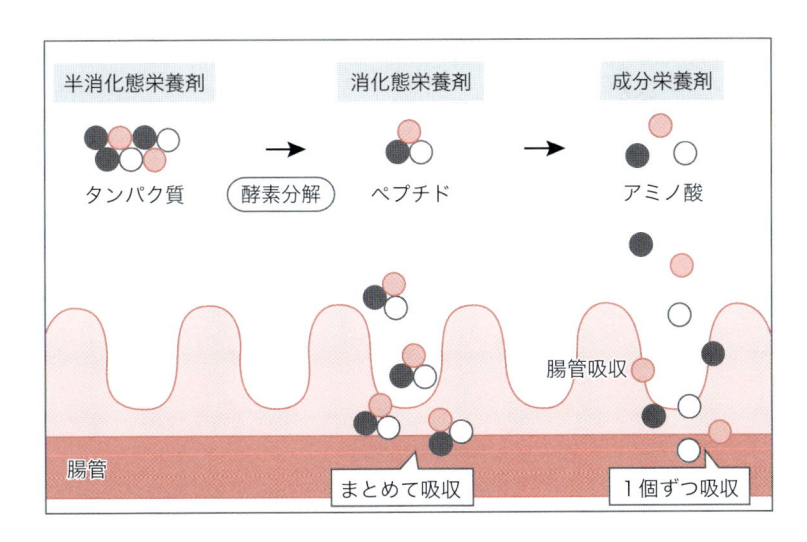

図1 ● 経腸栄養剤の分類とタンパク質の消化と吸収
　第4章-3（p.174）を参照のこと

1）半消化態栄養剤

　　現在発売されている経腸栄養剤は，ほとんどがこの分類にあてはまる．**窒素源として，大豆タンパクやカゼイン，乳タンパクなどを組み合わせてタンパク質がそのまま配合**されている．そのため，タンパク質をペプチド，アミノ酸分解するだけの消化機能が必要となってくる（**図2A**）．

　　タンパク質の以外の栄養素である糖質と脂質，ビタミン，微量元素，電解質もバランスよく配合されている．食物繊維は含まれているものもあれば，含まれていないものもある．各栄養素がどれくらいの割合で構成されているかは製品によって異なっており，その比率がそのままそれぞれ製品の特徴といっていいだろう．

　　日常的に使用されている経腸栄養剤はこの半消化態栄養剤であり，まずこの栄養剤が使えるかどうかを考えるとことから経腸栄養ははじまる．医薬品でいうと，エンシュア・リキッド®やラコール®などが半消化態栄養剤にあたる（**図2B**）．今すぐ院内に採用されている半消化態栄養剤をチェックしよう．

A) 半消化態栄養剤の消化・吸収

B) 半消化態栄養剤の例

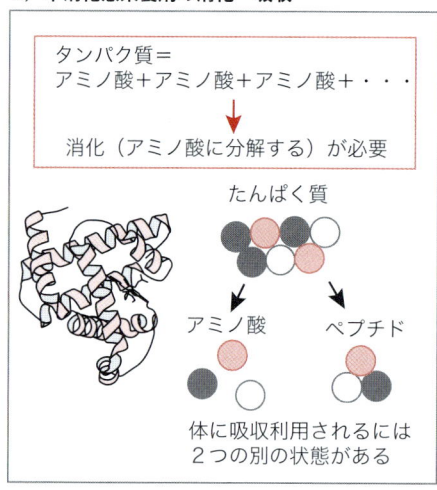

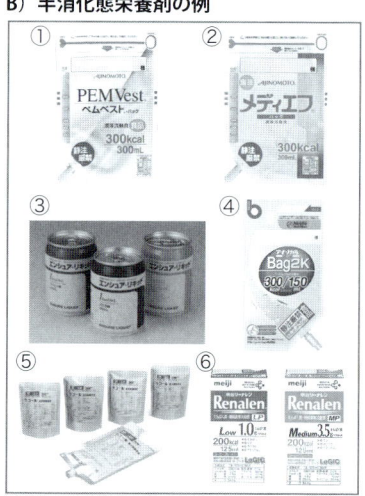

図2 ● 半消化態栄養剤
写真提供：①②味の素製薬　③アボットジャパン　④ネスレ日本
　　　　　⑤大塚製薬　⑥明治乳業

2）消化態栄養剤

次は消化態栄養剤だが，これは数が少ない．**ツインライン®**，**ペプチーノ®**（図3）がある．**窒素源はアミノ酸やジペプチド，トリペプチドなどのオリゴペプチドから構成されており，小腸からの吸収が容易**である．

ここできちんと用語の説明をしておこう di, tri, oligo, poly はそれぞれ"2つの"，"3つの"，"少数の"，"多くの"という意味をもつ．ジペプチド（dipeptide）とは，"2つのアミノ酸が結合したもの"を指し，トリペプチド（tripeptide）は"3つのアミノ酸が結合したもの"を指す．オリゴペプチド（oligopeptide）は30〜50以下のアミノ酸が結合したペプチドを指す．もう1つ，ポリペプチド（polypeptide）という言い方もあるが，これは50以上のアミノ酸が結合したものを指し，タンパク質（protein）は50以上のアミノ酸からなる1つ以上のポリペプチドのことを指す．

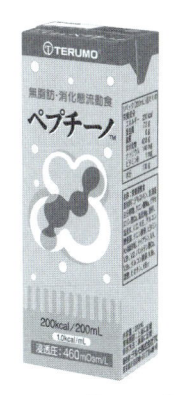

図3 ●消化態栄養剤ペプチーノ®
写真提供：テルモ

すなわち，**アミノ酸の数は，アミノ酸＜ジペプチド＜トリペプチド＜オリゴペプチド＜タンパク質（ポリペプチド）**である．絶対に覚えよう．

タンパク質の吸収においては，単糖類にまで分解されて吸収される糖質と異なり，アミノ酸まで分解されなくても，**ジ/トリペプチドの形で直接，小腸粘膜から吸収される**しくみをもっている（図2）．さらに**ジ・トリペプチドの吸収速度は，アミノ酸の吸収よりも速い**とされている．

ツインライン®は，糖質ともに脂質も含まれており，吸収の面で優れた中鎖脂肪酸が配合されている．一方，ペプチーノ®は，胃腸に負担をかけないようにするため脂質を含んでいない．このように消化態栄養剤のなかでも，脂質の含有量が変わってくるので，よく使う製品は成分表に目を通しておいた方がよい．

3）成分栄養剤

　成分栄養剤も数が少なく，エレンタール®（図4），エレンタール®P（小児用），ヘパン®ED（肝不全用）しかない．成分栄養剤の特徴は，**窒素源がすべてアミノ酸のみで組成**されているという点だ．この特徴のおかげで，身体に投与された成分栄養剤は，**消化過程を経ることなく，そのまま消化管から吸収**され，ほとんど残渣が残らないようになっている．

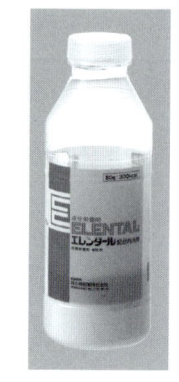

図4● 成分栄養剤エレンタール®
写真提供：味の素製薬

　なぜこのようなものが必要になるか．**腸の安静を保ちたいため**である．具体的には，**クローン（Crohn）病の患者さんや消化吸収機能が低下した患者さん**などに使用する．成分栄養剤は，最も消化管への刺激性，負担が小さく，胃と腸を使用して栄養を摂取しながらも，消化管を休ませることができるというメリットがある．ほとんど脂質も含まれておらず，エネルギー源としては糖質が大半を占めている．このため，**成分栄養剤の長期の使用では必須脂肪酸の欠乏**に注意する必要がある．また，これら三大栄養素のほかにビタミン，微量元素，電解質もバランスよく含まれてはいるが，**エレンタール®のみを長期間摂取した場合では微量元素であるセレンの欠乏も報告**されている（memo参照）．これは静脈栄養のときにも説明したが，成分栄養剤を使用時にも問題点となる．

　私自身，長期間の絶食後，小腸粘膜の萎縮などにより消化吸収機能が低

---

memo：セレン欠乏症とは

セレン欠乏症の臨床症状としては，筋肉痛，歩行困難など筋力低下を呈することが多く，心筋がダメージを受けた場合，心拡大，不整脈など拡張型心筋症様を呈する．心肥大，拡張型心筋症を呈した例では，死亡例が報告されており，早期の対応が求められる．
長期の中心静脈栄養や成分栄養だけを施行している患者さんでは，症状の有無にかかわらず，セレン欠乏症を考慮する必要がある（p.154，第3章-15参照）．

下していると考えられる症例で，経腸栄養を開始する場合，成分栄養剤であるエレンタール®をよく用いている．このことについては後に詳しく説明する．

まず経腸栄養剤の分類では，窒素源による分類を覚えておこう．さらに食物繊維，食塩，水分の含有量，半固形栄養剤，病態別栄養剤などチェックすることはたくさんあるが，とにかく窒素源による分類をマスターしよう．

Point

- 経腸栄養剤を半消化態栄養剤，消化態栄養剤，成分栄養剤に区別しよう
- 長期間，絶食であった症例では，成分栄養剤を考慮しよう
- 成分栄養剤，消化態栄養剤は数が少ないので，覚えてしまおう

参考文献

1)「経腸栄養剤の種類と選択－どのような時，どの経腸栄養剤を選択するべきかー」(井上善文，足立香代子 編)，pp.26-39，フジメディカル出版，2009

第4章 経腸栄養と向き合う

3. 栄養剤が腸に与える影響は？
〜栄養剤の消化と吸収〜

研修医「経腸栄養剤の種類は確かに多いですけど，何となく全体像がつかめてきました」

しみず「基本的には，成分栄養剤，消化態栄養剤，半消化態栄養剤を区別するところからはじまるからね」

研「タンパク質がどれくらい分解されているかで分類されているのもおもしろいですね」

し「それだけタンパク質がヒトの身体にとって大切な栄養素だということだろうね」

研「先生，何でわざわざタンパク質の形で分類しているんですか」

し「これを知るには，消化吸収について詳しく知らないといけないんだよ．ちょっと難しいけど，重要なところだから勉強してみようか」

1 タンパク質の消化と吸収の仕組み

　前項では窒素源の形態によって経腸栄養剤が分類されていることを学んだが，このことがなぜ実際の医療において大事なのかを説明していこう．重要なのは，人間における消化吸収の過程にある．タンパク質の消化と吸収についてみていこう．

　食事中のタンパク質は，胃液，膵液中のタンパク分解酵素によってオリゴペプチドまで分解され，小腸粘膜に無数に存在するアミノペプチダーゼの作用によって，ジペプチド，トリペプチドならびにアミノ酸まで速やかに分解される．

　その後，アミノ酸とペプチドは異なったしくみで吸収されていく．アミノ酸は，複数のアミノ酸担体により刷子縁の中を運ばれる（図1）．この

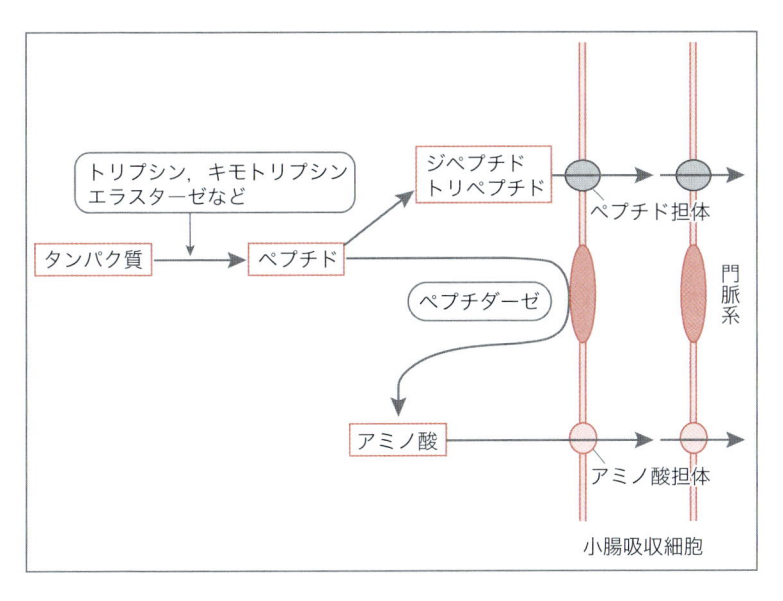

図1 ● タンパク質の消化とアミノ酸およびペプチドの吸収
文献1, p.72より引用

担体にはNa$^+$依存性のものと非依存性のものとがある．これに対し，ジペプチド，トリペプチドは刷子縁のH$^+$依存性輸送担体によりHイオンとともに吸収される．前述したが，ジ/トリペプチドの吸収速度はアミノ酸よりも速いのが特徴だ．

　人間の身体は食事を摂取すると，口，食道，胃，十二指腸，小腸，大腸を通過する間に食物の消化と吸収を行う．糖質であれば，デンプンなどの多糖類から二糖類，単糖類（グルコース）へ，タンパク質であれば，オリゴペプチドから，トリペプチド，ジペプチド，アミノ酸へ，脂質なら中性脂肪が遊離脂肪酸や2-モノグリセリドなどに分解され，腸が吸収できる形にそれぞれ姿を変えていく．

　半消化態栄養剤，消化態栄養剤，成分栄養剤は，順にタンパク質がより細かく分解されている．よって，消化機能が低下した状態であっても，窒素源が最初からアミノ酸やペプチドで構成されている消化態栄養剤，成分栄養剤では，半消化態栄養剤よりも消化を必要としないため容易に吸収することができるというわけだ．

2 "吸収しやすい" ことのデメリット

　容易に吸収できることもデメリットになることがある．図2は，食餌，半消化態栄養剤＋食物繊維，半消化態栄養剤，成分栄養剤，中心静脈栄養で2週間飼育したラットの腸管粘膜の変化を比較しているものである．栄養療法を行ううえで，常に念頭に入れておくべき重要な図である．

　この検討によれば，**食事（食餌）＞半消化態栄養剤＋食物繊維＞半消化態栄養剤＞成分栄養剤＞中心静脈栄養の順で，小腸粘膜の絨毛の状態を維持できる**ことを示している．中心静脈栄養では腸を使った消化と吸収がまったく行われないため，小腸粘膜の萎縮が最も激しいものになる．窒素源がアミノ酸である成分栄養剤では，確かに消化機能をあまり必要としないため腸に優しい栄養剤だが，そのまま継続していると小腸粘膜の絨毛が次第に衰えてしまう．半消化態栄養剤でも食物繊維が入った栄養剤の方が

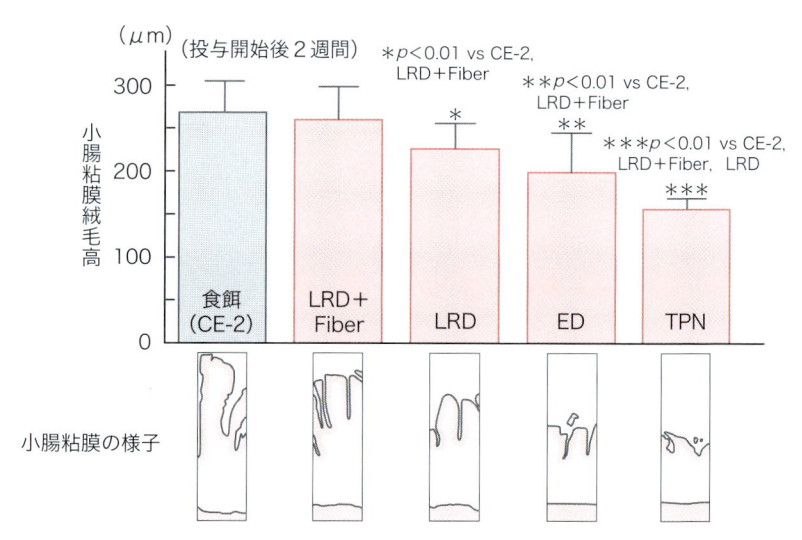

図2 ● 各種栄養療法の小腸粘膜絨毛高に与える影響（腸管粘膜の萎縮）
LRD（low residue diet）：半消化態栄養剤，ED（elemental diet）：成分栄養剤，TPN（total parenteral nutrition）：中心静脈栄養
LRD＋fiber…メディエフ® など
LRD…エンシュア・リキッド® など
ED…エレンタール® など
文献2より引用

(グラフ: 投与開始後2週間, 小腸粘膜絨毛高 (μm); 食餌(CE-2), LRD+Fiber, LRD*, ED**, TPN***; $*p<0.01$ vs CE-2, LRD+Fiber; $**p<0.01$ vs CE-2, LRD+Fiber; $***p<0.01$ vs CE-2, LRD+Fiber, LRD)

小腸粘膜の状態を維持できるようであり，この結果から考えると，食物繊維はある程度，腸の機能を維持するのに必要なようだ．そして，最も小腸粘膜の絨毛を衰えさせないのは，通常の食事（食餌）なのである．

やはり腸もある程度スパルタ式で鍛えていかないと，自分の本来の機能を忘れて，サボってしまうようだ．

3 すべての栄養素の消化と吸収を学べ

このように経腸栄養剤も消化と吸収のしくみをよく理解したうえで，成分をみると非常におもしろい．本書では，特にタンパク質の消化と吸収について，スポットライトをあてた．しかし，本来なら**すべての栄養素の消化と吸収のしくみを理解し，それらに合わせて経腸栄養剤を選ぶようにできる**ことが求められる．本書では詳しく書かないが，本当に経腸栄養剤を使いこなすにはそれらを地道に学んでいくしかない．付録（p.278）で参考文献を挙げるので，さらなる研鑽を積んでほしい．

Point

- タンパク質の消化と吸収の流れを押さえよう
- 腸もある程度スパルタ式で鍛えるべし
- すべての栄養素の消化と吸収の仕組みを理解して，経腸栄養剤を選択する目を養おう

参考文献

1）「キーワードでわかる臨床栄養」（大熊利忠，金谷節子 編），pp.69-74，羊土社，2007
2）細田信道 ほか：ラット小腸構造並びにDAO活性に及ぼす経腸・経静脈栄養の影響に関する検討．外科代謝・栄養，22：26-33，1988
3）田中芳明：「NST栄養管理パーフェクトガイド 上」，pp.10-12，医歯薬出版，2007
4）「経腸栄養剤の種類と選択－どのような時，どの経腸栄養剤を選択するべきか－」（井上善文，足立香代子 編），pp.9-14，フジメディカル出版，2009

第4章 経腸栄養と向き合う

第4章 経腸栄養と向き合う
4. 腸の栄養ってどんなもの？

研修医「経腸栄養剤と腸粘膜のイメージがついてきました」

しみず「食事を摂っていない人をみたら，腸粘膜が荒れているイメージをもった方がいいよね．風邪のときに口内炎になることがあるけど，胃や腸があんなふうになっていたら，うまく消化と吸収ができなそうだよね」

研「確かにそうですね．"腸粘膜をイメージして治療する"って新しい考え方ですよ」

し「ところで，腸って何から栄養を得ているか知っているかい？」

研「腸の栄養ですか？それは，炭水化物やタンパク質，脂肪の三大栄養素からではないんですか？」

し「実はね，小腸の粘膜は，アミノ酸であるグルタミンをいちばんの栄養素にしているらしいよ」

研「グルタミンですか．なんか変わっていますね」

し「だから，グルタミンと食物繊維とオリゴ糖だけを配合したGFO® みたいな製品が成立するんだよね」

研「GFO®？それってなんですか？」

1 GFO® という奇妙な製品

　栄養療法に携わってからいろいろなことに驚いてきたが，GFO® を知ったときは目を丸くした．第1章で説明したように，GFO® は，その成分であるG (glutamine)：グルタミン，F (fiber)：食物繊維，O (oligosaccharide)：オリゴ糖の頭文字をとって名づけられており，そのままグルタミンと食物繊維とオリゴ糖だけで構成されている食品である（p.21，第1章-3参照）．この**グルタミン，食物繊維，オリゴ糖**を同時に投与して腸

管の免疫能を促進する方法は**GFO療法**と呼ばれている．GFO療法では，グルタミン3〜9g/日，水溶性食物繊維15g/日，オリゴ糖4.5g/日を経腸栄養剤と同時に投与する．必ずしも製品であるGFO®を使用しなくてもよい．グルタミン，食物繊維，オリゴ糖を自前で揃えて独自のGFO療法を行っている病院もあるくらいだ．ちなみに薬品のマーズレン®-Sやマーズレン®ESは，L-グルタミンが主成分であり，マーズレン®-Sを用いてグルタミンを投与するケースもある．

知らない人からすればGFO®は明らかに奇妙な製品である．大塚製薬から販売されているGFO®は，一包あたりグルタミン3g，食物繊維5.0g，オリゴ糖であるラクトスクロース1.45gを含んでおり，通常，水に溶かして1日3回投与する．

東口髙志先生が1991年1月，アメリカのシンシナティ大学留学中にGFO（glutamine-fiber-oligosaccharide enteral formula）を考案し，鈴鹿中央総合病院でGFO療法を院内感染の防止対策として用いたのがはじまりであり，結果，MRSA感染症の発生率が低下したことは既述した（p.21）．それでは，なぜGFO療法のような栄養療法が成立するのだろうか．

2 小腸の栄養素としてのグルタミン

まずグルタミンについて説明していこう．グルタミンは血中に最も多く含まれている遊離アミノ酸である．非必須アミノ酸であるが，代謝ストレス下ではその需要が増し，比較的容易に欠乏してしまうため，**条件つき必須アミノ酸**（conditionally essential amino acids）の1つとして考えられている．条件つきアミノ酸とは，ヒトが生合成できる非必須アミノ酸でありながら，ある条件（手術，外傷，感染などの侵襲）下ではその需要が増すアミノ酸のことをいう．グルタミンのほかにもアルギニンなどが代表的な条件つき必須アミノ酸である．

グルタミンは小腸粘膜の重要な栄養素である．小腸粘膜細胞の主要なエネルギー源は，ブドウ糖ではなくグルタミンである．**グルタミンはエネルギー源の50〜60％を占めており**，次いでケトン体が15〜20％，ブドウ糖はわずか5〜7％に過ぎない．**GFO療法でグルタミンを強化するのは，小腸に十分な栄養を与える**という意味である．

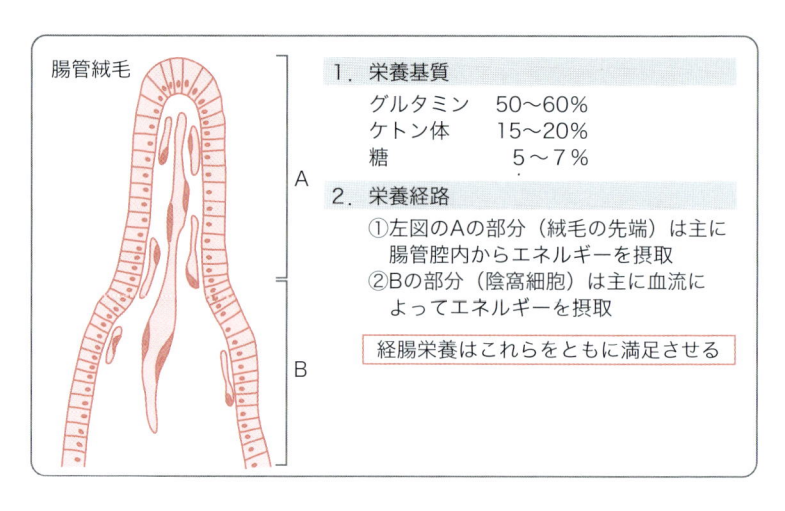

```
腸管絨毛

1. 栄養基質
   グルタミン    50〜60%
   ケトン体     15〜20%
   糖         5〜7%

2. 栄養経路
   ①左図のAの部分（絨毛の先端）は主に
     腸管腔内からエネルギーを摂取
   ②Bの部分（陰窩細胞）は主に血流に
     よってエネルギーを摂取

   経腸栄養はこれらをともに満足させる
```

図●腸管粘膜のエネルギー源
文献1より引用

　図のように，小腸粘膜では絨毛の先端の方において主に腸管腔内からのエネルギーを摂取している．中心静脈栄養だけでは絨毛の先端部に十分な栄養がいきわたらないため，腸管粘膜の萎縮が起きるといわれている．すなわち，**中心静脈栄養はどんなに栄養素を細かく計算して施行したとしても，小腸の栄養に関しては不十分**であり，小腸絨毛を助けるためには経腸栄養を行う必要があるのだ．

3 食物繊維の効果

　続いて食物繊維について説明する．食物繊維とは，人の消化酵素によって消化されない，食物に含まれている難消化性成分の総称である．食品に含まれる食物繊維は表に示した．食物繊維というと野菜のイメージがあるかもしれないが，キャベツやレタスよりも玄米の方が効率よく摂取できることも知っておいた方がよいだろう．

　さて，食物繊維は大きく**水溶性食物繊維（soluble dietary fiber：SDF）と不溶性食物繊維（insoluble dietary fiber：IDF）**に分けられる．

　不溶性食物繊維はセルロース，ヘミセルロース，リグニン，キチン，キトサンなどを指す．糞便量を増加させて腸管の蠕動運動を亢進させ，便秘

表 食品に含まれる食物繊維（食品 100 g あたり）

食品名	食物繊維の量	食品名	食物繊維の量
モロヘイヤ	5.9g	ゴボウ	5.7g
玄米	3.0g	ニンジン 皮むき	2.5g
オートミール	9.4g	タマネギ	1.6g
サツマイモ	2.3g	キャベツ	1.8g
きな粉	16.9g	レタス	1.1g
糸引き納豆	6.7g	プルーン	1.9g
ゴマ	10.8g	リンゴ	1.5g

文献 2 より引用

を改善させることに役立つ．また，大腸内において発がん物質の大腸粘膜への接触時間を短縮させ，大腸がんの抑制効果もあるといわれているが[3]，一方で，発がん抑制は明らかではないという意見もあり[4]，がん予防についての統一した見解は得られていないようだ．

　水溶性食物繊維はペクチン，グアーガム酵素分解物，アガロース，グルコマンナン，ポリデキストロース，アルギン酸ナトリウムなどを指す．食後の血糖値の上昇を穏やかにしたり，胆汁酸を吸着することによりコレステロールを低下する働きをもち，糖尿病や脂質異常症，冠動脈疾患，肥満に対してよい効果をもたらす[5]．また，水溶性食物繊維のなかでも，**ペクチン，グアーガム酵素分解物は，大腸粘膜のエネルギー源として重要**である．

4 大腸の栄養としての短鎖脂肪酸

　大腸内におよそ 1 mL あたり 100 億もの腸内細菌が存在し，そのすべては未だに解明されていない．その腸内細菌は，人の消化酵素で分解できない食物繊維，難消化性デキストリン，オリゴ糖などを利用して，短鎖脂肪酸（酪酸，酢酸，プロピオン酸）や乳酸，コハク酸などの有機酸を生成する．特に重要なのは**短鎖脂肪酸**であり，**大腸が利用できる唯一の栄養素**である．食物繊維も中心静脈栄養では投与することができず，経腸栄養を行う場合のみ利用できる栄養素である．食物繊維を投与しなければ，大腸が栄養不足となり元気に機能しないことになる．

　GFO 療法で食物繊維やオリゴ糖を強化するのは，**大腸に十分な栄養を与える**という意味があるのだ．

5 免疫臓器としての腸管を守る

　ここまでの説明で，GFO療法が"小腸の栄養（グルタミン）＋大腸の栄養（食物繊維，オリゴ糖）"，すなわち腸管への栄養を強化しているが理解できたと思う．

　それでは，なぜ腸管の栄養を考えることが重要なのか．第4章の最初に触れたように，**腸管は消化吸収のみではなく，強力な生体免疫機能の役割**も担っている．特に**腸管関連リンパ組織（gut associated lymphoid tissue：GALT）**を有していることに大きな意義がある．

　GALTは，全身のリンパ系組織の約60％を占めるリンパ球や抗体から構成される人体最大の免疫臓器である．ここは何度強調してもよい点だ．**腸管に十分な栄養がいきわたらなければ，人間の免疫機能の60％が十分に機能しない**ことになるのだ．人間の身体は，たとえ中心静脈栄養を行っていたとしても，長期間の絶食が続いたり，手術，外傷，熱傷などの強い侵襲が加わると容易に腸粘膜が萎縮し，消化と吸収に障害を認めるだけでなく，腸管免疫の低下をもたらす．結果として**バクテリアル・トランスロケーション（bacterial translocation，p.166参照）**を招いてしまう．経腸栄養を推奨するのは，バクテリアル・トランスロケーションを予防するという明確な目的があるからだ．

　GFO療法は，腸管へ十分な栄養素（グルタミン，短鎖脂肪酸）を供給することで腸管の状態を保ち，腸管の免疫機能を十分に発揮させるための栄養療法といえる．これでGFO®のような奇妙な製品が成り立つ理由も理解できたのではないかと思う．周りに知らない人がいたら説明してみよう．

Point
- GFO療法という奇妙な栄養療法があることを知っておこう
- 小腸の栄養はグルタミン，大腸の栄養は短鎖脂肪酸であることを覚えよう
- 免疫臓器としての腸管を守ることを意識しよう

参考文献

1) 「NSTの運営と栄養療法」（東口髙志 編），pp.65-67，医学芸術社，2006
2) 「五訂増補 日本食品標準成分表2010」（香川芳子 監），文部科学省，2009
3) Bingham, S.A. et al : Dietary fibre in food and protection against colorectal cancer in the European Prospective Investigation into Cancer and Nutrition (EPIC) : an observational study. Lancet, 361 (9368) : 1496-1501, 2003
4) Park, Y. et al. : Dietary Fiber Intake and Risk of Colorectal Cancer : A Pooled Analysis of Prospective Cohort Studies. JAMA, 294 (22) : 2849-2857, 2005
5) 久保　明：「サプリメントエビデンスブック 成分・疾患から見る研究論文」，pp.26-27，じほう，2006
6) 田中芳明：「NST栄養管理パーフェクトガイド上」，pp.26-32，72-87，医歯薬出版株式会社，2007
7) 「キーワードでわかる臨床栄養」（大熊利忠，金谷節子 編），pp.147, 211，羊土社，2007

第4章 経腸栄養と向き合う

5. 栄養剤って医薬品？それとも食品？

研修医：「GFO®の説明を聞いて，経腸栄養剤についての理解が深まりました」

しみず：**「ところで，栄養剤って医薬品と食品かどちらに分類されているか知っているかい？」**

研：「この前，エレンタール®やエンシュア・リキッド®を処方しましたけど，それなら医薬品ですよね．あっ，でも，栄養課に連絡して栄養剤を変更するときもありますね．あれ，どっちなんですか」

し：**「実は栄養剤は医薬品のものと，食品のものと両方あるんだよ．入院中はあまり意識しないかもしれないけど，退院してからも経腸栄養剤を使う患者さんでは，医薬品と食品でかかる費用が変わってくるからね」**

研：「そうか，医薬品だと保険がきくんですね」

1 経腸栄養剤に関わる保険医療

　　　　病院で働いていると忘れがちだが，基本的に病院のなかで行われているのは保険診療である．医療費のすべてを患者さんが払うわけではなく，患者さんは医療費の一部を負担し，そのほかの部分は，健康保険を通して支払われる．実は，**経腸栄養剤には医薬品のものと食品のものがある**．医薬品であれば保険が適用になり，自己負担の額を減らすことができるが，食品であれば全額自己負担になる．この違いは退院した後に顕著になる．

　　　医薬品であるエンシュア・リキッド®は，500 mLあたり335円の薬価がついている（表1）．同じく医薬品であるラコール®は，500 mLあたり455円である．入院中，1日に1,500 mLの経腸栄養剤の投与を行っていて，退院後も在宅で継続していく場合，エンシュア・リキッド®では1カ月で30,150円，ラコール®では40,950円の費用が発生する．医薬品である両製品は保険適用となるので，3割負担ならそれぞれ9,045円と

表1　経腸栄養剤の薬価と1カ月あたりの自己負担額

製品名	薬価			1カ月あたりの負担額		
	100 mL	500 mL	1,500 mL	1.5L×30日	3割負担	1割負担
エンシュア・リキッド®	67円	335円	1,005円	30,150円	9,045円	3,015円
ラコール®	91円	455円	1,365円	40,950円	12,285円	4,095円

12,285円，1割負担ならそれぞれ3,015円と4,095円となる（薬価は2010年11月現在）．食品の経腸栄養剤であれば，保険がきかないので，全額患者さんの自己負担になってしまう．食品の経腸栄養剤は種類が多く，それぞれで値段が異なるので，使用する経腸栄養剤の値段をいつも調べるようにしよう．

2 病院経営には食品の経腸栄養剤の方がやさしい

ただし，入院中は食品の経腸栄養剤を出す方が病院の経営を考えると望ましい．

近年，入院診療における医療費の支払いは，**診断群分類（diagnosis procedure combination：DPC）包括評価**が用いられるようになってきている．DPC包括評価とは，医療費の定額支払い制度に使われる評価方法であり，患者さんが"何の病気であったか"によって診療報酬が決まる制度である．一方，これまで行われてきた**出来高払い制度**は，"治療にどれだけの費用がかかったか"で診療報酬が決まる制度である．

出来高払いで診療報酬が決まる場合，医薬品の経腸栄養剤を使用すれば，その分だけ医療費を請求することができる．しかし，DPC包括評価では，病名に対して決まった額だけしか医療費を請求することができないため，医薬品の経腸栄養剤を使用すれば，請求できる医療費のなかでその費用を負担する必要が出てくる．

一方，食品の経腸栄養剤を使用した場合，診療報酬とは別に**入院時食事療養費**というものが加算できるため，その分を経腸栄養剤の費用にあてることが可能となる．入院時食事療養費は，施設の条件によって差があるが，1食506円もしくは640円を算定できる．このため，食品の経腸栄養剤で経腸栄養を行うと，1日1,518円もしくは1,920円を診療報酬とは別

に算定することができるのだ．

さらに経鼻チューブや胃瘻による経腸栄養では，1日あたり**鼻腔栄養手技料60点（600円）**を算定することができる．これは医薬品，食品，どちらの経腸栄養剤でも算定できるので，食品の経腸栄養剤を使用するメリットではないが，経腸栄養にかかわる診療報酬としてその存在を知っていた方がよいだろう．

わかりやすくまとめると，DPC包括評価時代の病院においては，入院中に医薬品の経腸栄養剤を使用すると，病院の持ち出しになる場合が多く，食品の経腸栄養剤を使用すれば，入院時食事療養費を算定できるので病院にとって得である，といえる．

何ともせこい話に聞こえるかもしれないが，経腸栄養を行うことで，病院経営を圧迫してしまうのも避けたい話である．一方，患者さんの側からすれば，食品の経腸栄養剤の方が入院時食事療養費の分だけ余計に入院費を請求されることになる．最終的には"どこがお金を出すか"という問題にはなるが，このようなしくみになっていることを十分に理解しておく必要がある．

3 医薬品の経腸栄養剤のメリット

医薬品と食品の経腸栄養剤を見分けるのは簡単で，その**経腸栄養剤を処方しなくてはいけないなら医薬品，処方する必要がないのであれば食品**である．近年，新しく販売される経腸栄養剤は基本的に食品なので，医薬品の経腸栄養剤（表2）を覚えてしまえば，ほかはすべて食品であると考えればよい．

表2　医薬品の経腸栄養剤

	成分栄養剤	消化態栄養剤	半消化態栄養剤
液状		ツインライン®	ラコール® エンシュア・リキッド® エンシュア®・H
粉末状	エレンタール® エレンタール®P ヘパン®ED		アミノレバン®EN

文献1をもとに作製

医薬品の経腸栄養剤のメリットは，①保険適用になる点のほかに，②**経時的に成分の変更がほとんどない**，③**効能・効果や適応，副作用を明示することができる**，ことなどが挙げられる．

国内で医薬品として流通させるには，厚生労働大臣による製造販売の承認が必要である．医薬品は"効能・効果"を記載し，副作用や禁忌を明示する必要がある．しかし，**食品の経腸栄養剤は，"効能・効果"はもちろんのこと，副作用や禁忌を示すことはできない**．それらを示すことができるのは医薬品の特権である．食品の経腸栄養剤では"適応：糖尿病"と記載することはできない．そんなことを書いてしまえば，"未承認医薬品"として処罰の対象となる．

4 今後の栄養療法の進展における大きな問題点

食品の経腸栄養剤は，日々，新しい製品が開発され続けている．医薬品と違って開発過程で厚生労働省の厳しい審査を受ける必要がないので，どんどん成分が変わっていき，速やかに改良品が発売される．しかし，その一方で，成分を新しくしたことで人体に悪影響がないかを製品に事細かく記載する必要がないため，食品の経腸栄養剤を投与するために生じるかもしれない下痢や腹部膨満感などの副作用に対する企業の製造責任が医薬品に比べて甘くなっている．

これは今後，栄養療法が活発化していくうえで，大きな問題点の1つである．これまでの医療は，栄養療法が軽く扱われていたので，経腸栄養剤のような特殊な食品が治療のために医療現場に登場する機会が少なかったが，これからは食品かつ治療に使われるような経腸栄養剤がどんどん医療現場に投入される．しかし，それらの製品には，医薬品ほど厳格な審査が行われていない．当然，事前に治験などは行われていないので，それらを使った栄養療法は，根拠がまったくない医療なのだ．まさにEBMの対極を行く医療である．EBMが全盛である現在の医療において，こうした食品の経腸栄養剤による栄養療法をどのようにとらえていくかは，慎重に議論していく必要がある．

今，**食品の経腸栄養剤の効果と安全性を担保するシステムづくりが求められている**．

Point

- 経腸経腸剤には医薬品と食品がある
- 経腸栄養剤の保険適用の有無は，在宅医療の場面で大きな問題となる
- 食品の経腸栄養剤の効果と安全性を担保するシステムが必要である

参考文献
1)「今日の治療薬2010解説と便覧」(浦部晶夫 ほか 編), pp.480, 南江堂, 2010
2)「DPC点数早見表－診断群分類樹形図と包括点数・対象疾患一覧 第6版」(医学通信社編). 医学通信社, 2010

第4章 経腸栄養と向き合う

6. 経腸栄養剤を選ぶ目を養おう

研修医「経腸栄養剤もいろいろな分類のしかたがあるんですね」

しみず「窒素源による分類，医薬品と食品による分類を知れば，大体，全体像はつかめたと思うよ」

研「それでもまだ経腸栄養剤，特に半消化態栄養剤を区別するのは難しいですよ」

し「経腸栄養剤の成分もみるべき点はいろいろあるからね．例えば食物繊維や食塩が入っていない経腸栄養剤もあるから，その辺は必ずチェックしておいた方がいいよ」

研「確かにこの前，長い間，食塩が入っていない経腸栄養剤を使っていて，低ナトリウム血症になった方はいました．あわてて食塩を入れるようにしました」

し「それじゃ，どうやって経腸栄養剤を選んでいけばいいか，細かいところを勉強していこう」

1 すべての経腸栄養剤の基本：エンシュア・リキッド®とラコール®

　半消化態栄養剤は，途方もなくさまざまな種類があるが，闇雲に覚えていこうとするのは得策ではない．まずエンシュア・リキッド®，ラコール®を徹底的にマスターすることをおススメする．それには理由がある．

　前項で示したように，両剤とも医薬品であり，①簡単に栄養成分の変更が行われない．そして，②そのほかの半消化態栄養剤は，エンシュア・リキッド®，ラコール®の不足した面を補うためにつくられた，と考えることができるからだ．

　この2つの経腸栄養剤を語るうえで，①が何よりの特徴であり，2つの

経腸栄養剤の組成までマスターしておく価値があるものとしている．

今，市場に出回っているほとんどの半消化態栄養剤は食品である．食品と医薬品の経腸栄養剤の違いはすでに述べたが，**食品の経腸栄養剤はその成分を変更しやすい**，という特徴をもっている（p.187，第4章-5参照）．一方，エンシュア・リキッド®やラコール®は，医薬品の経腸栄養剤であるがゆえに，簡単に栄養素の成分の変更を行うことはできない．

新しい栄養成分が次々と注目される時代のなか，成分の変更が難しい医薬品の経腸栄養剤は生き残りが難しいと感じるかもしれないが，見方を変えれば，この2つの経腸栄養剤には，経腸栄養剤の基本がすべて詰まっているということになる．すべての半消化態栄養剤は，この2つを基本にして改良をされていると考えていいだろう．

2 経腸栄養剤の成分の見方

それでは，エンシュア・リキッド®とラコール®の成分を細かくみていこう（**表1**）．経腸栄養剤の成分を見かたとしては，①三大栄養素，②ビタミン，③電解質，④微量元素，⑤食物繊維，⑥濃度を分けてみていくのがいい．

1）三大栄養素

エンシュア・リキッド®は，標準的な組成の半消化態栄養剤であり，三大栄養素のエネルギー比は，タンパク質14％，脂質31.6％，糖質54.5％となっている．

一方，ラコール®は，日本人の食事摂取パターンを参考につくられており，三大栄養素のエネルギー比は，タンパク質18％，脂質20％，糖質62％で，エンシュア・リキッド®に比べて，脂質が少なく，タンパク質と糖質が多くなっている．

そのほかの経腸栄養剤を選択するときも，まず**三大栄養素の比率をみる**ところから始める．タンパク質を強化したものであれば，タンパク質の量が多めに設定されているし，血糖値の急激な上昇を抑えたいものであれば，糖質が抑えめで，脂質の量が多めに設定されている．最近では，糖尿病用，PEM（protein energy malnutrition）用，COPD（chronic obstructive pulmonary disease）用など病態別に経腸栄養剤が開発され

表1 エンシュア・リキッド®とラコール®の成分表（100kcal中）

製品名	エンシュア・リキッド®	ラコール®
容量（mL）	250, 500	200, 400
kcal/mL	1.0	1.0
タンパク質（g）	3.5	4.4
脂質（g）	3.52	2.23
糖質（g）	13.72	15.62
ビタミンA（IU）	250	207
ビタミンD（IU）	20	13.6
ビタミンE（mg）	3	0.65
ビタミンK（μg）	7.0	62.5
ビタミンC（mg）	15.2	28.1
ビタミンB_1（mg）	0.15	0.38
ビタミンB_2（mg）	0.17	0.245
ビタミンB_6（mg）	0.2	0.375
ビタミンB_{12}（mg）	0.6	0.32
葉酸（mg）	0.02	0.0375
ナイアシン（mg）	2.0	2.5
パントテン酸（mg）	0.5	0.958
ビオチン（μg）	15.2	3.860
Na（mg）	80.0	73.8
K（mg）	148	138
Cl（mg）	136	117
Ca（mg）	52	44
P（mg）	52	44
Mg（mg）	20	19.3
Mn（μg）	200	133
Cu（μg）	100	125
Zn（mg）	1.5	0.64
Fe（mg）	0.9	0.625
I（μg）	なし	なし
食物繊維	なし	なし

文献1をもとに作製

ているが，それぞれの病態に合わせて三大栄養素の組成が変更することで対応している．確認してみよう．

表2 各製品におけるビタミンKの含有量

製品名	ラコール®	エンシェア・リキッド®	エレンタール®	イントラリポス®20%
ビタミンK含有量	62.5 μg/100mL	7.0 μg/100mL	3 μg/80g	69.9 μg/100mL

ワルファリン服用患者に投与可能な目安は、ビタミンK含有量が100 μg/日未満
文献2をもとに作製

表3 ビタミンKが問題となる製品

	ラコール®	イントラリポス®
臨床症状・措置方法	併用注意 ワルファリンの作用を減弱するおそれがある	
秩序・危険因子	ビタミンK_1がワルファリンの作用に拮抗するため(本剤はビタミンK_1を62.5μg/100mL含有する)	本剤の原料のダイズ油に由来するビタミンK_1がワルファリンの作用に拮抗するため

文献2をもとに作製

2) ビタミン

ビタミンは、何がどのくらい入っているかを確認しておいた方がよい。抗酸化ビタミンであるビタミンCやビタミンEが強化されているものもでてきている。エンシュア・リキッド®とラコール®で注目すべき点は、**ビタミンKの含有量**である。**ラコール®の方が約9倍多く含まれている**(表2)。ラコール®は、心房細動などでワルファリンを内服中の患者さんの場合、ワルファリンの効果を減弱するおそれがあり、注意が必要である。表3のように、脂肪乳剤でもビタミンKが問題なることもある。覚えておこう。

3) 電解質

最も大切なのは、ナトリウム含有量だろう。ナトリウムはmgで表記されていることが多いが、直感的にわかりにくいので、食塩相当量に換算した方がよい。

> Na（mg）× 2.54 ÷ 1,000 ＝ 食塩相当量（g）

　これで計算すると，100 mL当たりの食塩量は，エンシュア・リキッド®で0.2g，ラコール®で0.35gである．1,000 mLを投与しても，それぞれ2 gと3.5gにしかならない．両製剤の食塩量が少ないことは知っておいた方がいいだろう．慢性心不全や慢性腎不全など水分制限が必要で食塩の負荷が問題となる場合には，使用しやすいといえる．

　食品の経腸栄養剤では，ナトリウムの量が増量してあったり，慢性腎不全用として，各電解質の量が制限されていたりする．

4）微量元素

　これもきちんと確認しておく．食品の経腸栄養剤では，吸収を効率よく行えるように亜鉛と銅の比率が調整されているなど，細かい配慮がなされている．ちなみに亜鉛と銅は，吸収のしくみが拮抗しており，亜鉛の過剰投与では，銅の吸収障害を来し低銅血症を認める可能性がある．

5）食物繊維

　エンシュア・リキッド®，ラコール®には食物繊維は添加されていない．現在，発売されている食品の経腸栄養剤は，食物繊維を含有しているものがほとんどである．

6）濃度

　1 mLあたりどのくらいのエネルギー量であるかを確認する．水分制限がある場合は，濃度が濃い方が使いやすい．医薬品のエンシュア®・Hは1.5kcal/mLであり，エンシュア・リキッド®より少ない量で多くのエネルギーを供給できる．

　最近は，はじめから水分を添加して濃度を薄くしてある食品の経腸栄養剤も開発されており，水分補給を別個にしなくてもよい製品も登場している．濃度は水分補給の量との関係において，重要な要素である．

❸ エンシュア・リキッド® とラコール® を基準にしよう

　以上のように，まずエンシュア・リキッド® とラコール® の成分組成をよく確認して，ある程度覚えてしまえば，ほかの経腸栄養剤の成分組成をみたときにも応用がきく．各病院に採用されている経腸栄養剤をこのような視点で確認していこう．ポイントさえ押さえてしまえば，使い分けるのはそれほど難しいことではないだろう．

Point

- エンシュア・リキッド® とラコール® の組成を覚えよう
- 経腸栄養剤は，①三大栄養素，②ビタミン，③電解質，④微量元素，⑤食物繊維，⑥濃度の順にみていこう
- 病院で採用されている経腸栄養剤の組成を確認しよう

参考文献
1)「今日の治療薬2010 解説と便覧」（浦部晶夫 ほか 編）pp.480，南江堂，2010
2) 斉木明子 ほか：ワーファリン服用患者におけるビタミンK含有製剤の投与指針．医薬ジャーナル，39（7）：2072，2003

第4章　経腸栄養と向き合う

7. 経腸栄養は意外と怖い！？
～嘔吐と下痢の恐怖～

研修医「経腸栄養剤の使い分けはばっちりになりました．うちの病院で採用されている栄養剤は完璧です」

しみず「味見もしておいた方がいいよ．最近の経腸栄養剤はだいぶおいしくなってきたけど，おいしくないやつもけっこうあるからね」

研「わかりました．今度，病棟の看護師さんに頼んで，研修医で試飲会を企画します．ところで，先生，実際に経腸栄養をすると，嘔吐や下痢をしてしまう人が多いですね．今，担当している患者さんも，経腸栄養がうまくいかなくて悩んでいます」

し「そうなんだよ．腸を使って栄養を投与しようとすると，どうしても嘔吐や下痢が出てくることが多いんだ」

研「看護師さんと相談しながらやっているんですが，うまく行かないんですよ．どうやったらいいのか，全然思いつかなくて」

し「経腸栄養をうまくやるには，いかに合併症を減らすかを考えていく必要があるんだよ．これからは，経腸栄養の合併症対策を勉強していこうか」

1 使い手を選ぶ経腸栄養

　経腸栄養剤の区別がつくようになって，経腸栄養に慣れてくると，次の大きな問題に直面する．経腸栄養に伴う合併症である．静脈栄養，特に中心静脈栄養におけるさまざまな合併症のために静脈栄養よりも経腸栄養が勧められていることを前章で説明したが，**経腸栄養を行うのも簡単なことではない．経腸栄養の方が中心静脈栄養よりも合併症が比較的少ない**，という言い方が適切だろう．経腸栄養を行ってさえいればよいというものではない．むしろ，**経腸栄養こそ使い手を選ぶのではないか**．だからこそ，栄養療法の達人は，経腸栄養の達人にもならなくてはならない．

表1　経腸栄養の合併症

消化器系合併症	悪心・嘔吐，下痢，便秘，腹部膨満
代謝性合併症	水分過剰投与，脱水 高血糖，高浸透圧性昏睡，低血糖 高尿素窒素血症，高アンモニア血症，必須脂肪酸欠乏症 ビタミン・微量元素欠乏症，電解質異常 過栄養による体重増加
感染症	誤嚥性肺炎，腸内細菌汚染

文献1より引用

2 経腸栄養における二大合併症　～嘔吐と下痢～

　それでは，どんな合併症があるのだろうか．経鼻チューブを用いて経腸栄養を行う場合と胃瘻を用いて経腸栄養を行う場合でそれぞれ問題点があることは，前章で説明した（p.99，104，第3章-4，5）．今回は，投与経路にかかわらず経腸栄養に伴って起こりえる合併症について説明する．つまり，経腸栄養剤を投与し始めると問題になることである．**表1**にその詳細を示す．

　特に悪心・嘔吐，下痢については発生頻度が高い．経腸栄養の二大合併症といっても過言ではないだろう．経腸栄養を行う誰もがこれらに悩まされることになる．特に**経腸栄養を始めた直後の数日間に二大合併症が出現する頻度が高い**．経腸栄養を始めた翌日に嘔吐して，経腸栄養を中止しなくてはならなくなったり，嘔吐せずに順調に行っていると思っていたら急に下痢になってしまったりというのは経腸栄養を施行する際にはよくある光景である．**経腸栄養の達人は，この二大合併症を極力起こさないように管理することができ，もし二大合併症に遭遇したとしてもうまく対処するノウハウをもっているべきだ**．これが簡単なようで難しい．マニュアルを超えたノウハウを身につけないと，二大合併症に対応するのは困難である．

3 経腸栄養剤を選択するときに考えること

　表1の代謝性合併症の項目をみればわかるように，**経腸栄養においても中心静脈栄養と同様にさまざまな代謝性合併症が起こると思った方がよい**だろう．経腸栄養剤の成分をよく吟味して使用しなければ，高血糖，高尿

表2　経腸栄養剤の選択に必要なチェック項目

① 血糖値が上昇しやすい糖質を含んでいないか
② タンパク質はどれくらい含んでいるか
③ 脂質はどれくらい含んでいるか
④ ビタミン・微量元素は適量か
⑤ 電解質，特に塩分はどれくらい含んでいるか
⑥ 食物繊維がどれくらい含んでいるか

素窒素血症，必須脂肪酸欠乏症，ビタミン・微量元素欠乏症，電解質異常などの合併症に頻繁に遭遇する．そういった意味でも，経腸栄養剤を選ぶ際には，①血糖値が上昇しやすい糖質を含んでいないか，②タンパク質はどれくらい含んでいるか，③脂質はどれくらい含んでいるか，④ビタミン・微量元素は適量か，⑤電解質，特に塩分はどれくらい含んでいるか，などはきちんと押さえておかなくてはならない（表2）．このあたりは中心静脈栄養のメニューを決める場合と同じである．経腸栄養の場合，さらに⑥食物繊維はどれくらい含んでいるか，も確認しておきたい．静脈栄養では登場しなかったが，**経腸栄養を行う場合，食物繊維の存在は限りなく大きいのである**．

4 絶対に防がなくていけない嘔吐

　何度も強調するが，特に怖いのは嘔吐である．**嘔吐は致命的になることがある**．経腸栄養を行った後に経腸栄養剤を大量に嘔吐し誤嚥した結果，窒息状態に陥ったり，重症の誤嚥性肺炎になったりすることがあるからだ．

　経腸栄養を行うような方では，**意識が清明ではないことが多いため，嘔吐したとしても返事をすることができず発見が遅れる**ケースも多い．特に経腸栄養が終わってしばらく時間が経過した後に嘔吐した場合，速やかに発見することが難しい．また，通常なら経腸栄養剤などの液体を嘔吐・誤嚥しても咳嗽反射があるため，大量の経腸栄養剤が気道に流れていくことはないが，もともと経腸栄養を行うような患者さんは，**嚥下機能，咳嗽反射がともに衰えていることが多く，大量の経腸栄養剤がそのまま気道に流れ込んでしまうことも多い**のだ．大量の経腸栄養剤を誤嚥して発見が遅れ

れば，命にかかわることは明白である．

　このような嘔吐による致命的な状態は絶対に防がなくてはならない．患者さんの予後を良くしようとして行った経腸栄養で予後を縮める結果になってしまう事態は絶対に避けよう．嘔吐はいつでも起こりえる合併症なので，**経腸栄養では常に気道確保を意識する必要がある**．気管内挿管や気管切開をしてあり，経腸栄養剤が気道に流れにくい状況の方が経腸栄養は安全に施行できるともいえる．

　次の項では，どのように嘔吐を防ぐかを考えていこう．

Point
- 経腸栄養は合併症も多く，使い手を選ぶことを覚えよう
- 経腸栄養の二大合併症，嘔吐と下痢に要注意
- 嘔吐による窒息だけは何としても起こらないようにしよう

参考文献
1)「やさしく学ぶための輸液・栄養の第一歩　第二版」(日本静脈経腸栄養学会 編)，pp.274，大塚製薬，2008
2)「経腸栄養剤の種類と選択－どのような時，どの経腸栄養剤を選択するべきか－」(井上善文，足立香代子 編)，pp.108-132，フジメディカル出版，2009

第4章 経腸栄養と向き合う

8. 経腸栄養時の悪心・嘔吐対策

研修医「経腸栄養の合併症は多いですね．経腸栄養剤の種類だけわかっていれば経腸栄養は簡単にできると思っていましたが，甘かったです」

しみず「経腸栄養を始めた後の数日間がいちばん合併症の発生する時期なんだよ．特に嘔吐は何としてでも防ぎたいよね」

研「そうですね．この前，経腸栄養を始めた方が2日目に嘔吐して，それがきっかけで肺炎になってしまいました」

し「そう，それがいちばん怖いんだよ」

研「先生，嘔吐はどうやって防ぐんですか？」

し「確実な方法はないんだけどね．だけど，経腸栄養を始める数日間は，経腸栄養用のポンプを使うことをお勧めするよ．やったことはあるかい」

研「いえ，ないです．そんなものがあるんですか？」

し「あるんだよ．最近，うちの病院にも入ったからね．使い方を覚えておいた方がいいよ」

1 悪心・嘔吐対策はたくさんある

ここでは悪心・嘔吐対策をみていこう．悪心・嘔吐の原因とその対策には，表のようにさまざまなものがある．たくさんあるので覚えるのは大変だが，すべて実践して自分のものにしておく必要がある．

2 何より経腸栄養剤を試飲しておく

まず何より栄養剤の不快臭による悪心・嘔吐があることを知るべきである．経腸栄養剤は必ず試飲する．患者さんに経腸栄養を行うのなら必須である．試飲をすればなぜ嘔吐するかがよくわかる．匂い，味ともに好まし

表　悪心・嘔吐の原因と対策

原因	処置および対策
不快感	フレーバーの使用 なるべく半消化態栄養剤へ変更する 必ず経腸栄養剤を試飲する
胃内残留物	投与速度を落とす ベッドのギャッチアップを長めにする 胃内残留量が 50 mL 未満になったら投与を再開する カテーテル先端を小腸へ移動する 薬剤（消化管運動機能改善薬）の投与
急速注入	元の注入速度に戻す 経腸栄養ポンプを用いて投与速度を調整する ● 12〜24 時間毎に 25 mL/時ずつ増量する ● 50 mL/時以下で注入を開始し，12〜24 時間ごとに 25 mL/時ずつ増量する 経腸栄養剤を固形化する
乳糖不耐症	乳糖の含有量が少ないものや含まない製剤に変更

文献1をもとに作製

くないものが多いからである．特に**成分栄養剤，消化態栄養剤はおいしくない**．どうもアミノ酸やペプチド自体に原因があるようだ．専用のフレーバー（味と香りをつけるもの）を使っても，毎日飲むのは辛いことが多い．自分自身，研修医時代に成分栄養剤であるエレンタール®を試飲して愕然とした．毎日飲む代物ではないと感じた．最近では改良も進み，以前よりは飲みやすくなってきたが，まだまだ患者さんに自信をもって勧めるには難しい味である．

　第1章で説明したが，食品には3つの機能がある（p.35参照）．**中心静脈栄養のメニューを決めるときのように1次機能である栄養素だけに注目しているのでは経腸栄養は不十分だ**．経腸栄養剤は，2次機能である"おいしさ"を必ず確認しておきたい．患者さんを守るためにはおいしくない経腸栄養剤は使わないくらいの意気込みが必要である．

　ちなみに半消化態栄養剤はおいしいものが多いが，基本的に甘いものが多い．甘いものだと毎日飲むのを嫌う人もいる．特に高齢者は塩味を好む人が多いので，これからは甘くない，塩味のきいた経腸栄養剤の開発も必要だと感じている．

3 チューブの先端を小腸に置くという選択

　胃の中にどれくらい残留物が残っているかを意識するのも大切である．**脳卒中がきっかけで経腸栄養を行うような患者さんでは胃腸の蠕動運動が低下していることがある**．ICUで人工呼吸管理をしていて，**ドーパミンやノルアドレナリンなどの昇圧薬を使用している患者さんでも，同様に胃腸の蠕動運動は低下する**．ある程度の時間が経っても，通常では考えられないくらい胃の中に経腸栄養剤が残っていることも考えられる．その場合の対策としては，投与速度を遅くする，ベッドのギャッチアップを長めにする，経鼻チューブの先端を十二指腸まで進める（胃瘻の場合，経胃瘻的にチューブを挿入し，十二指腸または空腸に留置する方法がある），消化管運動機能改善薬（ガナトン®，ガスモチン®，ナウゼリン®など）を投与する，などがある．

　特にICUにおける経腸栄養では，**チューブの先端を胃ではなく，十二指腸以降にしておいた方がよいかもしれない**．重症であればあるほど，消化管の動きが鈍くなりやすく，胃内への投与では嘔吐の可能性が高くなる．

4 経腸栄養の投与経路と消化への影響

　経腸栄養のそれぞれの投与経路に応じて，消化の流れに大きな影響を与えることは知っておいた方がよい．

　経腸栄養のなかでも経鼻チューブを使用して行う場合，**チューブが胃の噴門部を通過するため，下部食道括約筋が収縮するのを邪魔してしまう**．その点，胃瘻では噴門部を何も通らないので，下部食道括約筋の収縮の邪魔にはならない．しかし，**胃瘻の場合は腹壁と胃を固定しているので，胃の蠕動運動の邪魔になる**．チューブの先端を胃の幽門部を超えて十二指腸まで挿入すると，経腸栄養剤が口腔内まで逆流してくることは稀になるが，今度は胃を使用しないため，**ダンピング症候群のような状態になりやすい**（memo参照）．

　このため，チューブの先端を十二指腸以降に置いて経腸栄養をする場合，**経腸栄養ポンプを用いて，時間をかけてゆっくり経腸栄養剤を投与した方がよい**．目安としては20 mL/時から始めるのが無難だろう．胃内へ投与するときのような急速投与は絶対しないようにしたい．このときの**経**

腸栄養ポンプの役割は，胃の貯留機能を肩代わりしているイメージである．本来なら胃が食べ物を小腸に送りこむ速度を調整しているのだが，胃を飛び越えてしまっているため，それができない状態になっているのだ．

このように経腸栄養の投与経路が違うだけで，気をつかうところが変わってくるので注意が必要だ．

5 経腸栄養ポンプを使いこなす

急速注入が原因となる嘔吐についても経腸栄養ポンプによる投与速度の調整が力強い味方となる．前述したように胃瘻の場合，胃の蠕動運動にはマイナスの作用を与えるため，通常では問題にならない速度の経腸栄養剤が胃内に入ってきても，先に進まず口腔の方へ逆流してしまうことがある．経腸栄養剤の場合，手動でゆっくり滴下すると詰まってしまうことが多く，経腸栄養ポンプを使用した方がうまくいくだろう．

また，通常の経腸栄養剤は液体であるが，それを固形化して投与する方法も行われている．**液体よりも固形化した方が逆流しにくい**，という発想である．液体の経腸栄養剤では嘔吐を繰り返してしまう方では，経腸栄養剤の固形化も念頭に入れておきたい．

以上が悪心・嘔吐対策の全貌である．**理屈だけでなく，それぞれの方法を実践し，自分なりの見解をしっかりもっておく**ことが経腸栄養の達人には求められるだろう．

---

memo：ダンピング症候群とは

ダンピング症候群とは，通常，胃切除後にみられる症候群で，食物が胃を経過せず急速に小腸に送り込まれることが原因である．
早期ダンピング症候群と後期ダンピング症候群に分類される．早期ダンピング症候群では，通常よりも浸透圧の高い食物が急速に小腸に流れ込むことで，体液が腸の中に逃げていき，そのことが原因で，一時的に循環血液量が減少したのと同じ状態になる．症状は，冷汗，動悸，めまい，顔面紅潮，全身倦怠感，全身脱力感，全身熱感などがある．
後期ダンピング症候群では，糖質が短時間の内に小腸から吸収されることにより高血糖となることに反応し，インスリンが過剰に分泌され，結果として低血糖を引き起こす．症状は発汗，疲労感，立ちくらみ，めまいなどがある．

Point

- 経腸栄養における悪心・嘔吐対策は実践し,すべて身につけておく
- それぞれの投与経路と消化への影響をしっかり理解する
- 経腸栄養ポンプを使いこなして,胃をサポートしてあげよう

参考文献

1)「やさしく学ぶための輸液・栄養の第一歩 第二版」(日本静脈経腸栄養学会 編), pp.275, 大塚製薬, 2008
2)「経腸栄養剤の種類と選択-どのような時,どの経腸栄養剤を選択するべきか-」(井上善文, 足立香代子 編), pp.123-128, フジメディカル出版, 2009

第4章 経腸栄養と向き合う

9. 聞きたくない言葉
～先生，下痢になりました！～

研修医：「先生，経腸栄養ポンプを使ってから，嘔吐しないようになりました．確かに効果がありますね」

しみず：「ポンプを使うと経腸栄養の持続投与というやり方ができるようになるんだよ．点滴みたいでしょ」

研：「一度に一気に落とすよりも，持続投与の方が吐きにくいんですね」

し：「患者さんは少し大変かもしれないけどね」

研：「先生，嘔吐は何とか防げるようになったんですけど，下痢がまだ治らないんですよ」

し：「あぁ下痢か．これは経腸栄養をやっているときにいちばん遭いたくない敵なんだよね．『先生，下痢になりました！』と言われると，がっくりくるよ」

研：「僕もです．何をしていいかもわからないので，とにかく栄養剤を変えたり，下痢止めを出したりしているんですが，うまく治らなくて」

し：「経管栄養をやっているときの下痢は何としても克服しなくてはいけない合併症なんだよ．下痢の対策がうまくできなければ，経腸栄養をやらない方がいいかもしれないと思えるくらいだ．これについて勉強していこうか」

1 経腸栄養の最大の敵 ～下痢～

　経腸栄養を行ううえで，何としても克服しなくてはいけない合併症が下痢だ．栄養療法をいろいろと勉強していくと，静脈栄養よりも経腸栄養が推奨されているということを知る．経腸栄養の利点は数多い．しかし，いざ栄養状態を改善させようと経腸栄養を始めると，この下痢という合併症が容赦なく襲いかかってくる．そして，誰もが聞きたくないあの言葉が看護師さんの口から発せられる．そう，「先生，下痢になりました」である．

多くの人はこの言葉を聞いて，何をしていいかわからなくなる．そして，止痢剤を使ったり，経腸栄養剤を変更したりする．それでも下痢は治らない．どうしようもなくなって静脈栄養に戻したりする．腸管を安静にすればいいのだ，下痢の元となる栄養剤を止めればいいのだ，と．現に経腸栄養に伴う下痢を嫌って，積極的に経腸栄養を行っていない施設もあると聞く．**下痢になれば，臀部や仙骨部が湿って，褥瘡になりやすくなる**．ひどい下痢の場合，オムツ交換も大変である．さらに下痢が長く続けば，経腸栄養剤自体が身体に吸収されていないかもしれないので，十分な量の経腸栄養剤を投与しても栄養療法として成立していない可能性まで出てくる．それほど下痢と向きあうのは嫌なものなのである．栄養療法を勉強して経腸栄養を知ってしまったために向きあわなくてはならなくなった試練なのだ．

2 これだけある下痢の原因

さて，経腸栄養における下痢の対策について考えていこう．下痢にいかにして勝てばいいか．やはり孫子の"彼を知り己を知らば，百戦危うからず"が参考になる．まずは下痢について知らなくてはならない．下痢の原因について調べてみよう．

表に下痢の原因について論文などではっきりといわれているものから，NST領域で噂の範疇でいわれているものまで列挙した．この表では経腸栄養を施行するときに限ったものはなく，下痢になる原因をすべて挙げた．一目みれば理解できると思うが，**下痢の原因は非常にたくさんある**のである．この1つ1つによく精通しなければ下痢を克服することができない．

しかし，現在，経腸栄養を施行するときに下痢となった場合，"経腸栄養剤が合わない"ことを理由にしているケースがあまりに多い．そして，どう合わないのかと検討していないケースがほとんどである．**経腸栄養剤自体が問題となるケース**は，エレンタール® など**浸透圧が高い経腸栄養剤**の場合，栄養剤の組成に問題がある場合（**乳糖不耐症，脂質量の程度，食物繊維の有無**など），**栄養剤の細菌汚染**などに限られる．健康な人が経腸栄養剤を試飲しても，ほとんど下痢を起こさないことを考えても，下痢の原因の大部分を経腸栄養剤の責任にするにはやや無理がある．

表　下痢の原因

食事要因	その他
経腸栄養剤の投与速度が速い	胆汁・膵液分泌不全*
経腸栄養剤が合わない	集中治療室（ICU）への入室*
栄養剤の細菌汚染	化学物質などの服用*
高浸透圧の栄養剤（エレンタール®など）	乳糖不耐症*
高浸透圧物質（乳糖，ソルビトールなど）の服用*	ストレス
長期間の絶食	腹部寒冷刺激
不適切な食物繊維	胃切除後
高脂肪食	吸収不良症候群*
食物アレルギー*	甲状腺機能亢進症
暴飲暴食	糖尿病
	尿毒症
	不適切な下剤の投与*
	クロストリジウム＝ディフィシル関連下痢症*
	その他の感染性腸炎*
	放射線性腸炎*
	虚血性腸炎*
	抗がん剤の副作用*
	抗菌薬の長期使用*
	他薬剤による副作用*
	低アルブミン血症*
	過敏性腸症候群*

＊：論文などで下痢の原因とされているもの

3 経腸栄養剤以外の要因にも目を向けよう

　それより患者要因，医療要因にもっと目を向けよう．例えば，経腸栄養が行われるケースは，多くの場合，脳卒中による嚥下障害，意識障害，術後，多発外傷など非常にストレスがかかった状態である．ストレス，ICUへの入室，胃切除後なども下痢の原因になるので，そもそも**経腸栄養を必要とする患者さんたちは，下痢になりやすい集団**ともいえるのだ．特にICUでは，想像を絶するストレス下にあり，長期間の絶食や抗菌薬を含む多種多様な薬物の投与が当然のように行われている状況にある．胃腸に細

心の注意を払わなければ下痢をしてしまうのも無理はない．

　栄養療法の基本を知らなければ，長期間の絶食を指示してしまうのもしかたがないかもしれないが，長期間の絶食ほど下痢の原因となるものはない．特に小腸の粘膜は新陳代謝が激しく，3～4日で新しい細胞に入れかわる，ともいわれており，**1週間の絶食でも小腸は使いものにならないくらいボロボロになってしまうのだ**．さらに低アルブミン血症が進めば，腸管は浮腫を起こす．通常通り，吸収ができなくなるのも無理がない．そのうえ，抗菌薬を乱用すれば，クロストリジウム＝ディフィシル関連下痢症の温床となる（p.211，第4章–11参照）．

　このように考えていけば，経腸栄養による下痢の原因は，われわれ自身の医療行為にかかわる要因が多いのではないか，と思えてくる．**下痢を起こせないように患者さんの状態をうまく調整することも経腸栄養をうまく行う秘訣**である．常に胃腸のことを考えた治療を行おう．

Point

- 経腸栄養を行う際には真剣に下痢と向き合おう
- 下痢の原因は思っている以上にたくさんある
- 経腸栄養剤の責任にしないで，自分の治療を振り返ろう

参考文献

1）アボットジャパン：経腸栄養における下痢の対策チェックポイント（雨海照祥 監修），2007
2）藤田崇宏：入院中の下痢．レジデントノート，10（4）：540-545，2008
3）茂木恒俊：止まらない！経腸栄養時の下痢．レジデントノート，10（4）：556-559，2008
4）蟹江治郎：経管栄養（おもにPEG）による下痢．消化器外科 NURSING，11（8）：791-798，2006
5）岡晶子，小林健二：入院患者の下痢．Medicina，43（13）：2012-2014，2006
6）Christine, A.：Epidemiology and causes of acute diarrhea in developed countries. Up to date online, 2006（http://uptodate.com）
7）Christine, A.：Approch to the adult with acute diarrhea in developed countries. Up to date online, 2009（http://uptodate.com）
8）Peter, A. et al.：UpToDate：Approch to the adult with chronic diarrhea in developed countries. Up to date online, 2009（http://uptodate.com）
9）「経腸栄養剤の種類と選択－どのような時，どの経腸栄養剤を選択するべきか－」（井上善文，足立香代子 編），pp.108-112，フジメディカル出版，2009

第4章　経腸栄養と向き合う

10. 腸にもリハビリテーションが必要！？

研修医:「下痢の原因はたくさんありますね．これを考えながら，対策を練っていくとなると，大変そうだなぁ」

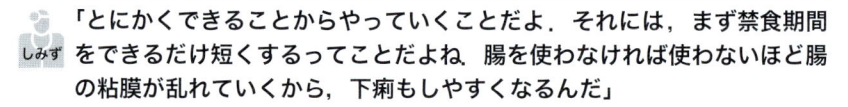

しみず:「とにかくできることからやっていくことだよ．それには，まず禁食期間をできるだけ短くするってことだよね．腸を使わなければ使わないほど腸の粘膜が乱れていくから，下痢もしやすくなるんだ」

研:「病気のせいでしかたなく禁食期間が長くなってしまった患者さんはどうすればいいですか．今担当している患者さんで1カ月禁食だった方がいるんですけど」

し:「これは腸のリハビリをしていくしかないね．エビデンスはないんだけど，僕自身，そういう考え方で経腸栄養のメニューを組むようにしているよ」

研:「腸のリハビリ？どうやるんですか？」

1 長期間の絶食で萎縮した腸管を戻すには

　重症の患者さんを診療していると，救命を優先するという大義名分で，ついつい食事のことは後回しにしてしまう．本来ならうまく経腸栄養を行いながら治療を進めていく方が治療の効果も出やすいのだが，そうはいってもすべての患者さんで経腸栄養を行うのも現実的には無理な話だ．前述したように経腸栄養にも多くの合併症があり，重篤な病気にさいなまれた患者さんに対して，安全に経腸栄養を行うことほど難しいことはない．

　中心静脈栄養などを駆使しながら治療を続けていて，結果的に1カ月絶食になってしまったというケースも日常臨床の場ではよく遭遇する．ようやく病気が落ち着いてきて，これから退院に向けて食事を開始しよう，という方針になったとする．この場合，経口摂取にせよ経腸栄養にせよほぼ下痢になることが予想される．**長期間の絶食により腸管粘膜がひどく萎縮**

していることが考えられるからである．長期間の絶食から腸を元に戻していくにはどうしたらいいのだろうか．

2 エレンタール®から始める腸のリハビリテーション

本章の「3．栄養剤が腸に与える影響は？」（p.174）で説明したように，人間の腸管においても，"中心静脈栄養＜成分栄養剤＜半消化態栄養剤＜半消化態栄養剤＋食物繊維＜食事"の順で腸管粘膜の萎縮を防ぐことができるものとする．もし腸管粘膜が萎縮していた場合，上記の結果に従い，腸管への影響が少ない順に徐々に栄養療法を強化していけば腸管にかかる負担を少なくできるという考え方もできる．

成分栄養剤はCrohn病などの炎症性腸疾患に対して使用できるくらいなので，腸への負担が非常に少ない栄養剤といえる．**エレンタール®**は脂肪もほとんど含まれておらず，消化機能が落ちていても吸収しやすい栄養素だけ構成されているので，**萎縮した腸管にとって最もやさしい栄養剤**ということができる．萎縮している腸管がまず始めるリハビリテーションとして，成分栄養剤であるエレンタール®が適切なのではないかと考える．

ちなみにエレンタール®は浸透圧が高く，下痢の原因にもなるといわれているが，適度に濃度を薄めたり，投与速度を遅くしたりすることで対応できるだろう．

3 次の段階は消化態栄養剤や半消化態栄養剤

しかし，エレンタール®ばかりを続けていても，タンパク質の消化機能は戻ってこないし，脂質の消化吸収のリハビリテーションが進まない．次のメニューは消化態栄養剤や半消化態栄養剤になるだろう．特に消化態栄養剤である**ツインライン®は消化吸収のしやすい脂質である中鎖脂肪酸を配合**しているので，脂質の消化吸収を再開するには適しているのではないだろうか．ツインライン®を挟んでから食物繊維を含まない半消化態栄養剤であるエンシュア・リキッド®やラコール®に進み，最終的には食物繊維まで含んだ半消化態栄養剤を使用していく（**図**）．

食事オーダーでも同様の考え方で腸管のリハビリテーションを行うことが可能だと考える．たとえば粥のような消化のよい食事や脂質を少なめにした食事から開始し，徐々に通常の食事に戻していく方法である．

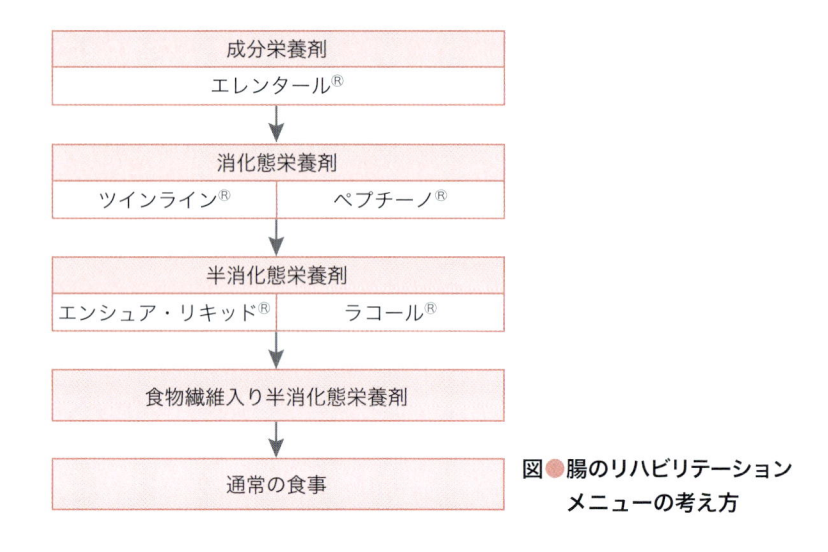

```
┌─────────────────────────────┐
│       成分栄養剤             │
│      エレンタール®           │
└─────────────┬───────────────┘
              ↓
┌─────────────────────────────┐
│      消化態栄養剤            │
│  ツインライン®  ペプチーノ® │
└─────────────┬───────────────┘
              ↓
┌─────────────────────────────┐
│     半消化態栄養剤           │
│ エンシュア・リキッド® ラコール® │
└─────────────┬───────────────┘
              ↓
┌─────────────────────────────┐
│ 食物繊維入り半消化態栄養剤   │
└─────────────┬───────────────┘
              ↓
┌─────────────────────────────┐
│       通常の食事             │
└─────────────────────────────┘
```

図●腸のリハビリテーションメニューの考え方

4 それでもエビデンスには乏しい

　この腸のリハビリテーションという考え方が，実際によい治療効果を生むのかは不明である．このようなメニューで経腸栄養を行えば長期間の絶食から経腸栄養を始めても下痢になりにくいという明確な根拠は示せない．エビデンスに乏しい考え方であることは否めないのである．しかし，1つの考え方として頭の片隅に入れておいても損はしないだろう．

　私自身，このような考え方に沿って日常臨床の場で腸管のリハビリテーションを行い，よい結果がでている．しかし，**最もよいのは長期間の絶食にさせないように早期から経腸栄養を行うこと**である．長期間の絶食を減らす努力を常にしていきたい．

Point

- さまざまな経腸栄養剤を駆使して腸管のリハビリテーションをしよう
- エビデンスは乏しいが，覚えておく価値はある
- 何より長期間の絶食を減らす努力をしていこう

参考文献
1）「経腸栄養剤の種類と選択－どのような時，どの経腸栄養剤を選択するべきか－」（井上善文，足立香代子 編），pp.9-15, フジメディカル出版，2009

第4章 経腸栄養と向き合う

11. *Clostridium difficile*（クロストリジウム＝ディフィシル）という悪魔

研修医「この前の患者さんは，何とか下痢を最小限にしながら，経腸栄養を進めていくことができました」

しみず「腸のリハビリがうまくいったかい？」

研「そうですね．でも，腸のリハビリって難しいですね」

し「特に食事の吸収の中心である小腸の状態を目で確認するのは難しいからね．見えない敵との戦いなんだよ．だから，いつも腸の粘膜をイメージしておくことが大切なんだ」

研「わかりました」

し「ところで，ほかにも下痢で困っている患者さんはいないかい？」

研「います．その方は何をやっても全然治らないんですよ．しかも，同室の患者さんも下痢になっているらしくて．下痢が伝染しているのかな」

し「それは一度，クロストリジウム＝ディフィシルをチェックした方がいいね」

研「偽膜性腸炎ですか．すぐにチェックします」

＜検査を行う＞

研「先生！ クロストリジウム＝ディフィシル陽性でした」

し「同室の患者さんは，クロストリジウム＝ディフィシルが伝染したのかもしれないね．すぐに病棟に知らせた方がいいよ」

1 クロストリジウム＝ディフィシル関連下痢症を疑う

　経腸栄養の施行中に下痢になった場合，必ず鑑別疾患に挙げなければならないのが，クロストリジウム＝ディフィシル関連下痢症（*Clostridium difficile* associated diarrhea：CDAD）だ．急性出血性腸炎，MRSA腸炎とともに抗菌薬関連下痢症（antibiotic-associated diarrhea：AAD）の1

つである．偽膜性腸炎ともいわれるが，最近ではクロストリジウム＝ディフィシル関連下痢症といういい方がよく使われている．

抗菌薬関連下痢症に分類されることから想像できるように抗菌薬の投与が原因となる．どんな種類の抗菌薬でも経口・静注にかかわらず，CDADが発症する可能性がある．**抗菌薬を投与した患者さんが下痢を起こした場合，全例CDADを疑うべき**である．

2007年4月，厚生労働省からCDADに対する院内感染対策を徹底するよう勧告が出されており，CDADに対して無知でいることは許されない状況になってきている．

2 CDADを診断する

CDADの原因菌である*Clostridium difficile*（CD）は，大型の嫌気性グラム陽性桿菌で芽胞を形成し，破傷風菌，ボツリヌス菌などの仲間である．**健常成人における消化管保有率は7％程度であるため常在菌とはいえず，CDADは外因性感染であることが多い**といわれている．その発症の原因は*Clostridium difficile*が産生する毒素（toxin）であり，A，Bの2種類が存在する．

CDADは高齢者や低栄養状態，重篤な基礎疾患などのリスクのある患者に広域スペクトラムを有する抗菌薬を投与した際に多く認められる．特に抗菌薬を多剤併用で使用する場合には注意が必要だ．症状は抗菌薬を投与後5〜10日に発生する**下痢，発熱，腹痛，血便**である．罹患部位は直腸，S状結腸を中心とした左側結腸がほとんどである．

診断は**糞便中のCD毒素の検出**が簡略な検査で有用性が高い．糞便中の毒素産生*Clostridium difficile*を検出する分離培養検査という方法もあり，感度は高いものの結果判定までに48時間以上かかるのが難点である．

偽膜性腸炎ではなくCDADといわれるようになった背景として，偽膜のない*Clostridium difficile*による下痢や*Clostridium difficile*腸炎が報告されるようになったことが挙げられる．現在では，最も重篤な状態として偽膜が形成されると考えられている．したがって，CDADだからといって，必ずしも偽膜性腸炎になっているとは限らない．

偽膜は下部消化管内視鏡を行うことで証明できるが（**図1**），CDADの発生頻度が多いことを考えると，CDADの全例で内視鏡を行っている病院

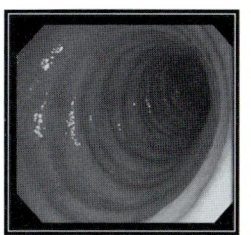

図1● 偽膜性腸炎の内視鏡像
A）正常な大腸　B）偽膜が形成された大腸
本例ではCD毒素が検出された

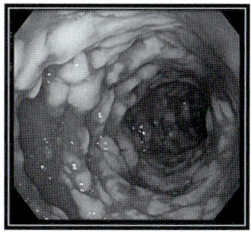

表1　バンコマイシンとメトロニダゾールの薬価の比較

薬品名	薬価	1日使用量での薬価
バンコマイシン塩酸塩	3,570.70円（0.5g）	14,282.80円（2.0g）
メトロニダゾール（フラジール®）	38.60円（250mg）	231.60円（1.5g）

2010年11月現在

は少ないかもしれない．偽膜は内視鏡診断で重要な所見であるが，*Clostridium difficile* 以外の細菌でも観察されるので，偽膜を認めたからといってCDADともいえないのだ．

3 CDADを治療する

　まずはじめに**原因として疑われる抗菌薬の投与を中止**する．軽症例では腸内細菌叢の回復をねらって整腸剤の投与を行う．中等症および重症症例では**バンコマイシン（0.5～2.0g/日を10～14日間）**の投与を行う．**メトロニダゾール（1.0～1.5g/日を10～14日間）**の投与も有効であるが，日本ではトリコモナス症と*H. pylori*感染症の除菌においてしか保険適用がない．しかし，**メトロニダゾールはバンコマイシンに比べ非常に安価**であることから（表1），欧米ではメトロニダゾールの投与が優先されている．

　メトロニダゾールがこれだけ安価であれば，多くの病院で優先して使用したくなると思う．安易なバンコマイシンの投与は**バンコマイシン耐性腸球菌（vancomycin-resistant Enterococcus：VRE）**を生み出す要因もなるので，医療費抑制のためにもCDADの治療におけるメトロニダゾールの

保険適用を早く通してほしいと願う．

4 CDADを予防する

　　CDADに対する感染対策でまず重要なのは，**むやみに長期間にわたり抗菌薬を使用しない**ことである．"長期間の絶食＋長期間の抗菌薬"は最悪の組み合わせといえる．

　　最近では**プロバイオティクス（probiotics）やプレバイオティクス（prebiotics）**がCDADに対して有用であるとの意見もある．

　　プロバイオティクスとは"宿主に有益に働く生きた細菌によって構成される添加物"と定義され，*Lactobacillus*属に代表される乳酸菌，*Bifidobacterium*属細菌（ビフィズス菌），*Bacillus*属細菌（納豆菌）などの生菌製剤およびヨーグルトなど発酵乳がこれに相当する．私自身，プロバイオティクスを行うのにビオスリー®（ラクトミン，酪酸菌，糖化菌）やミヤBM®（酪酸菌）などの整腸剤を使用している．

　　プレバイオティクスとは"大腸に常在する有用な腸内細菌を増殖させるか，あるいは有害な細菌の増殖を抑制することで宿主に有益な効果をもたらす難消化性食品成分"と定義され，いわゆるオリゴ糖や食物繊維などが相当する．GFO®（p.178，第4章-4参照）は主にプレバイオティクスと考えられる．

　　プロバイオティクスとプレバイオティクスを同時に投与することを**シンバイオティクス（synbiotics）**という．シンバイオティクスを積極的に投与することでCDADに打ち勝つというのも栄養療法の1つの方法である．

5 CDADの拡大を防止する

　　CDADの感染経路が接触感染であるという点も重要である．*Clostridium difficile*は糞便中の菌量が最も多いため，排泄物管理，おむつ管理の際には細心の注意が必要となる．また，*Clostridium difficile*はアルコールに抵抗性であるので，**石鹸による手洗いとアルコール消毒の併用**をしなければならない．何より手洗いが重要である．CDADの診断を受けた方，もしくはCDADが疑われる方を診察・看護・介助するスタッフは，①患者さんに接する前にアルコール消毒する，②患者さんに接した後は石鹸と流水による手洗いを行い，その後にアルコールによる手指消毒を行う，といった

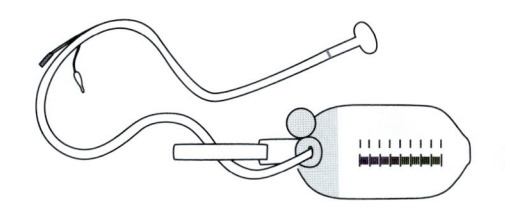

図2 ● 便失禁管理システム（フレキシシール®）

表2　CDADに対する病院感染対策例

スタンダード・プリコーション		特におむつ交換などの排泄ケアを行う際にプラスチック製手袋の着用と手洗いを徹底する
手洗い		石鹸と流水により物理的に手指から菌を洗い流す アルコールは無効であることに注意
CDAD症例の隔離		可能であれば，便失禁や排泄介助などの症例を優先的に隔離する
環境清掃	病室・トイレなど	環境衛生に留意し，糞便で汚染されやすい．または頻繁に接触する箇所などは十分な清拭清掃を行う．必要がある場合には次亜塩素酸ナトリウムにより清拭消毒をする．
医療機器等	消化器内視鏡	グルタラールなどの高水準消毒薬により消毒する
	おむつ	処理の際にはビニール袋に入れ口を閉じる．中の空気を押し出すような行為をしない 同一の手袋で複数の患者に対応しない．おむつから排泄物が飛散しないよう配慮する（放置や落下等しないようにする）

文献1より引用

手順を行うことが推奨される．

また，重症の下痢で頻回におむつ交換が必要な方では，**便失禁管理システム〔フレキシシール®（図2）など〕**を用いることも検討される．便を手で処理しないという工夫である．CDADに対する病院感染対策例を**表2**に示す．

6 下痢対策は非常に難しい問題

経腸栄養を施行する際の下痢対策が非常に難しい問題であり，容易に克服できないことはこれまでの説明で十分に伝えることができたのではない

```
不適切な抗菌薬の投与＋長期間の絶食
          ↓
クロストリジウム＝ディフィシル関連下痢症
          ↓
看護師の手により周囲へ感染
          ↓
病棟で下痢が大流行
```

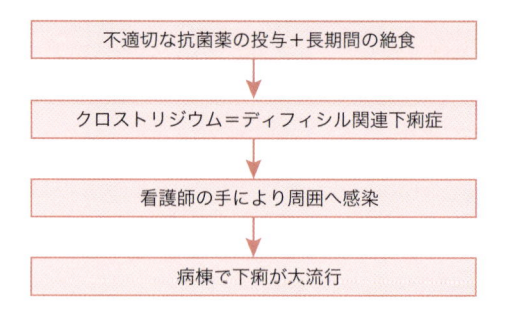

図3● クロストリジウム＝ディフィシル関連下痢症の拡大経路

かと思う．特にCDADに対する意識を高めることは重要である．図3に示したようなCDADの発症と流行の図式は断ち切らなくてはいけない．

　不適切な抗菌薬の投与と長期間の絶食は担当医に責任があるので，十分注意しなくてはいけない．そして，下痢をみたら必ずCDADを疑い，速やかに診断，治療を進めていき，病棟の他の患者さんへ感染が拡大するのを防ぐ努力をする必要がある．病棟スタッフとの共通理解が何より大切なので，看護師さん，薬剤師さん，検査技師さんたちと一緒にCDADについて勉強会を行うのがいいだろう．下痢対策はチーム医療なのである．

Point

- 下痢をみたらCDADを常に念頭におこう
- シンバイオティクスを用いてCDADに打ち勝とう
- CDAD対策は病院全体で取り組むべき大きな問題である

参考文献

1）ヤクハンQ&A：クロストリジウム＝ディフィシルの病院感染対策，2007
2）厚生労働省：重篤副作用疾患別マニュアル 偽膜性腸炎，2008
3）板橋道朗：偽膜性大腸炎．MyMed，2010
　　http://www.mymed.jp/di/a8u.html
4）「キーワードでわかる臨床栄養」（大熊利忠，金谷節子 編），pp.171-175，羊土社，2007
5）平松和洋：Nutrition support team監視下のシンバイオティックス投与によるClostridium difficile関連下痢症（CDAD）治療に対する院内プロトコールの試み．静脈経腸栄養，22：57-61，2007

6) Clostridiam difficile 関連疾患（CDAD）vs ICT．感染対策 ICT ジャーナル，3（1），ヴァンメディカル，2008
7) Ciaran, P. et al.：Treatment of antibiotic-associated diarrhea caused by Clostridium difficlie in adults. UpToDate, 2009

Column10　インターネットを最大限に生かすために必要なこと

　本書を書き進めるのにインターネットという強力な情報検索システムの恩恵を十分に享受したのは事実である．ほとんどの重要語句は，まずはインターネットで検索して，大まかに下調べを行った．また，各地の先生方が発信しているブログの情報は，かなり重宝した．複数の参考文献がしっかり提示されていて，これがブログとして無料で配信されていいのか，と思えるほど質の高い内容が多かった．

　しかし，そのような情報にも限りがある．例えば"BMI 22 を理想体重とする"根拠を調べようとしたとき，Google で検索しても検索結果の上位には有用な情報は出てこなかった．このような場合，手元の学会誌をあたり，テーマに関連する論文の参考文献を確認することで，ようやく目当ての情報源をみつけることができた．

　ここからも大変である．目当ての情報源である論文をインターネットで調べても，電子版で全文を読むのに会員登録が必要であったり，論文のグラフをデータとして引用するのに会費を求められる場合もあった．

　また書籍の場合，インターネット上に内容をほとんど公開していないので，必要と思われる書籍はすべて Amazon で購入した．そうして購入した書籍は 10 冊以上となった．苦労して手に入れた書籍のなかには，インターネット上ではみつけることができない貴重な情報を発見することが多かった．

　インターネットの登場により情報革命が起きたといわれている．しかし，インターネット上で，無料のまま手に入る質の高い情報は数が少なく，本書のような専門書の参考文献になりうる情報をみつけるにはやや物足りない．質の高い情報を得るには，会員登録など手間がかかり，場合によっては有料である．何より時間をかけて編集された書籍の情報は，インターネット上で公開されている情報に比べ，輝きを放っていた．

　贅沢な話かもしれないが，Google や Yahoo! などの検索サイトはあくまで情報検索システムを提供しているだけで，世の中の貴重な情報，意見すべてにフリーアクセスすることを可能にしたわけではない．自分の意見を補強する適切な情報をみつけるためには，定期的に書籍を購入して読み進めたり，関連する学会に参加して講演や発表を聴くなど，日々の地道な勉強を通して自分の力を上げていくことが何より必要となる．

　インターネットの可能性を最大限に生かすのも，やはり地道なトレーニングを重ねていかなくてはならないことを改めて実感した．

第4章 経腸栄養と向き合う

12. まだまだあります
〜下痢の対策〜

研修医:「クロストリジウム＝ディフィシル関連下痢症は怖いですね」

しみず:「抗菌薬を使っている患者さんは入院時から意識して，早く食事を始めたり，シンバイオティクスを駆使してクロストリジウム＝ディフィシル関連下痢症の予防に努めた方がいいよ」

研:「下痢対策は奥が深いですね．経腸栄養を安全に行うのがこれほど難しいとは思ってもみませんでした」

し:「下痢対策は予防・診断・治療・感染拡大対策を漏れなく行うことで達成できるんだよ」

研:「自分たちがやるべきことは下痢の予防に努めて，それでも下痢をみたら素早く診断して，速やかに治療を始めることですね」

し:「便の扱い次第でクロストリジウム＝ディフィシルが広まってしまうことを知らない人がいたら，教えるようにしてよ」

研:「わかりました」

■ 包括的な下痢対策を行う

　第4章の最後の本項では，下痢対策をまとめて記す（**表**）．それぞれの方法はよく知られているが，個別に対策を進めても下痢を克服できないことがある．全体を意識した包括的な下痢対策を行うことで，下痢の重症化を防ぐことが可能となる．個人ですべてを行うことは不可能なので，時間があったら**NST委員会や感染対策委員会のメンバーと下痢対策について話し合う機会をもつのがいい**．そうすることで結果的に抗菌薬，下剤，整腸剤などの使い方，経腸栄養剤の種類，経腸栄養の施行法，容器の洗浄法，CDADの知識などが定着することにもなる．

表　下痢対策として考えられるもの

①禁食期間の短縮	⑩抗菌薬の適切な使用
②経腸栄養ポンプを使用	⑪適切な下剤の使用
③適切な経腸栄養剤へ変更	⑫CDADの診断，治療
④経腸栄養剤のディスポーザブル化	⑬感染性腸炎の診断，治療
⑤容器の適切な洗浄	⑭過敏性腸症候群の診断，治療
⑥栄養剤の固形化	⑮低アルブミン血症の是正
⑦適切な浸透圧の栄養剤選択	⑯適切な食物繊維の投与
⑧乳糖，ソルビトール，ラクツロースの中止	⑰下痢の原因薬剤の中止
⑨整腸剤の服用	⑱慢性膵炎に対する治療

　今，ほとんどの病院で**下痢全般を専門的に扱っている診療科はない**．こうした複数の診療科や部門にわたる問題に取り組むのも栄養療法を行うこととのメリットと考えることができる．現在ではローテーション研修が必修となり，病院全体で取り組まなくてはいけない問題に直面することが多くなったはずである．多くの人にこうした問題に積極的にかかわり，視野を広げていくことを期待したい．

Point

- 下痢対策はチーム医療である
- 包括的な下痢対策を個人のレベルで行うのは不可能である
- NST委員会や感染対策委員会のメンバーと下痢対策について話し合う機会をもとう

参考文献

1) アボットジャパン：経腸栄養における下痢の対策チェックポイント（雨海照祥 監），2007
2) 藤田崇宏：入院中の下痢．レジデントノート，10（4）：540-545，2008
3) 茂木恒俊：止まらない！経管栄養時の下痢．レジデントノート，10（4）：556-559，2008
4) 蟹江治郎：経管栄養（おもにPEG）による下痢．消化器外科NURSING，11（8）：791-798，2006
5) 岡晶子，小林健二：入院患者の下痢．Medicina，43（13）：2012-2014，2006
6) Christine, A.：Epidemiology and causes of acute diarrhea in developed countries. Up to date online, 2006 (http://uptodate.com)
7) Christine, A.：Approch to the adult with acute diarrhea in developed countries. Up to date online, 2009 (http://uptodate.com)

8) Peter, A. et al.：UpToDate：Approch to the adult with chronic diarrhea in developed countries. Up to date online, 2009（http://uptodate.com）
9) 「経腸栄養剤の種類と選択－どのような時，どの経腸栄養剤を選択するべきか－」（井上善文，足立香代子 編集），pp.108-132, フジメディカル出版，2009
10) Clostridiam difficile関連疾患（CDAD）vs ICT. 感染対策ICTジャーナル，3（1），ヴァンメディカル，2008

Column11　鋭い観察眼が発見したクロストリジウム＝ディフィシル関連下痢症

経験を積んだナースの観察を尊重せよ．
Never ignore an experienced nurse's observation.

医学部5年生のときに購入した『ドクターズルール425―医師の心得集』（南江堂，1994）を久しぶりに眺めていたら，こんな言葉をみつけた．最近，まさしくこの言葉通りの出来事があった．

右下肢の糖尿病性壊疽に対して外来通院をしながら，数カ月間，抗菌薬の内服をしていた80歳代の患者さんが敗血症性ショックとなり，入院のうえ，治療することになった．しかし，抗菌薬の点滴や創部の処置などの保存的な治療が奏効せず，結局，右下肢切断術を施行することになった．大腿部以下の右下肢を失う結果となったが，病状の進行は食い止めることができた．そして，長期間続いた抗菌薬もようやく止められるようになった．その後，食事をしっかり食べられるようになり，少しずつ元気になってきた．

手術後，2週間が経ち，「経過良好だな」と思っていたのだが，病棟の看護師さんから「昨日までは見られなかった変な便が出たから，検査をした方がいい」との報告を受けた．慌てて検査をしてみると，クロストリジウム＝ディフィシル毒素が陽性だった．クロストリジウム＝ディフィシル関連下痢症の診断に至り，速やかにメトロニダゾールの内服を開始することができた．

きちんとした下痢対策を行うには，このように熟練した看護師さんの観察が必要不可欠になる．医師はいつも排便をみているわけではないので，下痢を素早く診断，治療するには，看護師さんの報告を頼りにするしかない．

看護師さんの鋭い観察眼が的確な診断に結びついたという好例であり，『ドクターズルール』の正しさを確認できる体験であった．

参考文献
1) Meador, C. K.：「ドクターズルール425―医師の心得集」（福井次矢 訳）p.81, 南江堂，1994

4章 章末問題

Q1 なぜ経腸栄養が勧められるのか，説明せよ

Q2 経腸栄養剤を窒素源から分類せよ

Q3 タンパク質，トリペプチド，アミノ酸，オリゴペプチド，ジペプチドをアミノ酸の数が少ない順に並べよ

Q4 エレンタール® だけを長期投与したときに起こり得る問題点を2つ挙げよ

Q5 成分栄養剤，食事，半消化態栄養剤，中心静脈栄養，半消化態栄養剤＋食物繊維，それぞれの栄養投与法で小腸粘膜が萎縮しやすい順に並べよ

Q6 GFO® の名前の由来について述べよ

Q7 小腸と大腸の粘膜で主に利用される栄養素をそれぞれ述べよ

Q8 消化管に付随する全身のリンパ系組織の約60％を占めるリンパ球や抗体から構成される人体最大の免疫臓器をなんと呼ぶか

Q9 医薬品の経腸栄養剤をすべて挙げよ

Q10 食品の経腸栄養剤を使用することで加算できる医療費を述べよ

Q11 エンシュア・リキッド® とラコール® のビタミンの組成を比較した場合，最も注意が必要なビタミンは何か．また，なぜ注意が必要か説明せよ

Q12 経腸栄養に伴う合併症について説明せよ

Q13 経鼻チューブ，胃瘻，小腸瘻のそれぞれの投与経路で経腸栄養を行うとき，消化管の機能に与える影響について説明せよ

Q14 経腸栄養剤自体が下痢の原因となるのはどんな場合か

Q15 クロストリジウム＝ディフィシル関連下痢症（CDAD）の治療法について述べよ

Q16 プロバイオティクスとプレバイオティクスとは具体的にどんなものを指すか

Q17 CDADの診断を受けた方，もしくはCDADが疑われる方を診察・看護・介助するスタッフは，どんな手順を踏むことが推奨されるか，説明せよ

解答と解説

A1　第4章-1の表2を参照．経腸栄養は，静脈栄養と比べ生理的な栄養投与経路であり，消化管の本来の機能を維持することができるため．消化管は免疫能も有するため，消化管を使わなければ，腸管粘膜が萎縮し，防御機構が破綻してしまう．その結果，生じる感染性合併症の増加を経腸栄養により防ぐことができる　➡p.167参照

A2　成分栄養剤（アミノ酸），消化態栄養剤（ペプチド），半消化態栄養剤（タンパク質）　➡p.169参照

A3　アミノ酸＜ジペプチド＜トリペプチド＜オリゴペプチド＜タンパク質　➡p.171参照

A4　必須脂肪酸欠乏とセレン欠乏　➡p.172参照

A5　中心静脈栄養＜成分栄養剤＜半消化態栄養剤＜半消化態栄養剤＋食物繊維＜食事の順で，小腸粘膜の絨毛の状態を維持できる　➡p.176参照

A6　G（glutamine）：グルタミン，F（fiber）：食物繊維，O（oligosaccharide）：オリゴ糖だけで構成されることに由来する　➡p.178参照

A7　小腸：グルタミン，大腸：短鎖脂肪酸　➡p.179，181参照

A8　腸管関連リンパ組織（gut associated lymphoid tissue：GALT）　➡p.182参照

A9　成分栄養剤：エレンタール®，エレンタール®P，ヘパン®ED
　　消化態栄養剤：ツインライン®
　　半消化態栄養剤：ラコール®，エンシュア・リキッド®，エンシュア®・H，アミノレバン®EN
　　第4-5の表2を参照　➡p.186参照

A10　入院時食事療養費　➡p.185参照

A11 ビタミンK．ラコール®にはエンシュア・リキッド®に比べて約9倍含まれており，心房細動などでワルファリンを内服している患者さんでは，その作用が減弱するおそれがある　➡ p.192参照

A12 悪心・嘔吐，下痢の発生頻度が特に高い．その他の合併症は第4章-7表1参照　➡ p.196参照

A13 経鼻チューブを使用して行う場合，チューブが胃の噴門部を通過するため，下部食道括約筋が収縮するのを邪魔してしまう．胃瘻では噴門部を何も通らないので，下部食道括約筋の収縮の邪魔にはならないが，胃瘻の場合は腹壁と胃を固定しているので，胃の蠕動運動の邪魔になる．小腸瘻では，胃を使用しないため，ダンピング症候群のような状態になりやすい
➡ p.201参照

A14 エレンタール®など浸透圧が高い経腸栄養剤の場合，栄養剤の組成に問題がある場合（乳糖不耐症，脂質量の程度，食物繊維の有無など），栄養剤の細菌汚染など　➡ p.205参照

A15 原因として疑われる抗菌薬の投与を中止する．軽症例では腸内細菌叢の回復をねらって整腸剤の投与を行う．中等症および重症症例ではバンコマイシン（0.5～2.0g/日を10～14日間）の投与を行う．メトロニダゾール（1.0～1.5g/日を10～14日間）の投与も有効であるが，日本ではトリコモナス症と*H.pylori*感染症の除菌においてしか保険適用がない
➡ p.213参照

A16 プロバイオティクス：整腸剤（ビオスリー®やミヤBM®など）やヨーグルトなど．
　　プレバイオティクス：食物繊維やオリゴ糖など　➡ p.214参照

A17 ①患者に接する前にアルコール消毒する．②患者に接した後は石鹸と流水による手洗いを行い，その後にアルコールによる手指消毒を行う．*Clostridium difficile*はアルコールに抵抗性であるため，石鹸による手洗いとアルコール消毒を併用する必要がある　➡ p.214参照

第5章
栄養サポートから栄養セラピーへ

第5章 栄養サポートから栄養セラピーへ

1. 重症敗血症に打ち勝つ

研修医「先生，昨日，糖尿病性ケトアシドーシス，左下肢の糖尿病性壊疽の方が入院になりました．しかも，敗血症性ショックもあります」

しみず「それは厳しいね」

研「入院時の血糖が842 mg/dLでHbA1c 10.2％なんですよ．元々インスリン療法をしていたそうなんですが，入院前の数カ月間は自己判断で通院を中断していたみたいなんですよ」

し「全身状態が悪くなるのもしかたがないか」

研「白血球数 26,700/μL，CRP 36.5 mg/dLで極めつけがAlb1.6g/dLです．あまりに厳しすぎます．どうしたらいいですか」

し「いずれにしても，何とかするしかないでしょう．救命するためには今まで培った栄養療法を最大限に活かして，敗血症に打ち勝つしかないよ」

研「栄養療法とかいっている場合なんですか．僕にはどうしようもなく思えますが」

し「まず少し落ち着いて状況を整理してみようか」

1 栄養サポートから栄養セラピーへ

　これまでの章は栄養療法の基礎について述べてきた．原疾患の治療がある程度うまくいっており，患者さんの状態が落ち着いているなかでの経腸栄養や静脈栄養についての話であった．この章ではさらに一歩進んで栄養療法で重症敗血症に立ち向かう方法について述べていく．

　現在，流行しているNSTは，ニュートリション・サポート・チーム（nutrition support team）であり，あくまで"栄養によるサポート"を信条としている．この章で話す栄養療法は，"ニュートリション・セラピー

(nutrition therapy)"の可能性についてである．すなわち，栄養療法で治癒を促進させていくという考え方だ．今までの栄養療法は，低栄養状態にならないようにしていく，あるいは，低栄養状態を改善していく，という支持的な栄養療法であり，これから話す栄養療法は，原疾患の治癒促進に深くかかわっていく，という積極的な栄養療法である．

　これまでも説明してきたように，栄養療法には静脈栄養であれ，経腸栄養であれ，さまざまなリスクがある．積極的に栄養療法をやりたがらない医師の多くが，栄養療法に伴うリスクを懸念している．確かにその通りである．中途半端な知識で栄養療法を行えばかえって栄養療法に伴うさまざまな合併症を招き，患者さんの予後を悪くする可能性が出てくることは否定できない．**治療に深くかかわる積極的な栄養療法では，さらにリスクが高まる**と考えてよい．状態が安定しない患者さんに対して，高エネルギーの栄養を投与すること自体，簡単に高血糖や電解質異常を招く恐れがあるのである．それでも，細心の注意を払って慎重に栄養療法を行えば，確実に患者さんの治癒力を高めることができるものと確信している．それだけ栄養療法には可能性があるのだ．

2 直面した本当に厳しい症例

1）症例呈示

　まずどのような栄養療法を行えばよいか考えるため，実際の症例を挙げよう．

【症例】62歳　男性
【主訴】意識障害，血圧低下，左下腿壊疽
【現病歴】
　40歳のとき，2型糖尿病を指摘された．20年来，インスリン療法の施行と中止を繰り返していた．入院前の数カ月間は，自己判断で通院を中断していた．2008年5月7日，家族に部屋で倒れているところを発見され，救急車にて救急外来への受診となった．上記の診断にて同日，集中治療室へ緊急入院となった．
【既往歴】2型糖尿病：20年来，インスリン療法を施行
【生活歴】喫煙：なし　アルコール：機会飲酒，離婚後独り暮らし

【入院時身体所見】

身長 172.0cm, 体重 38.1kg, 標準体重 65.1kg, BMI 12.9kg/m^2, 体温 36.0℃, 脈拍数 100回/分・整, 呼吸数 17回/分, 血圧 57/41mmHg, JCS Ⅰ-3

全身のるいそう著明, 胸腹部：明らかな異常所見なし

左大腿部下端から下腿, 足関節まで握雪感のある腫脹あり, 皮膚は紫色に変色

【入院時検査所見】

＜血液検査所見＞

WBC 26,700/μL, Hb 11.9 g/dL, PLT 26.6万/μL, TP 5.1 g/dL, Alb 1.6 g/dL, AST 23 U/L, ALT 15 U/L, γ-GTP 74 U/L, T-bil 0.1 mg/dL, BUN 92.7 mg/dL, Cre 2.41 mg/dL, Na 139 mEq/L, K 3.2 mEq/L, Cl 88 mEq/L, CRP 39.5 mg/dL, 随時血糖 842 mg/dL, HbA1c 10.2%

＜動脈血ガス分析（酸素リザーバー6L/分）＞

pH 7.173, PaCO$_2$ 11.5mmHg, PaO$_2$ 256.6 mmHg, HCO$_3$ 4.2 mmol/L, BE －21.9

＜尿検査＞

pH 5.0, 尿比重 1.005, 尿蛋白（−）, 尿糖（5＋）, アセトン（3＋）, 尿潜血（−）, 尿白血球（−）

【診断】

#1 　左下肢糖尿病性ガス壊疽
#2 　糖尿病性ケトアシドーシス
#3 　敗血症性ショック
#4 　2型糖尿病
#5 　低栄養状態

　この症例は入院時から問題点が山積みで，診断名をみてもそれは明らかである．インスリン療法を自己中断し，高血糖が遷延したため，下肢のガス壊疽やケトアシドーシスを併発した．インスリン不足で高血糖が続けば，食事も満足に摂れなくなるので，栄養状態が悪くなるのもしかたがない．

表　栄養管理計画書（SGAシート）

入院時栄養状態に関するリスク

身長：172.0cm　　体重：38.1kg　　標準体重：65.1kg　　BMI：12.9kg/m^2
過去2週間の体重変化：減少傾向

☐浮腫　　☐腹水　　☑筋肉消失　　☑皮下脂肪の減少　　　☐悪心　　☐嘔吐
☐下痢　　☑食欲不振　☐褥瘡　　　☑アルブミン3.0/dL以下　☑その他

機能的障害：☐なし　　　☑あり
活動性：☐日常生活可能　　　☐車椅子　　　☑寝たきり
初期診断：糖尿病性ケトアシドーシス，敗血症性ショック，左下肢糖尿病性ガス壊疽
ストレス：☐なし　　☐軽度　　☐中度　　☑高度
消化管使用：可能

栄養状態の評価と課題

☐良好（問題なし）　　　☐軽度不良（現在はNST対象ではない）
☑不良（NST対象）

2) 病状の評価と治療方針〜厳しくても方針を打ち出す〜

　続いて，栄養状態について主観的包括的評価（SGA）を行ってみよう（**表**）．ここまで読み進めてきたなら難しく考えなくても，栄養状態が不良という判断ができると思う．この栄養管理計画書は，当院で採用されているものを使用した．ここでは"NST対象"という項目にチェックがついている．つまり，NSTメンバーは，この症例の栄養サポートを行わなければならないということだ．NSTがかかわる症例はいつも厳しい．しかし，**厳しいなかにも方針を打ち出さなければならない**．こういうときこそ栄養療法を勉強してきた成果を示すときなのだ．

　このケースでは，糖尿病性ケトアシドーシス，敗血症，糖尿病性ガス壊疽を制御しながら，栄養状態をある程度改善させ，敗血症の原因であるガス壊疽に陥った左下肢を切断するという治療方針となった．高血糖かつ低アルブミン血症では，外科医もなるべくなら手術をしたくない．どちらも術後の創部の治癒にとって障害になる．そもそも敗血症性ショックであり，循環動態が安定しなければ安全に全身麻酔をかけることすら難しい．

　さて，こんなケースでも栄養療法が力になれるのだろうか．いや，むしろ重症な患者さんにこそ栄養療法の助けが必要なのだ．

本章では，このケースを頭のすみにおきながら，栄養セラピーについて学んでいこう．具体的に計画した治療方針，その後の治療経過については，本章の最後（p.264）に提示する．

Point
- 栄養サポートから栄養セラピーを目指す
- どんなに厳しくても治療方針を打ち出す
- 重症な患者さんこそ積極的な栄養療法の助けを必要としている

第5章 栄養サポートから栄養セラピーへ

2. 敗血症のメカニズムを考える

研修医：「この敗血症の患者さんのケースはあまりに厳しすぎて何をしていいかわかりません」

しみず：「しかし，そこから一歩踏み出さないと，治療はできないよ．ただ待っているだけでは絶対に治癒は望めないから」

研：「具体的にどうしますか．血糖コントロールも自信がないし，栄養状態を改善させるといっても，これだけCRPが高かったら，身体がアルブミンをつくりだせない状態ですよね」

し：「おっ，よく覚えていたね．とにかく敗血症を十分にコントロールしないと，話が進まないことはわかるよね」

研：「そうですね．とにかく起因菌を狙い撃ちした抗菌薬の投与ですね．あとは抗菌薬がうまく効果を発揮するように栄養状態を改善させていかないと」

し：「必要なのは敗血症をさらに重症化させない栄養療法だよね．このケースでは，敗血症を手術前にいかに抑えられるかが治療の大きな鍵だから」

研：「問題は敗血症対策ですね」

し：「よし敗血症について調べていこう」

1 敗血症のときの生体反応

　実際はこんな悠長な会話をやっている場合ではないが，敗血症という敵を知らなければ戦いようがないことも事実である．敗血症について考えていこう．

　図1は侵襲時の生体反応を図式化したものである．人間の身体が何らかの侵襲（感染症，外傷，手術など）を受けると，神経・内分泌系と炎症性メディエーターが反応し，代謝，循環，免疫が変化する．そして，生体は防御機能を強め，損傷部位の修復を促進させようとする．結果的に現れる

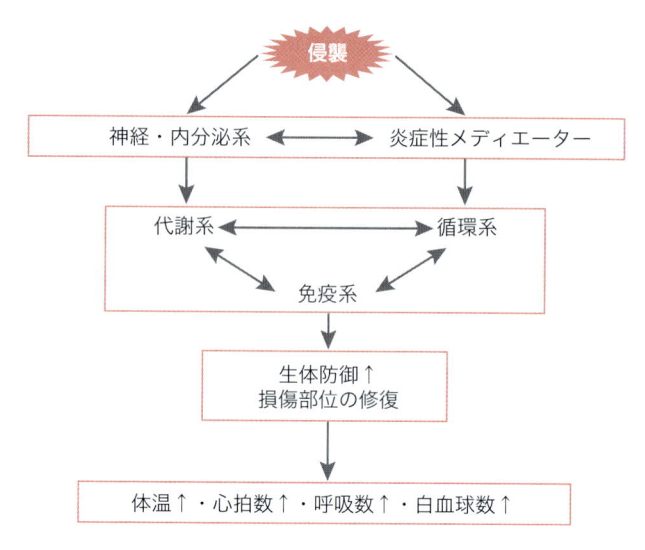

図1 ● 侵襲時の生体反応
文献1より引用

のは**バイタルサインの変化**である．つまり体温，心拍数，呼吸数が上昇する．当然，全身の炎症反応が進めば，生体の防御システムの一部である白血球が動員され，血液中の数が増えていく．

2 サイトカイン・ストームとは

　侵襲は，TNF-α（腫瘍壊死因子，Tumor Necrosis Factor）やインターロイキン（interleukin：IL）-1β，IL-6，IL-10などの**サイトカイン（cytokine）**の血中濃度を上昇させる（図2）．特にTNF-α，IL-1β，IL-6などは炎症性サイトカインと呼ばれている．

　難しい用語が出てきたが説明していくと，サイトカインとは，免疫システムの細胞から分泌されるタンパク質で，特定の細胞に情報伝達をするものをいう．サイト（cyto）とは"細胞"を意味し，カイン（kine）とは"運動"を意味する．すなわち，**サイトカインとは，ある細胞に情報を伝達して行動を起こさせるタンパク質**ということができる．炎症性サイトカインといった場合，身体中の細胞に"炎症反応を起こせ"と指令するタン

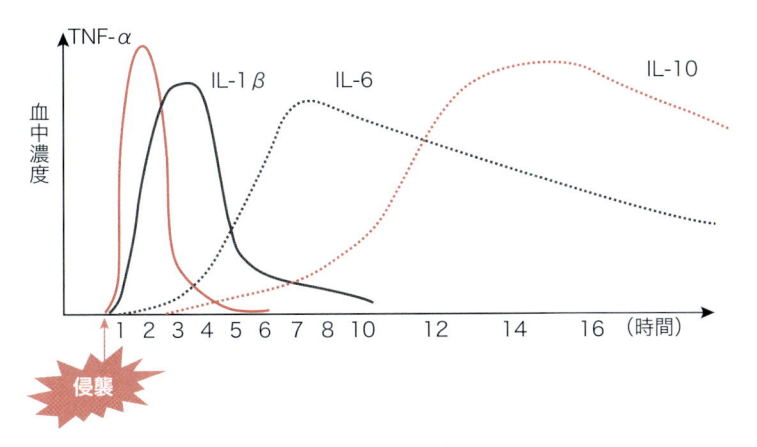

図2 ● 侵襲直後のサイトカインネットワーク
文献1より引用

パク質と考えればいいだろう．わかりやすくいえば，身体の中で"火事だ〜"と大騒ぎするようなものである．

インターロイキンとは，白血球（leukocyte）によって分泌されるサイトカインのことを指す．白血球"ロイコサイト：leukocyte"の"leuko"とカイン"kine"を組み合わせて，ロイキン"leukin"と名づけたわけである．そこに細胞間のコミュニケーションの機能を果たすという意味で"間"を示す"インター（inter）"を前につけたのだ．一見難しそうにみえる名前も由来を丁寧に調べていくと，覚えやすくなる．

TNF-α，IL-1β，IL-6などの炎症性サイトカインに遅れて上昇するIL-10は，抗炎症性サイトカインといわれる．"火事だ〜"と騒いでいる炎症性サイトカインに対して，"騒ぎすぎだぞ〜"と警告を発して場を収めようとしているわけである．

サイトカインが過剰に産生される状況を**サイトカイン・ストーム**と呼ぶ．"サイトカインの嵐"である．サイトカイン・ストームは異常事態であり，いわばパニック状態だ．**重症敗血症とは，感染症により炎症性サイトカインが過剰に産生された状態**であり，全身で白血球などの細胞がパニックを起こしていると考えるとイメージがつきやすい．

表1　SIRS（全身性炎症反応症候群）

SIRSの診断基準
侵襲に対する全身性炎症反応で，以下の2項目以上が該当するとき （1）体温＞38℃または＜36℃ （2）心拍数＞90/分 （3）呼吸数＞20/分または$PaCO_2$＜32Torr （4）白血球数＞12,000/mm^3または＜4,000/mm^3 　　　あるいは未熟顆粒球＞10％

敗血症（sepsis）の定義
感染によるSIRS（注：血中の細菌同定は必須でない）

文献2より引用

3 全身性炎症反応症候群（SIRS）という状態

さて，全身性炎症反応症候群（sytemic inflammatory response syndrome：SIRS）という言葉がある．この項では少し難しい言葉が出てくるが，重要な単語なので覚えてほしい．SIRS（サーズ）の診断基準は，**表1**に示す．

SIRSは言葉自体，聞き慣れない人もいるかも知れないが，実は**バイタルサイン（体温，心拍数，呼吸数）と白血球数だけで診断できる**のだ．普段チェックしている項目なのである．SIRSの診断基準さえ知っていれば，日々の診療のなかでSIRSを診断することは容易である．**表1**をみてもらえばわかるように，**敗血症（sepsis）とは感染によるSIRS**のことをいう．SIRSは，感染症に伴う敗血症のみならず，重傷外傷，熱傷，重症膵炎，侵襲の強い手術後なども起きるので，SIRSは敗血症より広い概念だといえる．

本項の最初に述べたように，人体に大きな侵襲が加わるとサイトカイン・ストームが発生し，最終的な結果としてバイタルサインが変化する．サイトカイン・ストームは人体の中で起こっている状態を指し，SIRSはバイタルサインと白血球数の状態を指しているが，両者が示す病態は本質的に同じと考えてよい．**SIRSである敗血症を治療するには，サイトカイン・ストームをいかに抑えるか**，ということにつきる．

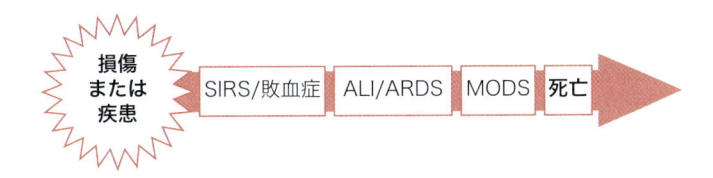

損傷または疾患 → SIRS/敗血症 → ALI/ARDS → MODS → 死亡

図3 ● 制御されていない炎症の臨床経過

4 SIRSから多臓器不全を抑えるには

　SIRSを覚えておく必要があるといった理由は，**SIRSが長引くと命にかかわる**からである．図3がそれを端的に示している．

　SIRS（敗血症）が長引けば，**急性肺障害（acute lung injury：ALI）や急性呼吸窮迫症候群（acute respiratory distress syndrome：ARDS）**と呼ばれる重症な呼吸不全を起こしたりする．肺が痛めば，次第に心臓や腎臓や肝臓などの重要な臓器も同様に痛んでくる．このように複数の重要臓器が同時に機能障害を起こすことを**多臓器不全症候群（multiple organ dysfunction syndrome：MODS）**という．多臓器不全に至れば死は近い．

　SIRSの診断基準（表1）をみればわかるが，SIRSは比較的よくみられる病態である．例えば風邪をひいて体温38.5度，脈拍95回/分になることなど，日常的にありえることである．問題はSIRSの原因を制御できないときである．SIRSが長引けば長引くほど，重要臓器にダメージが蓄積していく．一刻も早くSIRSから離脱させるのが敗血症治療の基本となる．それには，適切な抗菌薬の投与はもちろんであり，さらに栄養療法を併用すれば効果が高まるのである．

5 SIRS対策としての栄養療法

　少なくとも栄養療法により感染症の予防，治癒を促進できることは第1章で示したが，具体的にはどういう方法があるのか．次項以降では，栄養療法によるSIRS対策を示す．さらにこの章で取り上げているケースについては下肢切断術を予定しているので，創傷治癒を促進する栄養療法についても言及していく．表2に敗血症・創傷克服に必要な栄養療法の具体例を示した．

表2　敗血症，創傷克服メニュー

以下をすべて考慮に入れた包括的な管理
①早期経腸栄養（経口摂取）
②厳格な血糖管理
③免疫調整栄養素（n-3脂肪酸など）
④ビタミン，ミネラルの十分な投与
⑤シンバイオティクス

　本章の最後では，栄養療法を突き詰めることでARDSの治療成績を改善することができたオキシーパ™という経腸栄養剤について紹介する．衝撃の結果といわざるをえない．ここからは栄養療法の栄養セラピーとしての可能性をみていこう．

Point

- 敗血症ではサイトカイン・ストームをイメージしよう
- SIRSの診断基準は必ず覚えて日常臨床に活用しよう
- 栄養療法を駆使してSIRSから多臓器不全症候群へ至る過程を何とか防ごう

参考文献

1)「臨床侵襲学」（小川道雄，齋藤英昭 編），p.400，へるす出版，1997
2) American College of Chest Physicians/Society of Critical Care Medicine Consensus Conference Committee：Definitions for Sepsis and Organ Failure and Guidelines for the Use of innovative therapies in sepsis. Chest, 101：1644-1655,1992
3)「キーワードでわかる臨床栄養」（大熊利忠，金谷節子 編）pp.52-62，羊土社，2007

第5章 栄養サポートから栄養セラピーへ

3. 早く腸を使おう
～ぐずぐずしている暇はない！？～

研修医「敗血症をきちんと理解すると，戦うべき敵がみえてきましたね」

しみず「サイトカイン・ストームをいかに抑えるか．これにつきるね」

研「具体的には，まず早期経腸栄養ですか？」

し「そう，全身の60％以上のリンパ組織を占める腸管関連リンパ組織（GALT）をうまく働かせないことにははじまらない」

研「確かに少ない兵力で戦うより，大きな兵力で戦う方が有利なことは間違いないですからね」

し「さて，早期経腸栄養とは入院してから何日以内に始めることだと思う？」

研「2，3日以内に始めたいとことですが，実際に重症な患者さんに2，3日以内に始めるのは難しいことが多いですよ」

し「それでは甘い．早期経腸栄養は侵襲後24時間以内，遅くとも36時間以内に経腸栄養を開始する必要があるんだよ」

研「いやぁ・・・それは厳しいですね」

❶ 早期経腸栄養を行う難しさ

　早期経腸栄養と言葉では簡単にいえるが，実際に実践するのはとてつもなく難しい．早期経腸栄養といった場合，**侵襲後24時間以内，遅くとも36時間以内に経腸栄養を開始する**ことが望まれている．もちろん経口摂取できるのなら経口摂取を優先するし，少なくとも胃腸を安全に使える状況でなければ，経腸栄養を行うことはできないので，適応は慎重に選ぶ必要がある．そのうえ，重症の患者さんでは安全に胃腸が使えそうにみえても，サイトカイン・ストームの影響で腸の蠕動運動がうまく働いていな

表1　熱傷患者における早期経腸栄養の利点

・尿中カテコラミン減少
・血漿グルカゴン減少
・血漿インスリン減少
・窒素バランスが早期に正となる
→早期経腸栄養によって異化反応が抑制

文献1より引用

かったり，人工呼吸管理が必要であったり，意識がなかったりと問題が多いことがほとんどである．この状況で早期経腸栄養を安全に行うのは難しい．だからこそ栄養療法のプロフェッショナルが求められるのである．

2 早期経腸栄養のエビデンス

まず早期経腸栄養の効果を確認しよう．表1に熱傷患者における早期経腸栄養の効果を示す．熱傷もSIRSの原因の1つである．早期に経腸栄養を行うことで，尿中カテコラミン，血漿グルカゴン，血漿インスリンが減少し，窒素バランスが早期に正となる．

窒素バランスとは，体内に摂取された窒素（タンパク質）量と体外に排出された総窒素（タンパク質）量の差のことを指す．以下の式で求めることができる．

窒素バランス（g/dL）＝
｛タンパク質摂取量（g）/6.25｝－（24時間尿素窒素量＋4）

窒素バランスが負であれば，タンパク質が身体から失われていることを指している．いわゆる"身を削っている"状態なので，長期間続くのは危険であり，早急に何らかの対策を練る必要がある．窒素バランスが正であれば，栄養として体内に取り込まれたタンパク質が体内に残ったといえるので，筋肉や内臓のタンパク質が増量されたことを示している．窒素バランスが±0の場合は"窒素平衡が保たれている"と表現し，体内のタンパク質が一定量を維持している状態のことを指す．

窒素バランスが正になるということは，筋肉や内臓のタンパク質が分解

表2 外傷患者（98例）に対する早期経腸栄養と完全静脈栄養（TPN）の合併症発生率の比較

	早期経腸栄養	TPN	p値
肺炎	12%	31%	<0.01
腹腔内膿瘍	2%	13%	<0.04
肺炎and/or腹腔内膿瘍	14%	38%	<0.02

文献2より引用

表3 早期経腸栄養のまとめ

①早期経腸栄養では，侵襲後24時間以内，遅くとも36時間以内に経腸栄養を開始する
②早期経腸栄養と早期TPNの比較した30のRCTを集積したメタ解析の結果，侵襲後の早期経腸栄養では，静脈栄養に比べて合併症，特に感染性合併症を有意に（約50%）減少させる

文献3より引用

（異化）されるよりも多く合成（同化）されるという意味であり，表現としては"異化反応が抑制できた"ということになる．これは身体にとって好ましい反応である．

また，外傷患者を対象とした早期経腸栄養と完全静脈栄養を比較した研究では，早期経腸栄養を行った群で，肺炎，腹腔内膿瘍などの感染性合併症が減少することが知られている[2]（**表2**）．

さらに早期経腸栄養と早期完全静脈栄養を比較した30のランダム化比較試験（randomized control trial：RCT）のメタ解析において，**侵襲後の早期経腸栄養は，静脈栄養に比べて合併症，特に感染性合併症を有意に（約50%）減少させる**ことが示されている[3]．

すなわち，早期経腸栄養は，侵襲を受けた患者さんの全身状態を改善させるうえで，非常に有効な治療法なのである（**表3**）．もちろん経腸栄養に伴うさまざまな合併症をうまく管理しなくてはいけないのはいうまでもない．早期に経腸栄養を始めても，嘔吐を繰り返し，下痢が続いてしまうのであれば，無理に経腸栄養を推奨しない．

早期経腸栄養という果実を得るのは，限られた栄養療法のプロフェッショナルのための特権ともいえるだろう．高みを目指そう．

Point

- 早期経腸栄養は侵襲後24時間以内, 遅くとも36時間以内に経腸栄養を開始することである
- 早期経腸栄養にはすでに十分なエビデンスがある
- 経腸栄養の合併症を制御することが早期経腸栄養を行ううえでの基本である

参考文献

1) Chiarelli, A. et al. : Very early nutrition supplementation in burned patients. Am. J. Clin. Nutr., 51: 1035-1039, 1990
2) Kudsk, K. A. et al : Enteral versus parenteral feeding. Effects on septic morbidity after blunt and penetrating abdominal trauma. Ann. Surg. 215 : 503-513, 1992
3) Peter, J. V. et al. : A metaanalysis of treatment outcomes of early enteral versus early parenteral nutrition in hospitalized patients. Crit. Care Med., 33 (1) 213-220, 2005

第5章 栄養サポートから栄養セラピーへ

4. 血糖200 mg/dLは高いの！？

研修医「先生，この前教わった通り，外傷で緊急入院になった患者さんに入院2日目から経腸栄養を始めましたよ」

しみず「おっ，なかなかやるね．すぐに実践するあたり筋がいいよ．で，経過はどう？」

研「なかなか調子がいいですよ，嘔吐や下痢もないし」

し「血糖はどう？」

研「え～と，もともと糖尿病の既往がなくて，HbA1cも5.8％だったから，入院時から血糖チェックはしていないんですよ」

し「それは，一度チェックしておいた方がいいな」

＜血糖値を測ってみると，215 mg/dLであった．＞

研「糖尿病ではないのに意外と高いですね」

し「これは，インスリンを使って血糖コントロールをしておいた方がいいね．せっかく早期経腸栄養を始めていても，あまり効果がないかもしれないよ」

研「えっ，そうなんですか」

し「血糖コントロールにかかわる重要な論文があるから，読んでみてよ」

1 高血糖＝糖尿病ではない

　　入院時のHbA1cが正常値の5％代であるのをみて，"この人は糖尿病ではないから，血糖チェックは必要ない"と考えるのは非常に危険である．
　外傷や敗血症など通常では考えられないほどの強いストレスが人間の身体を襲ったとき，体内ではサイトカイン・ストームが起きている．同時に，ストレスホルモンである副腎皮質ホルモンなどが大量に分泌されていることも考えられる．このような状態であれば，当然，耐糖能異常が起き

て，高血糖になりやすくなる．

高血糖は重症患者の予後とかかわる．この点が非常に重要である．重症患者の血糖は必ず測定するべきである．それはなぜか．必読論文がある．

2 ヴァン・デン・バーグの問題提起

＜必読論文＞

Van den Berghe, G. et al.：Intensive insulin therapy in the critically ill patients. N. Engl. J. Med., 345（19）：1359-1367, 2001

　重症患者における血糖コントロールの重要性は，この論文からはじまったといっても過言ではない．栄養療法を行ううえでは，避けては通れない論文である．ベルギーのヴァン・デン・バーグ（Van den Berghe）らが血糖を180～200 mg/dLを目標した通常療法群と，80～100 mg/dLを目標にした強化インスリン療法群に分けて，重症患者の予後を調べた．そこで，衝撃の結果を知ることになる（表1）．

　何と血糖を厳しくコントロールした強化インスリン療法群では，死亡率が有意に改善したのだ（表1, 図1）．介入の内容は，血糖をより厳しくコントロールしただけである．それだけなのに死亡率が改善するという結果につながった．この衝撃的な論文がThe New England Journal of Medicineに掲載されて以降，血糖200 mg/dLという数字は，人間の身体にとってよくないという事実が集中治療の領域で共通認識となった．

表1　重症患者に対する強化インスリン療法

		通常療法群	強化インスリン療法群	p値
血糖値 (mg/dL)	開始基準	215	110	
	目標	180～200	80～100	
インスリン投与症例		39.2 %	98.7 %	< 0.001
インスリン投与量（IU/日）		33	71	< 0.001
インスリン投与時間（％）		67 %	100 %	< 0.001
早朝血糖 (mg/dL)	総症例	153±33	103±19	< 0.001
	インスリン投与症例	173±33	103±18	< 0.001

通常療法群：783例，強化インスリン療法群：765例
血糖コントロール法（インスリン持続注入，1～4時間ごとに血糖測定）
文献1より引用

3 低血糖に気をつけよう

　ただし、その後の研究でただ血糖を厳格にコントロールすればよい、というわけではないこともわかってきた。ヴァン・デン・バーグらの論文以降、さまざまな血糖コントロールの臨床研究が行われているが、**厳格すぎる血糖コントロールは、むしろ予後を悪化させるのではないか**、という懸念も出始めている[2]。これは、**厳格な血糖コントロールに伴う頻発する低血糖の悪影響**が前面に出たものではないか、といわれている。

　この結果は、糖尿病領域におけるACCORD（アコード）試験[3]（memo参照）でも、２型糖尿病の患者さんに対して厳格に血糖コントロールしようとした強化治療群で死亡率が上昇する、という結果が出たのと一致しており、非常に興味深い。このことは、**人間の身体にとって、高血糖もよくないが、低血糖もそれと同等、もしくはそれ以上に悪影響を及ぼす可能性がある**ということなのである。よって、現在では、**血糖150 mg/dL前後を目標とした治療戦略が好ましい**と考えられている。

　ちなみに、2009年に発表されたASPEN/SCCMの急性期栄養ガイドライン[4]では、以下のように記載されている。「**栄養支持療法では、血清グルコース濃度を適切にコントロールするべきである（Grade B）。血清グルコース濃度は110〜150 mg/dLが最適かもしれない（Grade E）**」。曖昧な

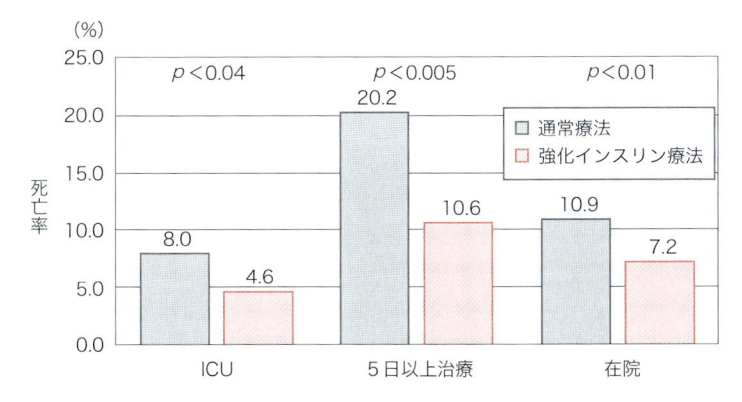

図1 ● 重症患者に対する強化インスリン療法による死亡率の変化（%）
文献1より引用

表現が付き物の栄養療法だが，血糖コントロールについては，直接予後にかかわる因子であることは確実なので，栄養療法を行ううえで無関心でいるわけにはいかない．今後もその結論の行方を慎重に追っていく必要がある．

4 グリセミック・バイアビリティという考え方

そして，2008年のCritical care Medicineでは，新しい概念が提唱された．グリセミック・バイアビリティ（glycemic viability：GV，血糖変動）[5]という考え方である．これは"血糖の変動が大きいほど死亡率が上昇する"という結果を記した論文のなかで示されたもので，**人間の身体にとって血糖を急激に変動させない方が優しい**，ということがわかったのである（**図2**）．このことから，**血糖コントロールは，ただやみくもに下げればよいというものから，細心の注意を払って慎重に下げなくてはならないものになった**．

この事実は，**栄養療法というものを大雑把に施行していただけでは，予後の改善が見込めない可能性がある**ことを意味する．経腸栄養や中心静脈栄養を施行して，十分なエネルギーを投与しようとすれば，高血糖や血糖値の大幅な変動がどうしても避けられない．その場合に，上手にインスリンを使って，血糖を穏やかにコントロールしていくことが，栄養療法を成功させるためのカギとなる．すなわち，**栄養療法をうまく治療に結びつけるには，インスリンの使い方に精通する必要がある**のだ．

***memo*：ACCORD 試験とは**

米国国立衛生研究所（NIH）が中心になって行った2型糖尿病患者に対する大規模臨床試験．すでに心血管イベントの既往があるか，または危険因子を複数もつ心血管リスクの高い2型糖尿病患者1万251人を対象に，強化治療群と標準治療群に振り分けて，強化治療群はHbA1c 6.0％未満（日本ならく5.6％），標準治療群はHbA1c 7％未満（日本ならく6.6％）を目指した．その結果，強化治療群において全死亡が有意に増加していたことが判明しため，2008年2月，NIHは強化治療群の試験の中止を決定した．全世界に大きな衝撃が走った．

【血糖値の変動を見る指標】
同じ平均血糖値でも，血糖の変動が大きい場合と小さい場合がある

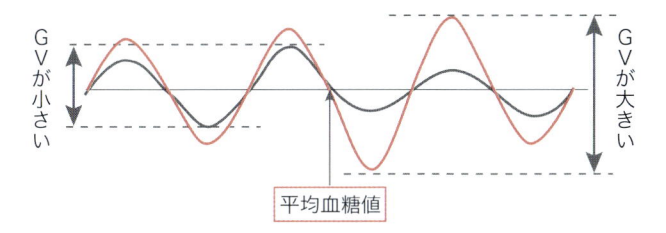

図2● グリセミック・バイアビリティ（GV）
GVが大きいほど死亡率が上昇する
文献5より引用

5 インスリンに強くなろう

　表2は，インスリン持続注射をするときのオーダーの1例である．基本的にインスリン持続注射を使用する場合は，静脈栄養だけを行っているときである．臨床上の経験といくつかのインスリンマニュアルを参考にして筆者が個人的に使用しているインスリン持続静注におけるスケールなので，あくまで参考としてほしい．つまり，**本当にこの基準に従い，血糖コントロールを行うのがよいかはわからない．**おかしな話だが，**血糖コントロールに関するほとんどの論文には，血糖の目標値は記載されているものの，具体的にどのような手段で血糖コントロールをしているか，記されていないものが多い．**本来，重症患者に対してインスリンをどのように使用するか，といった方法論がもっと議論されるべきなのである．

　"血糖の変動が落ち着くまでは，血糖は2時間ごとに測定するのが望ましい"というのは，血糖をより短期間でチェックした方が低血糖のリスク回避することができるという意味である．しかし，血糖チェックを頻回にすると，今度は病棟スタッフの負担が大きくなる．人手が豊富なICUでは可能であっても，一般病棟では，マンパワーの問題でできないこともある．より簡便で，より安全なインスリンの使用法が求められているのだ．

　そのうえ，もし**経腸栄養を間欠投与で行った場合，このインスリン持続注射だけでは，血糖の良好なコントロールは難しい．**この場合，経腸栄養

表2 インスリン持続注射オーダーの1例

- 血糖測定…4時間ごと（1日6検）
  → 血糖の変動が落ち着くまでは，2時間ごとに測定するのが望ましい
- インスリン投与…ヒューマリン®R40単位＋生食40mL（1単位/mL）
  → 1.0〜2.0mL/時（＝24〜46単位/日）から開始
  ・血糖250mg/dL〜　　　　→0.4mL/時アップ
  ・血糖170〜250mg/dL →0.2mL/時アップ
  ・血糖130〜170mg/dL →インスリン量を変更せず
  ・血糖100〜130mg/dL →0.2mL/時ダウン
  ・血糖〜100mg/dL　　　→一時中止

に合わせてインスリンの定時打ちを併用する必要が出てくる．ここまでくると，どのような方法で血糖をコントロールするのが最善なのか，まだわかっていない．これからの研究課題といえるだろう．

6 経管栄養は血糖が上がりやすい？〜グリセミック・インデックス〜

最後にグリセミック・インデックス（glycemic index）という考え方を知っておこう．これは，**炭水化物が消化されて糖に変化する速さを相対的に表す数値**である．1981年，デヴィッドJ.ジェンキンズ（David. J. Jenkins）博士らが，食品による血糖値の上がり方の違いを発見し提唱した[6]．グリセミック・インデックスまたはGI値とも表現される．食品の炭水化物50gを摂取した際の血糖値上昇の度合いを，ブドウ糖（グルコース）を100とした場合の相対値で表す．主な食品のGI値を**表3**に示す．また糖質の吸収度合いのイメージを**図3**に表した．

ソイジョイに代表されるように，今やコンビニでも低GI食品が宣伝文句となって店頭に並んでいる．**低GI食品とは血糖が上がりにくい食品**というわけだ．経腸栄養剤でも同じように低GIのものが出てきている．血糖管理を考える場合，低GIである経腸栄養剤を使用する必要があるだろう．

7 血糖コントロールに苦手意識があっては栄養療法が成り立たない

以上のように，現在，重症患者の栄養管理には，適切な血糖コントロールが欠かせない要素となっているのである．血糖コントロールが苦手，イ

分類	GI 値（ブドウ糖を 100 とした場合）			
高 GI 70＜	食パン	じゃがいも	精白米	メロン
中 GI 56〜69	かぼちゃ	うどん	パイナップル	ポップコーン
低 GI ＜55	アイスクリーム	パスタ	レタス	大豆	バナナ

GI は指標の 1 つである．食品の組み合わせや調理法で GI も変わる．

表3 ● 主な食品の GI 値
文献 7, 8 をもとに作製

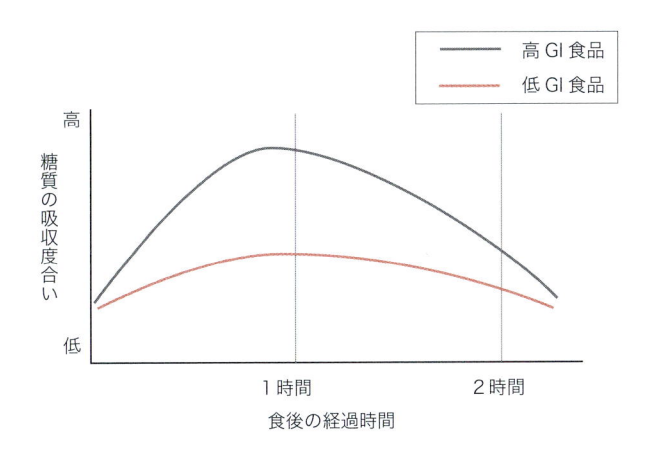

図3 ● 糖質の吸収度合いのイメージ図
文献 9 より引用

ンスリンをうまく扱えない，と嘆いていては，栄養療法の可能性を最大限に活かせないということになる．栄養療法の力を信じるのであれば，必ず血糖コントロールに強くなるように研修を積んでいこう．

Point

- 重症の患者さんは糖尿病の既往がなくても必ず血糖値をチェックしよう
- 血糖値は 150 mg/dL 以下を目指そう
- 血糖値は急激に変動させず，ゆっくり下げていこう
- インスリンの使い方に強くなろう
- 低GI食も利用しよう

参考文献

1) van den Berghe G. et al. : Itsive insulin therapy in the critically ill patients. N. Engl. J. Med., 345 (19) : 1359-1367, 2001
2) Wiener, R. S. et al. Benefits and risks of tight glucose control in critically ill adults. JAMA, 300 (8) : 933-44, 2008
3) The Action to Control Cardiovascular Risk in Diabetes Study Group : Effect of intensive glucose lowering in type 2 diabetes. N. Engl. J. Med., 358 : 2545-2559, 2008
4) McClave, S. A. et al. : Guidelines for the Provision and Assessment of Nutrition Support Therapy in the Adult Critically Ill Patient: Society of Critical Care Medicine (SCCM) and American Society for Parenteral and Enteral Nutrition (A.S.P.E.N.). J. Parenter Enteral Nutr., 33 : 277-316, 2009.
5) Krinsley, J. S. : Glycemic variability: a strong independent predictor of mortality in critically ill patients. Crit. Care Med., 36 (11) : 3008-3013, 2008
6) Jenkins, D. J. et al. Glycemic index of foods: a physiological basis for carbohydrate exchange. Am. J. Clin. Nutr., 34 (3) : 362-366, 1981
7) Foster-Powell, K. et al. : International table of glycemic index and glycemic load values. Am. J. Clin. Nutr., 76 (1) : 5-56, 2002
8) Fiona, S. et al. : International Tables of Glycemic Index and Glycemic Load Values. Diabetes Care, 31 (12) : 2281-2283, 2008
9) 大塚製薬ホームページ
http://www.otsuka.co.jp/soy/gi.html

5. 栄養素のスーパースター
～エイコサペンタエン酸（EPA）～

第5章　栄養サポートから栄養セラピーへ

研修医「血糖コントロールがこんなに重要だとは思いませんでした」

しみず**「栄養療法をうまく機能させることは思っている以上に繊細なんだよ」**

研「本当に難しいですね．血糖値がこんなに予後にかかわっているなんて」

し「栄養療法は本当に奥が深い．例えば1つの栄養素が動脈硬化や炎症反応を抑えることもあるんだよ」

研「えっ，それはいくら何でもいい過ぎですよ．薬じゃないんですから」

し「そういえば薬にもなっているね．エパデール®って知ってるかい？」

研「ええ，高脂血症で使うものですよね」

し「エパデール®なんて栄養療法そのものだよ．だって，成分はエイコサペンタエン酸，つまり魚の油なんだから」

研「えっ，あれって魚の油なんですか」

1 n-3脂肪酸のエイコサペンタエン酸

　エイコサペンタエン酸（eicosapentaenoic acid：EPA）は，n-3〔ω（オメガ）-3〕脂肪酸と呼ばれる不飽和脂肪酸の1つである．栄養学的に重要なn-3脂肪酸には，α-リノレン酸（alpha-linolenic acid：ALA），エイコサペンタエン酸（EPA），ドコサヘキサエン酸（docosahexaenoic acid：DHA）などがある．

　n-3とは，炭素鎖のメチル末端から数えて3番目の炭素-炭素結合にはじめて二重結合が現れるという意味である．似ているものでn-6〔ω（オメガ）-6〕脂肪酸というものがある．これは，炭素鎖のメチル末端から数えて6番目の炭素-炭素結合にはじめて二重結合が現れる脂肪酸を指して

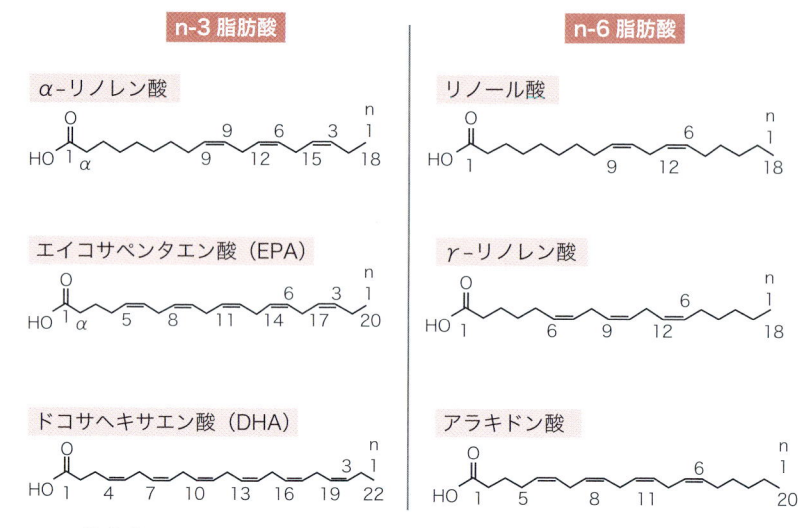

図1 ● 代表的なn–3脂肪酸とn–6脂肪酸の化学式

いる．n-3脂肪酸のα-リノレン酸とn-6脂肪酸のリノール酸は，どちらも体内で合成できず，食物から摂取しなければならない必須の栄養素だ．図1の化学式をみて，それぞれの脂肪酸のイメージをつかんでほしい．

2 イヌイットの血管を守り続けるEPA

　世界ではじめてEPAの効用に注目したのは，デンマークのダイエルバーグ（Dyerberg）とバング（Bang）である．1978年，ランセット（Lancet）に載った研究によれば，魚やアザラシを主食とするグリーンランドの先住民族イヌイットは，肉食中心のデンマーク人に比べて動脈硬化，脳梗塞，心筋梗塞などの生活習慣病が大幅に少なかったという（図2）．そして，その原因はイヌイットの食生活に関係しており，魚肉の油に含まれているn-3脂肪酸であるEPA（DHAも含む）の有効作用にあると結論に至った[1]．

　日本における疫学調査でも，EPAの抗動脈硬化作用は証明されている．現在，医薬品のイコサペント酸エチル（エパデール®）は，高純度EPA製剤として脂質異常症や閉塞性動脈硬化症に対して使われており，JELIS（Japan EPA lipid intervention study）[4]などの大規模臨床試験でもその有効性が確かめられている．

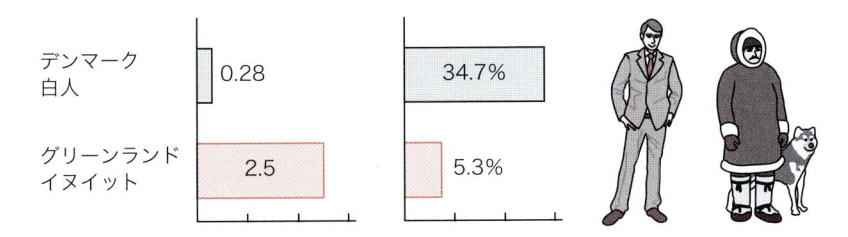

図2 ●白人とイヌイットの摂取脂肪酸組成と心血管系疾患リスク
　文献1,2,3をもとに作製

3 EPAが炎症を抑制する

　さらに驚くべきことにEPAには炎症反応を抑える（抗炎症）作用まであるのだ．しかも，この作用を示すのは，EPAだけではなく，n-6脂肪酸であるγ-リノレン酸にもあるといわれている．そのメカニズムは，副腎皮質ステロイドや非ステロイド性抗炎症薬（non-steroidal anti-inflammatory drugs：NSAIDs，ロキソニン®やボルタレン®など）が作用する舞台にもなっている**アラキドン酸カスケード**にも深く関係している．

　アラキドン酸カスケードとは，細胞膜を構成するリン脂質由来のアラキドン酸を原料としてプロスタグランジン（prostaglandin：PG）やトロンボキサン（thromboxane：TX），ロイコトリエン（leukotriene：LT）などのエイコサノイド（eicosanoid）をつくる代謝経路のことを指す（**図3**）．アラキドン酸からつくられるエイコサノイドは，主に炎症反応を促進する**炎症性エイコサノイド**（TXA_2，PGE_2，LTB_4など）である．

　副腎皮質ステロイドは，細胞膜のリン脂質を分解してアラキドン酸を作る酵素であるホスホリパーゼA_2（phospholipaseA_2：PLA_2）の作用を阻害して，炎症性エイコサノイドを産生させないことで，抗炎症作用を発揮する．また，NSAIDsは，アラキドン酸を分解する酵素であるシクロオキシゲナーゼ（cyclooxygenase：COX）を阻害して，抗炎症作用を発揮するのである．

　一方，アラキドン酸と同じ脂肪酸であるEPAやγ-リノレン酸から作ら

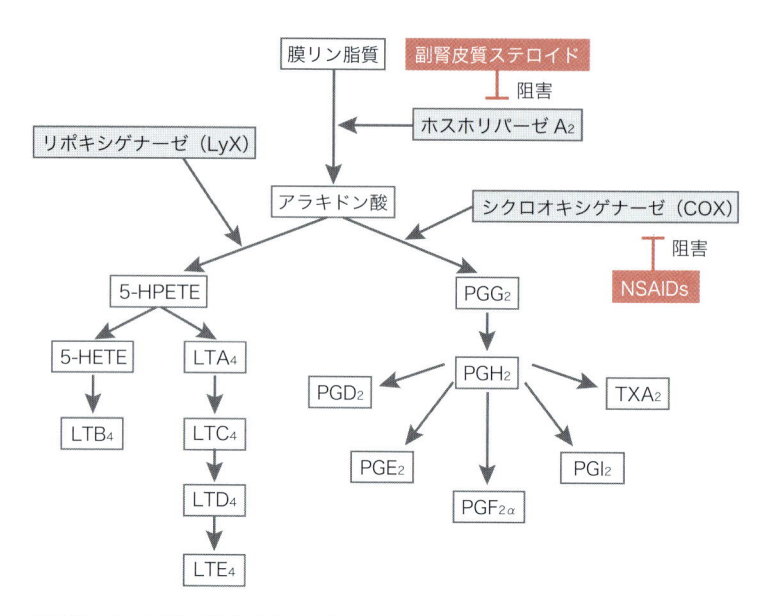

図3 ● アラキドン酸カスケード
5-HPETE：5-ヒドロペルオキシエイコサテトラエン酸
5-HETE：5-ヒドロキシエイコサテトラエン酸
Lyx：lipoxygenase（リポキシゲナーゼ）
COX：cyclooxygenase（シクロオキシゲナーゼ）
文献5をもとに作製

れるエイコサノイドもある．これらのエイコサノイドは，炎症反応を抑える**抗炎症性エイコサノイド**（TXA_3，PGE_1，PGE_3，LTB_5など）である（**図4**）．このため，EPAやγ-リノレン酸の摂取量が増えれば，アラキドン酸カスケードと拮抗することになり，炎症反応が過剰に進まないようにできるのだ[6, 7]．

4 ガイドラインにも明記されたEPAの抗炎症作用

2009年5月，米国静脈経腸栄養学会（American society for parenteral and enteral nutrition：ASPEN），米国集中医療学会（society of critical care medicine：SCCM）で示されたガイドライン[8]では，「**急性呼吸窮迫症候群（ARDS）や重症急性肺障害（ALI）を伴う患者には，n-3魚油（EPA），ボラージ油（γ-リノレン酸）に代表される抗炎症脂肪酸組**

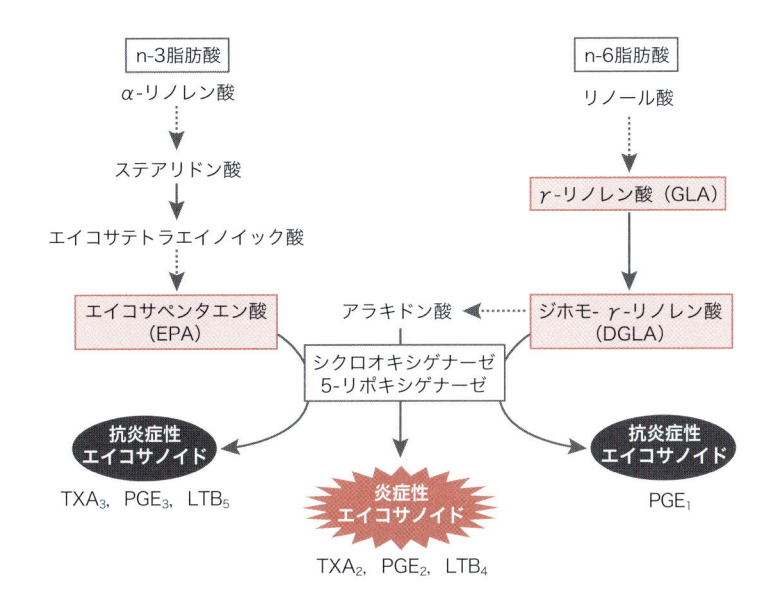

```
                     n-3脂肪酸                              n-6脂肪酸
                    α-リノレン酸                             リノール酸
                        ┆                                    ┆
                     ステアリドン酸                       γ-リノレン酸（GLA）
                        ┆                                    │
                エイコサテトラエイノイック酸                    │
                        ┆                                    ▼
                  エイコサペンタエン酸    アラキドン酸    ジホモ-γ-リノレン酸
                       （EPA）                              （DGLA）
                              シクロオキシゲナーゼ
                              5-リポキシゲナーゼ
                  抗炎症性                                   抗炎症性
                 エイコサノイド           炎症性            エイコサノイド
                                      エイコサノイド
              TXA₃, PGE₃, LTB₅                                PGE₁
                                    TXA₂, PGE₂, LTB₄
```

図4● EPAとγ-リノレン酸の抗炎症作用
点線の矢印（┈▶）は，人間の生体内では進みにくい反応を示している

成を特徴とする経腸栄養剤は使用すべきである（Grade A）．」と明記されている．ARDSなどの重症呼吸器疾患においては，EPAの抗炎症作用を利用するのが必然になりつつあるのだ．

このようにEPAは，生活習慣病を予防できる抗動脈硬化作用から，急性期の炎症反応を抑える抗炎症作用までをもち合わせた栄養素のスーパースターなのである．

Point

- EPAは抗動脈硬化作用と抗炎症作用に優れている
- EPAはガイドラインで推奨されるほどのエビデンスが蓄積されている
- EPAは栄養素のスーパースターである

参考文献

1） Dyerberg, J. et al. : Eicosapentaenoic acid and prevention of thrombosis and atherosclerosis. Lancet, 2 : 117-119, 1978
2） Dyerberg, J. et al. A hypothesis on the development of acute myocardial infarction in Greenlanders. Scand J. Clin. Lab. Invest., 42 : 7-13, 1982
3） Bang, H. O. et al. : The composition of the Eskimo food in north western Greenland. Am. J. Clin. Nutr., 33 : 2657-2661, 1980
4） Yokoyama, M. et al. : Effects of eicosapentaenoic acid on major coronary events in hypercholesterolaemic patients （JELIS） : a randomised open-label, blinded endpoint analysis. Lancet, 369 : 1090-1098, 2007
5） Laurence, L. et al. : "Goodman & Gilman's the Pharmacological Basis of Therapeutics eleventh edition", p653-670, McGrawHill, 2005
6） Miller, C. C. et al : Dietary Supplementation with Ethyl Ester Concentrates of Fish Oil （n-3） and Borage Oil （n-6） Polyunsaturated Fatty Acids Induces Epidermal Generation of Local Putative Anti-Inflammatory Metabolites. J. Invest. Dermatol., 96（1）: 98-103, 1991
7） Fan, Y. Y. et al : Importance of Dietary gamma -Linolenic Acid in Human Health and Nutrition. J. Nutr., 128（9）: 1411-1414, 1998
8） McClave, S. A. et al : Guidelines for the Provision and Assessment of Nutrition Support Therapy in the Adult Critically Ill Patient: Society of Critical Care Medicine （SCCM） and American Society for Parenteral and Enteral Nutrition （A.S.P.E.N.）. J. Parenter Enteral Nutr., 33 : 277-316, 2009.

第5章 栄養サポートから栄養セラピーへ

6. 栄養で傷を早く治すには

研修医「EPAはすごいですね．ここまでくると，たかが栄養療法とはいえなくなってきたなぁ」

しみず**「EPAは耳を疑うほどすばらしい効果をもっているからね」**

研「いやぁ…参りました」

し「ところで，まだまだ注目するべき栄養素があるんだよ．特に傷を早く治すときに利用したい栄養素は覚えておいたほうがいいね」

研「どんなものですか」

し「アルギニン，亜鉛，抗酸化ビタミンなどだね」

研「このところ，栄養素をピンポイントでついてきますね」

し「君の栄養療法の勉強もいよいよそういう段階に入ったってことだよ」

研「これからが大変そうですね…」

1 アルギニンの存在感

　第4章-4（p.179）では，条件つき必須アミノ酸のグルタミンの重要性を説明した．今回は，同じく条件つき必須アミノ酸であるアルギニンについて説明する．

　アルギニンはグルタミンと同様に，栄養療法において非常に注目されているアミノ酸である．その効果を表1に挙げる．

　アルギニンがこれらの効果を発揮するメカニズムとして，①一酸化窒素に変化，②成長ホルモン（Insulin-like growth factors：IGF-1，インスリン様成長因子）分泌の促進，③ポリアミンを合成，④オルニチン（コラーゲンの素）に変化，が考えられている．これらはすべて"創傷治癒の

表1 アルギニンの効果

① 免疫能の賦活（一酸化窒素の産生増加：T細胞・NK細胞の活性化）
② 細胞増殖の促進（ポリアミンの基質として利用）
③ 創傷治癒の促進（コラーゲン/ヒドロキシプロリン合成能向上）
④ 微小循環動態の改善（一酸化窒素の産生増加）
⑤ 成長ホルモン分泌の増加（タンパク質合成の増大）
⑥ 尿素サイクルの活性化（アンモニア処理の促進）

文献1をもとに作製

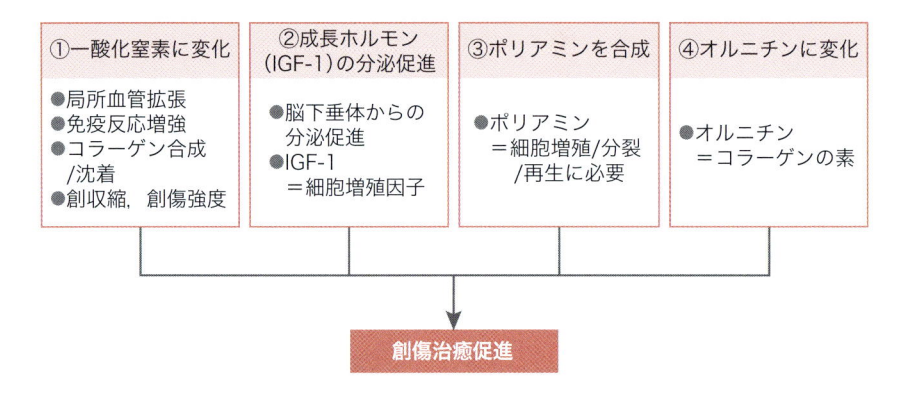

①一酸化窒素に変化	②成長ホルモン(IGF-1)の分泌促進	③ポリアミンを合成	④オルニチンに変化
●局所血管拡張 ●免疫反応増強 ●コラーゲン合成/沈着 ●創収縮，創傷強度	●脳下垂体からの分泌促進 ●IGF-1＝細胞増殖因子	●ポリアミン＝細胞増殖/分裂/再生に必要	●オルニチン＝コラーゲンの素

→ 創傷治癒促進

図●アルギニンの四大作用機序
文献2より引用

促進"につながるのである（**図**）．

アルギニンの1日必要量は6〜7 g/50〜60kg（体重）とされているが，1日の食事から摂取できるのは4 g程度といわれている．すわなち，**褥瘡や手術創など傷を負った患者さんをみたら，常にアルギニンの強化を検討する必要がある**のだ．

2 アルギニン投与の注意点

ただし，アルギニンの投与には注意すべき点がある．アルギニンは，一般的に創傷治癒の促進効果や免疫賦活作用が期待できるが，敗血症においては，高濃度のアルギニン投与による生存率の低下[3]や，重症感染症時における炎症の助長や予後の増悪[4]の報告がある．**アルギニンの強化に**

表2　亜鉛欠乏によって引き起こされる症状と疾患

食欲低下	うつ状態・情緒不安定
発育障害	運動失調
皮膚症状	認知症
脱毛，禿頭	耐糖能低下
性腺機能障害	白内障の増加
創傷治癒遅延	暗順応不全（夜盲症）
易感染性（免疫能低下）	虚血性心疾患の増加
味覚低下・嗅覚低下	発がんの増加
異食症	妊娠異常

文献5，p.7をもとに作製

よって一酸化窒素の過剰産生を来し，炎症反応を促進したり，血管拡張作用により低血圧を引き起こす可能性があり，重症敗血症などサイトカイン・ストームの真っ最中では悪い結果を及ぼすことが各報告から示唆されている．アルギニンの使い方には注意しよう．

3 オールラウンドプレーヤー　～亜鉛～

　亜鉛は生体にとって必須の微量元素であり，生体内に蓄えられている金属では鉄の4.5gについで多く，1.4～2.3gが存在する．**1日の必要量は10～15 mg**とされている．亜鉛の吸収部位は十二指腸であり，吸収率は5～40％といわれている．

　亜鉛は種々の病態や状態によってさまざまな役割を演じ，それに応じて消費されやすく，容易に欠乏症を発現する．特に熱傷や外科手術などの侵襲ストレスや腸粘膜疾患，肝疾患，感染に際して亜鉛が欠乏することが知られている．**亜鉛欠乏は思っているよりありふれた病態**である．血清亜鉛をチェックする習慣がないため，見逃されていることが多いだけなのだ．

　亜鉛は，必須微量元素として，生体内の約300種以上の酵素の活性中心元素として働いている．そのため，亜鉛が欠乏することによって引き起こされる症状と疾患は，**表2**のように非常に多く存在する．

　亜鉛の補充は，味覚障害，口内炎，褥瘡，糖尿病，慢性肝障害，炎症性腸疾患などの疾患で効果を発揮する．特に褥瘡を含む創傷治癒の促進を目的にした場合，亜鉛を強化することは今や常識になりつつある．

亜鉛の補充方法には，補助食品やサプリメントを利用する場合などがあるが，抗潰瘍薬である**ポラプレジング（プロマック®）の内服**という方法もある．**プロマック®D錠75 mgには17 mgの亜鉛**が含まれており，1錠の内服で1日量がまかなえる．ただし現在のところ，保険適用は胃潰瘍に対してだけである．

4 亜鉛と銅のせめぎ合い

亜鉛を補充する際の注意点として，血清銅の低下が挙げられる．亜鉛は腸管細胞でのメタロチオネインというタンパク質の生成を誘導する．メタロチオネインはシステインに富むタンパク質で，金属のキレート作用をもつ．キレート（chelate）とは，カニのハサミという意味で，カニのように有害物質だけをはさんで排出する働きのことを指す．メタロチオネインは銅と結合するため，メタロチオネインの量が多くなると，経口摂取された銅は体内に吸入されずに，そのまま糞便中に排泄されてしまう．

銅欠乏症の症状として，貧血，好中球減少，骨粗鬆症，うつ病などがある．漫然と亜鉛を補給し続けるのも銅欠乏の誘引となりえるのだ．私は患者さんに**亜鉛を補充している場合，血清亜鉛をともに血清銅を測定する**ようにして，低銅血症を見逃さないようにしている．

5 抗酸化ビタミンを意識しよう

一般に抗酸化ビタミンといった場合，ビタミンAやC，Eなどが挙げられる．**抗酸化ビタミンも創傷治癒の促進には欠かせない**ものになっている．私は傷をもった患者さんには，**調剤用パンビタン®**の処方を積極的に行っている．調剤用パンビタン®は，11種類のビタミンを含む総合ビタミン剤である（**表3**）．ビタミンKを含んでいないため，ワルファリンを内服中の方にも安心して使用することができる．ただし，**ビタミンAやD，Eなどの脂溶性ビタミンの過剰症に注意**する必要がある．

内科外来でもときどき処方する機会があるが，「肌の調子が良くなった」などの声を聞くことも多く，評判がよい．ちなみに調剤用パンビタン®は，1 gあたり6.3円で非常に安価であり，治療の引き出しに入っていても損はないので，是非使ってみてほしい．

最後に創傷治癒に有効な微量栄養素をまとめておく（**表4**）．ここに挙

表3　調剤用パンビタン® 1 gに含まれるビタミン

ビタミンA（レチノール 2,500 IU）
ビタミンB_1（チアミン硝化物 1 mg）
ビタミンB_2（リボフラビン 1.5 mg）
ビタミンB_6（ピリドキシン塩酸塩 1 mg）
ビタミンB_{12}（シアノコバラミン 1 μg）
ビタミンC（アスコルビン酸 37.5 mg）
ビタミンD（エルゴカルシフェロール 200 IU）
ビタミンE（トコフェロール 1 mg）
パントテン酸カルシウム（ビタミンB_5）（5 mg）
ニコチン酸アミド（10 mg）
葉酸（0.5 mg）

文献6より引用

表4　創傷治癒に有効な微量栄養素

栄養関連	その他
亜鉛	成長ホルモン
セレン	タンパク同化ステロイド
モリブデン	男性ホルモン
アルギニン	
グルタミン	
ビタミンA	
ビタミンB_1	
ビタミンB_6	
ビタミンB_{12}	
ビタミンC	
フルクトオリゴ糖	
Lactobacillus GG	

文献7をもとに作製

げた1つ1つの栄養素を意識することで，創傷治癒を促進できることは間違いない．ただし，これらの栄養素の効果は，まだまだエビデンスに乏しい部分もある．安全性に注意したうえでどんどん試し，多くの方を悩ませる傷を早く治していこう．

Point

- アルギニンには免疫能の賦活，細胞増殖の促進，創傷治癒の促進作用などがある
- 亜鉛欠乏はありふれた病態なので，気がついたら血清亜鉛をチェックしよう
- 抗酸化ビタミンを意識してビタミンの補充を考えよう

参考文献

1) Maurice, E. et al.: "Modern Nutrition in Health and Disease 10th edition", pp.571-581, Lippincott Williams & Wilkins, 2005
2) 東口髙志：アルギニン投与による創傷治癒の促進－その基礎と実践．月刊ナーシング，27 (13)：73-76, 2007
3) Gonce, S. J., et al. Arginine supplementation and its effect on established peritonitis in guinea pigs. JPEN, 14：237-244, 1990
4) Suchur, U. et al. Immune-modulatory actions of arginine in the critically ill. Br. J. Nutrit. 87：S121-S132, 2002
5) 「亜鉛の有用性を探る－臨床での亜鉛補充による効果とその考え方」（荒川泰行 監），治療，vol.87臨時増刊号，2005
6) 調製用パンビタン®添付文書（武田薬品工業）
7) Mechanick, J. I.：Practical aspects of nutritional support for wound-healing patient. Am. J. Surg., 188：52S-56S, 2004
8) 「亜鉛の有用性を探る－亜鉛補充による臨床効果と基礎研究の進展」（森山光彦 監），治療，vol.91臨時増刊号，2009
9) Yuzbasiyan-Gurkan, V. et al：Treatment of Wilson's disease with zinc: X. Intestinal metallothionein induction. J. Lab. Clin. Med., 120 (3) 380-386, 1992
10) Lee, D. Y., et al：Treatment of Wilson's disease with zinc. VII. Protection of the liver from copper toxicity by zinc-induced metallothionein in a rat model. J. Lab. Clin. Med., 114：639-645, 1989

第5章 栄養サポートから栄養セラピーへ

7. 黒船来航
～オキシーパ™の衝撃！？～

研修医「それにしても，いろいろな作用をもつ栄養素があっておもしろいですね」

しみず「はじめて聞くと本当に効果があるのか疑わしく感じてしまうけど，実際にやってみると，特に大きな副作用も出ないし，傷の治りも早くなるように思えるね」

研「もともと栄養ですからね．薬よりは気軽に使えますね」

し「どんなときでも過剰投与には注意しないといけないけどね．基本的に薬より安全といえるだろうね」

研「ところで先生，先日の糖尿病性ケトアシドーシス，敗血症，下肢の糖尿病性ガス壊疽で運ばれてきた方ですが，栄養療法を駆使して，何とか助けることができました」

し「おお，それはすごい」

研「やってみれば何とかなるものですね」

し「もちろん．今や敗血症を栄養療法で抑えるのは不可能なことではないんだ．特に呼吸器領域では衝撃的な結果が出ているよ」

研「へぇ～，どんな結果ですか？」

し「それじゃ，オキシーパ™という栄養剤が示した衝撃的な結果を勉強しよう」

1 オキシーパ™が示した栄養療法の可能性

オキシーパ™という経腸栄養剤の名前を聞いたことがあるだろうか．この栄養剤は，特に重症呼吸器疾患である急性呼吸窮迫症候群（acute respiratory distress syndrome：ARDS）に対して使用される**免疫調整経腸栄養剤**（immuno-modulating diet）である．その特徴を図1にまとめた．

■ **低糖質　高脂肪**
　急激な高血糖を防ぎ，呼吸商を考慮して
　二酸化炭素の発生を減らす

■ **EPA，γ-リノレン酸を配合**
　炎症の調整を目的とした配合

■ **アルギニンを強化していない**
　一酸化窒素の過剰産生を促進しないので
　敗血症の患者にも投与できる

■ **抗酸化ビタミンを強化**
　ビタミンC，ビタミンE，β-カロテン

■ **1.5kcal/mLの高濃度**
　低用量で必要エネルギーを投与できる
　水分負荷を減らす

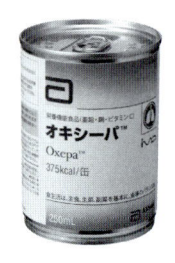

図1● 免疫調整経腸栄養剤：オキシーパ™
写真提供：アボットジャパン

　オキシーパ™は本章で説明してきた要素がすべて含まれている栄養剤なのである．低糖質（成分中28.2％），高脂肪（成分中55.1％）にすることで，急激な高血糖を防ぎ，呼吸商（memo参照）を考慮することで，二酸化炭素の発生を減少させる．EPAとγ-リノレン酸を配合することで，炎症反応が過剰になるのを防ぎ，アルギニンを強化しないことで，敗血症の患者にも使用できる．また抗酸化ビタミンを強化することで身体に有害な酸化反応を抑え，1.5kcal/mLと高濃度（通常は1.0kcal/mL）にすることで，低用量で必要エネルギーを投与でき，必要以上の水分負荷を行わないようにすることができる．

　敗血症やARDSなどサイトカイン・ストームの結果として引き起こされる病態に対して，効果的といわれている栄養療法の理論をすべて集めてつくられたのが，オキシーパ™なのである．とはいっても，理論と現実は

---

memo：呼吸商とは

呼吸商（respiratory quotient）とは，ある時間において生体内で栄養素が分解されてエネルギーに変換するまでの酸素消費量に対する二酸化炭素排出量の体積比のことである．三大栄養素の呼吸商は，糖質で1.0，タンパク質で約0.8，脂質で約0.7である．**呼吸商が大きければ大きいほど，酸素の消費量が増え，二酸化炭素の産生量が増える．** 呼吸器疾患では，呼吸商が小さい脂質を基本とした栄養剤が好ましいとされている

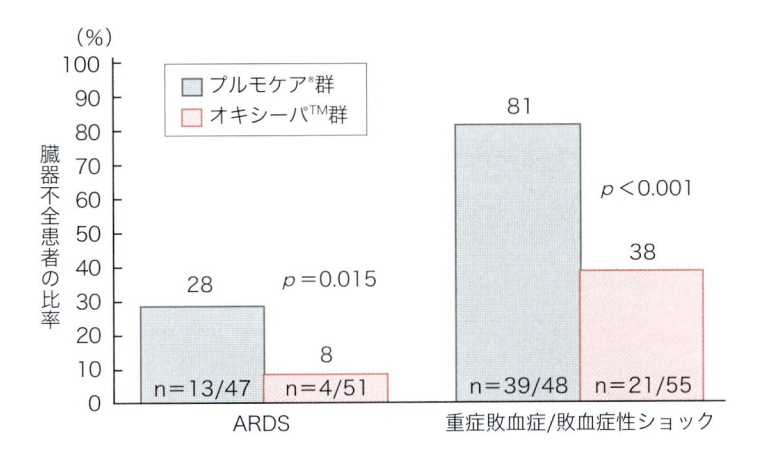

図2 ● ARDSおよび重症敗血症/敗血症ショックにおける臓器不全の発生率
オキシーパ™を投与した群において新たな臓器不全の発生に有意差が認められた．
文献1，2をもとに作製

異なる場合もある．このオキシーパ™は実際に効果があるのだろうか．

2 オキシーパ™の衝撃的な結果

　オキシーパ™は，慢性閉塞性肺疾患（COPD）用に成分が調整されたプルモケア®（低糖質，高脂肪が特徴）と比較した研究において，ARDS，重症敗血症/敗血症性ショックのそれぞれの病態において新たな臓器不全の発生を有意に抑制し（図2），さらに死亡率を有意に低下させた（図3）．
　人工呼吸管理日数やICU在室日数も有意に改善している[1, 3]．この結果は海外のデータにはなるが，まさに衝撃的といっていいだろう．オキシーパ™という黒船が来航したのである．**栄養剤の成分を変えただけで，ARDSや重症敗血症の予後を変えてしまったのだ．**

3 国内外のガイドラインが認めたオキシーパ™

　これらの結果を受けて，米国静脈経腸栄養学会/米国集中医療学会（ASPEN/SCCM）の**「急性期栄養ガイドライン2009」**では，「ARDSとALIの患者では，EPAおよびγ-リノレン酸や抗酸化物質を含有する経腸

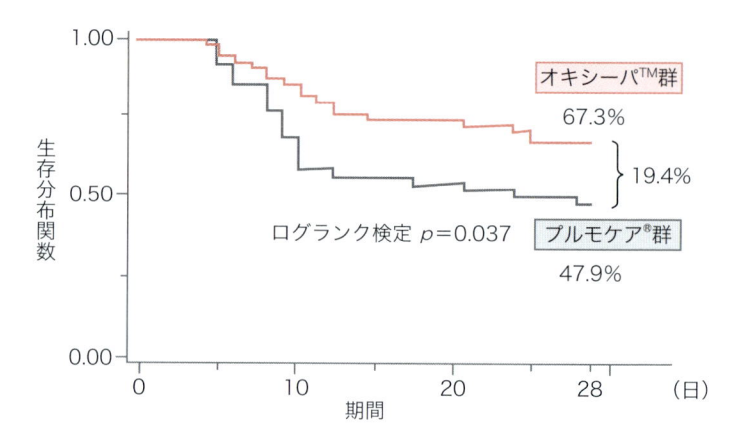

図3● Kaplan-Meier法による28日間生存曲線の推定(人工呼吸管理中の重症敗血症)
オキシーパ™を投与した群において死亡率有意差が認められた
文献2より引用

　栄養剤を投与するべきである(Grade A)」となった[4]．第5章-5 EPAの項(p.252)で説明したとおりである．さらに，2010年5月に発表された日本呼吸療法医学会の「**急性呼吸不全による人工呼吸患者の栄養管理ガイドライン**」においても，「ARDSとALI患者に関しては，n-3脂肪酸(EPA)，γ-リノレン酸，抗酸化物質を強化した栄養剤使用が推奨される(Grade A)」，「重症敗血症/敗血症性ショックの患者に関しては，n-3脂肪酸(EPA)，γ-リノレン酸，抗酸化物質を強化した栄養剤の使用を推奨する(Grade B)」[5]となったのである．
　今や**栄養療法がガイドラインにおいてGrade AやBで強く推奨される時代**なのである．オキシーパ™という黒船がいかに衝撃的だったかがよくわかる．

4 栄養療法の威力を体感する

　さて，最後に本章の最初に挙げた症例の実際の治療方針と経過を示す(図4，5)．
　ICU，一般病棟を通して継続的な栄養療法(早期経腸栄養，厳格な血糖管理，末梢静脈栄養，プロバイオティクス，補助食品，義歯の調整など)

	ICU	（第9病日 一般病棟へ転棟）手術前まで
敗血症/ガス壊疽	・左下腿の創部管理：整形外科へのコンサルト ・抗菌薬（MEPM 1.5g＋CLDM 1,200mg）の投与 ・適切な体液管理 閉鎖膿培養： 　*Streptococcus agalactiae*（B群）（3＋）， 　*Streptococcus sanguinis*（2＋） 血液培養： 　*Escherichia coli*（＋）， 　*Streptococcus agalactiae*（B群）（＋）	・低栄養状態（最低 Alb 0.8g/dL）の改善を待ち待期的に手術 ・局所の感染の制御：抗菌薬の投与を継続 ・プロバイオティクス（ビオスリー®）の投与
糖尿病	・インスリンの持続静注 ・血糖値を150mg/dL以下を目標にコントロール	・30R イノレット®の定時打ち ・血糖3検＋スライディング・スケールを併用 ・末梢静脈栄養に合わせたインスリン持続静注
低栄養	・早期経腸栄養：入院時より経鼻胃チューブを用いて，GFO® 3包/日を開始 ・第6病日より経鼻チューブを抜去し，経口摂取を再開	・経口摂取（義歯の調整） ・補助食品：エンシュア®・H＋アイソカル®・アルジネード® ・末梢静脈栄養（ビーフリード®＋イントラリポス®20％） ・総エネルギー投与量：2,500 kcal/日を目指す

図4 ● 症例における集中治療室から手術前までの治療方針例

を行い，病状を整えてから，第64病日，下肢切断術を施行した．その後，術創部の感染，縫合不全もなく順調に経過し，第141病日，リハビリテーションの継続のため，転院になった．経過中，血清アルブミンは最低値0.8g/dLを示し，途中アルブミン製剤の投与も併用したが，退院時は3.4g/dLまで改善した．

　この症例では，院内にオキシーパ™を採用していなかった時期だったので使用しなかったが，オキシーパ™があれば**経口摂取が始まる第6病日までの間にオキシーパ™を使用することも考慮されただろう**．

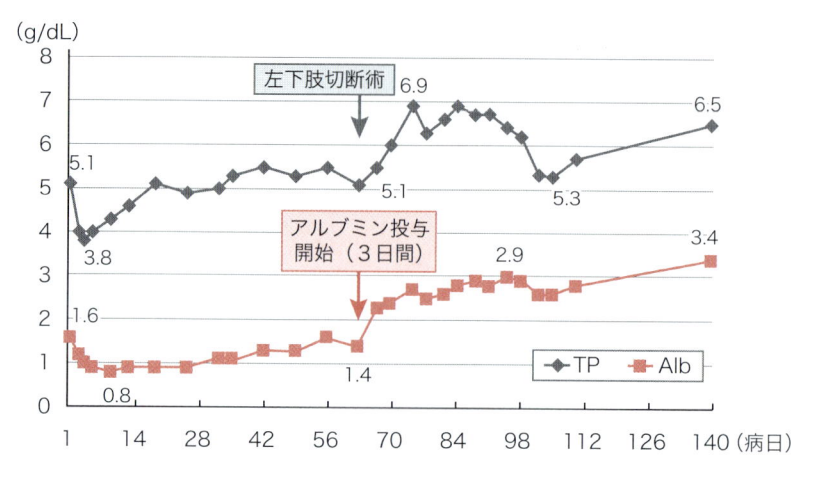

図5 ● 総タンパク，アルブミン値の経過
TP：total protein, Alb：Albumin

　このように栄養療法を駆使すれば，多くの重症な患者さんを助けられる可能性がある．本章を通してそのことを伝えたかったのである．もちろん100％栄養療法の効果であるかはわからない．しかし，栄養療法には可能性がある．これからはみなさんがよく練られた栄養療法を実践し，その威力を体感する番である．

Point

- 栄養療法の理論の結晶であるオキシーパ™という栄養剤がある
- オキシーパ™の結果は国内外のガイドラインも認めざるをえなかった
- よく練られた栄養療法を実践して，その威力を体感しよう

参考文献

1) Gadek, J. E. et al. : Effect of enteral feeding with eicosapentaenoic acid, gamma-lonolenic acid, and antioxidants in patients with acute respiratory distress syndrome. Crit. Care. Med., 27（8）: 1409-1420, 1999
2) Pontes-Arruda, A., et al. : Effects of of enteral feeding with eicosapentaenoic acid, gamma-lonolenic acid, and antioxidants in mechanically ventilated patients with severe sepsis and septic shock. Crit. Care. Med., 34（9）: 1-9, 2006
3) Singer, P. et al. : Benefit of an enteral diet enriched with eicosapentaenoic acid and gamma-lonolenic acid in ventilated patients with acute lung injury. Crit. Care.

Med., 34(4): 1033-1038, 2006
4) McClave, S. A. et al.: Guidelines for the Provision and Assessment of Nutrition Support Therapy in the Adult Critically Ill Patient: Society of Critical Care Medicine (SCCM) and American Society for Parenteral and Enteral Nutrition (ASPEN). J. Parenter Enteral Nutr., 33: 277-316, 2009.
5) 日本呼吸療法医学会：急性呼吸不全による人工呼吸器患者の栄養管理ガイドライン．人工呼吸，27(1): 75-118, 2010

Column12　　モチベーションを高く保ち続ける

さまざまなモノとイベントに溢れる現代社会において，最も難しいことは，同じことを愚直にトレーニングし続けていくことだろう．どんなに才能があっても，1週間の集中的なトレーニングしかやっていない人が，10年間の徹底的なトレーニングを積んだ人を超えることはできない．継続的なトレーニングが何より重要である．問題はそのモチベーションをいかに高く保ち続けるかにある．

ダニエル・ピンクの著書「Drive（邦訳：モチベーション3.0）」（講談社，2010）において，以下の言葉が記されている．

"懸命な努力の重要性は理解されやすいが，目標を変えずにたゆまず時間をかけて努力を続けることの重要性は，あまり認めていない．どの分野においても，高い目標を成し遂げるには，才能と同じくらい根気と根性が重要となる．"

私は初期研修医のとき，3カ月半の脳神経外科の研修で新村核先生の指導を仰いだ．新村先生は，いつも驚くほど精力的に仕事をこなしていた．そして，口癖のように「モチベーションを高く保つ」と話していた．その言葉が非常に印象的で，今でも耳に残っている．

ある分野を専攻し，長い期間トレーニングを積んで専門家になった後も，さらに自分の技術・知識を伸ばしていこうとするには，たとえどんなに気がのらない日が続いても，意欲を失わず努力を続けることが必要だ．それを実現するには，何よりモチベーションを高く保ち続けることが重要なのである．

ところが，多くの職場において個人のモチベーションを高く保つしくみにあまり注意が払われていない．むしろ，やる気が削がれるようなことで溢れている．現在の栄養療法をめぐる環境も決して最良とはいえないが，それにもめげずモチベーションを高く保ち，努力し続けることが求められている．結局，最後は根気と根性の勝負なのだ．

参考文献
1) ダニエル・ピンク:『モチベーション3.0　持続する「やる気！」をいかに引き出すか』講談社，2010

5章 章末問題

Q1　サイトカイン・ストームについて説明せよ

Q2　全身性炎症反応症候群（SIRS）の診断基準を述べよ

Q3　一般に早期経腸栄養とは，侵襲が加わった後，どれくらいの期間内に経腸栄養を開始することを指すか

Q4　2001年，集中治療の領域において強化インスリン療法を用いた厳格な血糖コントロールにより患者の予後を改善できることを報告したベルギーの医師の名前を挙げよ

Q5　グリセミック・インデックス（glycemic index）とは何か

Q6　n-3脂肪酸とn-6脂肪酸をそれぞれ3つずつ挙げよ

Q7　JELIS（Japan EPA lipid intervention study）などの大規模臨床試験でもその有効性が確認されている高純度EPA製剤は何か

Q8　副腎皮質ステロイドと非ステロイド性抗炎症薬（NSAIDs）はそれぞれアラキドン酸カスケードにかかわるどの酵素を主に阻害することで，抗炎症作用を発揮するか

Q9　創傷治癒の促進につながると考えられているアルギニンの作用機序を4つ挙げよ

Q10　アルギニンの投与を控えるべき病態はどんな状態か

Q11　亜鉛を補充するときに考慮される医薬品を挙げよ

Q12　オキシーパ™の研究結果から，急性呼吸窮迫症候群（ARDS）や重症急性肺障害（ALI），重症敗血症において国内外のガイドラインで推奨されるようになった栄養素は何か

解答と解説

A1 TNF-α，IL-1β，IL-6などの炎症性サイトカインやIL-10などの抗炎症性サイトカインが過剰に産生される病態をサイトカイン・ストームと呼ぶ．敗血症，外傷，術後，ARDSなどさまざまな病態で起こりえる反応　➡ **p.232参照**

A2 次の①〜④のうち2項目以上該当するとき．
① 体温＞38℃または＜36℃，
② 心拍数＞90/分，
③ 呼吸数＞20/分または$PaCO_2$＜32 Torr,
④ 白血球数＞12,000/mm^3または＜4,000/mm^3，あるいは未熟顆粒球＞10％
第5章-2のSIRS診断基準を参照　➡ **p.234参照**

A3 侵襲後24時間以内，遅くとも36時間以内に経腸栄養を開始することを早期経腸栄養という　➡ **p.237参照**

A4 ヴァン・デン・バーグ（Van den Berghe）　➡ **p.242参照**

A5 食品による血糖値の上がり方の違いを発見し提唱した概念．炭水化物が消化されて糖に変化する速さを相対的に表す数値である．食品の炭水化物50gを摂取した際の血糖値上昇の度合いを，ブドウ糖（グルコース）を100とした場合の相対値で表す　➡ **p.246参照**

A6 n-3脂肪酸：α-リノレン酸，エイコサペンタエン酸（EPA），ドコサヘキサエン酸（DHA）など
n-6脂肪酸：リノール酸，γ-リノレン酸，アラキドン酸など　➡ **p.249参照**

A7 エパデール®　➡ **p.250参照**

A8 副腎皮質ステロイド：ホスホリパーゼA_2（PLA_2）
NSAIDs：シクロオキシゲナーゼ（COX）　➡ **p.251参照**

A9　①一酸化窒素に変化，②成長ホルモン（IGF-1）分泌の促進，③ポリアミンを合成，④オルニチンに変化　➡ p.255参照

A10　重症敗血症．一酸化窒素の過剰産性が炎症反応を促進したり，血管拡張作用により低血圧を引き起こす可能性がある　➡ p.256参照

A11　ポラプレジンク（プロマック®）．プロマック®D錠75 mg 1錠あたり亜鉛が17 mg含有している　➡ p.258参照

A12　EPA，γ-リノレン酸，抗酸化物質　➡ p.263参照

第6章
栄養療法の可能性を信じよう

第6章 栄養療法の可能性を信じよう

1. ガイドラインの頼りなさ
～自分でみつけ出す栄養療法～

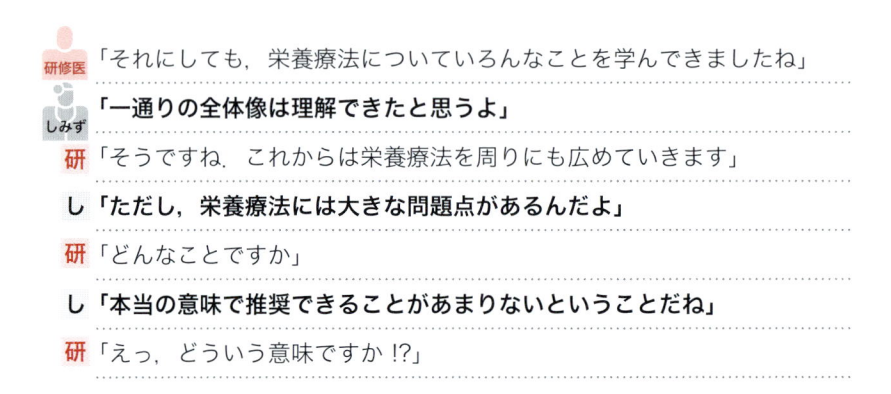

研修医「それにしても，栄養療法についていろんなことを学んできましたね」

しみず「一通りの全体像は理解できたと思うよ」

研「そうですね．これからは栄養療法を周りにも広めていきます」

し「ただし，栄養療法には大きな問題点があるんだよ」

研「どんなことですか」

し「本当の意味で推奨できることがあまりないということだね」

研「えっ，どういう意味ですか!?」

1 知っておかなくてはいけない栄養療法の現実

　ここまで栄養療法の基本，そして応用について学んできたが，これだけははっきり知っておいたほうがいいことがある．それは，**現在の栄養療法で勧められていることの多くはエビデンスに乏しく，大部分は最も信頼性が低いとされる"専門家の意見"に過ぎない**，という事実である．

　2008年2月，京都で行われた第23回日本静脈経腸栄養学会（JSPEN）において，スイスのレミー・メイヤー氏は講演のなかで，**欧州静脈経腸栄養学会**（the European society for parenteral and enteral nutrition：ESPEN（エスペン），最近は名称が変更されて正式には**欧州臨床栄養代謝学会**：the European society for clinical nutrition and metabolismであるが，ESPENの略称はそのまま使われている）のガイドラインが推奨する226の処置のうち，推奨ランクA（最高の推奨度）は全体のわずか25％の55件であり，58％にあたる132件はランクC "専門家の意見"（最低の推奨度）に過ぎない[1]，と指摘した．そのうえで，「**医療従事者は，自分の患者にとって最善の処置を自分でみつけるようにしなければならな**

い」との意見を述べた．

　このことは十分に理解しておく必要がある．栄養療法には果てしない可能性があるが，その可能性が全面的に認められているわけではない．栄養療法に否定的な態度をとったとしても，決して間違いとはいえない．16世紀にコペルニクスが地動説を唱えるまで，天動説が絶対的な考え方だったように，人間は歴史のなかでいくつもの誤りを信じてきたのだから．検証が不十分な栄養療法は，非常に危うい存在なのである．

2 栄養療法の可能性を信じよう

　それでもあえて言いたいことは，"栄養療法の可能性を信じよう"ということだ．前向きで楽観的な姿勢をもって栄養療法に取り組み，これから信頼性の高い栄養療法のエビデンスを蓄積していくことが求められている．

　図に示すのは，済生会宇都宮病院のNST委員会のバッジのデザイン画である．2009年度からNST委員会のメンバーを中心に付けるようになった．NSTのSTの部分をうまく組み合わせることで可能性の"可"に見えるように私がデザインした．

　栄養療法の可能性を信じてみようと思える人が1人でも多くなれば，これからも栄養療法が盛り上がっていくに違いない．

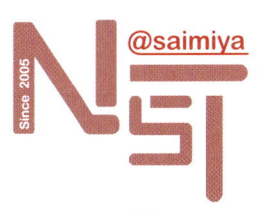

図●済生会宇都宮病院NST委員会のバッジデザイン
アットマーク"@"以降は施設の名称〔saimiya（さいみや）は済生会宇都宮病院の略〕を，Nの左側の部分にはNST委員会が発足した年を示している

Point

- 栄養療法のガイドラインは，大部分が"専門家の意見"の域を出ない
- 自分の患者にとって最善の栄養療法を自分で見つけるようにしよう
- 何より栄養療法の可能性を信じよう

参考文献

1) Meier, R.：Education for professionals of nutritional care. 静脈経腸栄養，23：s105-106, 2008

第6章 栄養療法の可能性を信じよう

2. 自分だけでは歯が立たない!?
～チーム医療を促進するには～

研修医:「先日，NST回診に参加してNSTのメンバーと話していたのですが，聞き慣れない言葉や略語がポンポン出てきて話についていくのが大変でした」

しみず:「ここまで栄養療法を勉強してきた君でも難しかったか」

研:「あんな風に普通に早く話されると，勉強していてもなかなかすぐに理解して反応していくのは難しいですね」

し:「う～ん，まぁ確かにそうだね．それがチーム医療を行ううえで，いちばんの障壁になっているんだよね」

研:「言葉の問題ですか」

し:「そうだね．この問題にも理解を深めておいたほうがいいよ」

1 異文化コミュニケーションがつなぐチーム医療

最近の医学部教育では，チーム医療という言葉が強調される．しかし，学生時代に実際の活動のなかでチーム医療を学ぶわけではなく，講義を聴いて何となくわかったような気がしている人が多いと思う．

チーム医療の本質とは何か．異文化コミュニケーションにほかならない．こんな例がある．

> 診察室で
> 患者：「1週間前から両足がむくむんですよ」
> 医師：「確かに足にひどい浮腫がありますね，腎臓や心臓，肝臓が悪いのかもしれません」
> 患者：「(浮腫ってなんのことだろう，むくむことかな) 検査をして下さい」

医師：「そうですね．一通りやってみましょう」
医師はカルテには，"浮腫（3＋）"と記載した．
検査の結果，ネフローゼ症候群の診断に至り，入院になった．

病棟で
新人看護師　　：「足がむくんでますね」
患者　　　　　：「そうなんですよ」
ベテラン看護師：「このエデームはひどいね」
新人看護師　　：「そうですね」
患者　　　　　：「（エデームってなんだろう，むくむことかな）入院してしっかり治したいです」
新人看護師は，看護記録に"両下腿にエデームあり"と記載した．

2 チーム医療が抱える根本的な問題

　さて，このケースは栄養療法とは関係ないが，まさしく異文化コミュニケーションが行われている．患者さんは"むくみ"，医師は"浮腫"，看護師は"エデーム"というそれぞれ違う言葉を使って，同じ状態を理解している．このケースでは，患者さんの足を見れば，状態がはっきりわかるので，お互いに誤解を生じることは少ないと思うが（しかし，患者さんは混乱していることが多い），チーム医療というものは，はじめから根本的な問題を抱えていることを意識した方がよい．

　医師には医師の文化があり，看護師には看護師の文化がある．そして，**これらの文化はまったく異なる**ものと認識したほうがいい．その原因は，医学部や看護学校，看護学部で**それぞれが学んだことをお互いが知らない**からである．"何かを学ぶ"ということは，それがそのままその人の文化となる．医師と看護師は，医療に対する考え方がまるで違う．それは，過去に受けた教育が違っているからである．

　栄養療法を支えるNSTは，医師，看護師，薬剤師，栄養士，検査技師，リハビリテーション技師，歯科医，歯科衛生士，事務職など多職種で構成される組織であるが，それぞれ同じ医療従事者だとしても，学校で学んだ内容，環境，思想がまったく違う．そのため，同じことを話すにしても，

なかなか理解が進まないことがある．医師と看護師が"むくみ"について話すだけで，すれ違う可能性を秘めているのだから，**多職種が学校でほとんど学んだことのない栄養療法について話し合うのは最初から無理がある**のだ．

しかし，無理だといっていたのでは何もはじまらない．この状況をどうすればいいか．栄養療法を効率よく機能させるために多職種が協力する必要があるのは疑う余地がない．この異文化コミュニケーションをいかに促進するかを考えることが，栄養療法のを未来を考える意味でも非常に重要なのである．

３ "栄養療法"という共通言語をみんなで学ぼう

本来ならば，**医療教育は学生のときからもっと多職種で話し合う機会をもつべき**だと考えている．このようなことを学生時代から行っておけば，NSTのようなチーム医療はより活発化する．

しかし，全国の学校に新しいカリキュラムを導入させることはあまりに現実的ではない．だから，各病院でどんなことができるかを考えた方が手っ取り早いだろう．

まずはじめにやるべきことは，**共通言語，共通理解を増やすために定期的に勉強会を開催する**ことである．ここで大事なことは，勉強会の本来の目的は，知らないことを学ぶために行うものだが，チーム医療を促進させるための勉強会には異なった目的も含まれている．**"仲間で同じことを学んだ時間がある"という感覚を得る**こと，つまり，"時間を共有する"ことの方がより大切な目標である．だから，チーム医療を活性化させるには，勉強会だけではなく，定期的に飲み会を開催したり，セミナーや学会にみんなで参加したりすることも大事になってくる．**多岐の分野にわたる栄養療法を極めるには，１人で勉強していてはうまくいかない**のである．

当院で勤続25年の管理栄養士は，NSTについて私にこんなことを言った．「栄養士としてこの病院で働き始めてから25年が経つけど，NSTができるまで医者と話す機会がほとんどなかった．NSTができてから話せる機会がものすごく増えたので，とてもやりやすい．」

つまり，NSTの活動は栄養サポートを目的とするだけではなく，異文化コミュニケーションを促進するツールとしても機能しているのだ．栄養

療法はそうした組織を構築するのにも一役を買っているのである．

4 コミュニケーションの達人を目指せ

　栄養療法は，病院に入院しているすべての患者さんを対象にできることなので，栄養療法に詳しい人がいくらいても困ることはない．NSTがうまくいっていて，栄養療法をうまく利用している病院でも，もっとたくさんの味方がほしい，と思っているはずだ．栄養療法について勉強すればするほど，できることがたくさんあることに気づく．しかし，それを行うためには多くの人手がいる．栄養療法をより積極的に行うためには，常に仲間を増やしていく必要がある．

　そのためには，**栄養療法のよさを口コミで周囲に広げたり，勉強会を行うことで**，地道に宣伝していくしかない．特に栄養療法を勉強した人にとっては常識的な内容でも，一般のスタッフにはあまり知られていないことを中心に勉強会を開催することをお勧めする．栄養療法の宣伝になるとともに，病院全体で栄養療法に対する共通理解が進む．さらに，人に教えることで自分自身の知識が定着する．非常に効率のよい活動である．

　医師の場合，ある程度，一生懸命に栄養療法の勉強をしていると，NSTのメンバーに誘われたり，また栄養療法のリーダーとしての役割を期待されることが多い．しかし，**医師特有の言葉や文化をそのままそのほかのスタッフに押しつけることは，栄養療法を推進する際に障害になることがある**．栄養療法を学ぶ場合，この点を十分に理解し，"コミュニケーションの達人"を目指して勉強を進めていた方がよい．

　自分たちの特有の言葉を誰にでも理解できる言葉に変える力を身につけよう．

Point

- 栄養療法を支えるチーム医療の本質は，異文化コミュニケーションである
- 栄養療法という共通言語をみんなで学ぼう
- 誰にでも分かる言葉を使うことを心がけよう

付録
もっと栄養療法を学びたい人へ

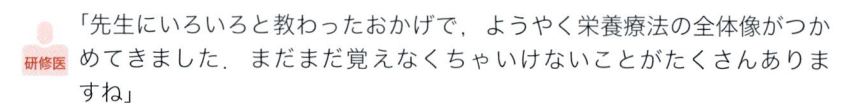

研修医「先生にいろいろと教わったおかげで，ようやく栄養療法の全体像がつかめてきました．まだまだ覚えなくちゃいけないことがたくさんありますね」

しみず「そう，栄養療法は覚えることが多すぎるんだよ．どんな病気の方でも毎日，何らかの栄養を摂らないと元気にならないからね．あらゆる病気に対して，適切な栄養を覚えるとなると，それは時間がいくらあっても足りないんだよ」

研「もう出てこないだろうと思っても，先生に聞くとどんどん新しい話が出てきますね．栄養療法を本格的にやろうと思ったら，自分で勉強していかないといけないな，と感じています」

し「そろそろ初期研修も終わりだからね．何科に行くにしても栄養の知識が役に立つから，今後は自分で勉強していきなよ」

研「そうします．ところで，先生はこれまでどうやって栄養を勉強してきたんですか」

し「それなら僕の本棚を見せよう」

● 果てしない栄養療法の深み

　本書の最後に，栄養療法をもっと勉強したい人のためにさまざまな情報源を提示する．今後の継続学習の参考にしてほしい．

　このほかにも有益な情報源を挙げることもできるが，たくさんあり過ぎてきりがないので，特に重要なものを紹介する．ここで挙げた情報源を参考にして，栄養療法のさらなる高みを目指していただければ幸いである．

1）国内の関連学会

❶ 日本静脈経腸栄養学会
（the Japan society for parenteral and enteral nutrition：JSPEN）
- 本書でも何度も触れた日本の栄養療法を支える学会．毎年2月頃に行われる総会は，すべての職種が数千人も集まり，多くの情報を共有する．栄養療法に興味をもったら，是非参加してほしい
- 同学会は，医師向けの教育セミナーとして，TNT（total nutrition therapy）プロジェクトを行っている．2日間の栄養療法セミナーで，短期間で栄養療法の全体像をつかむのには非常に効果的だ．一方，ウェブサイトでは"バーチャル臨床カレッジ（http://www.v-eiyo-college.jp/）"が無料で公開されており，eラーニングで栄養療法を学ぶことができる
- また，コメディカル向けの専門資格 "NST専門療法士" を認定している

❷ 日本病態栄養学会
- こちらも日本の栄養療法を支える主に医師と栄養士が集う学会．特に糖尿病を専門にする医師や栄養士の参加が目立つ
- 医師向けの "病態栄養専門医" や管理栄養士向けの "病態栄養療法師"，NSTを活発化させるための "NSTコーディネーター" などの専門資格を認定している

❸ 日本臨床栄養学会
国内の栄養療法を支える3大学会のひとつ．"認定臨床栄養医"，"認定臨床栄養指導医"，"認定臨床栄養学術師" などの専門資格を認定している

❹ 日本外科代謝栄養学会
外科・集中医療領域における最新の知見を得るには最も適した学会．代謝栄養学の奥深さを堪能できる

2）ガイドライン

❶「静脈経腸栄養ガイドライン ―静脈・経腸栄養を適切に実施するためのガイドライン― 第2版」（日本静脈経腸栄養学会 編），南江堂，2006年
- JSPENが提示する栄養療法のためのガイドライン．すべての医療従事者が教養として身につけておきたい

❷ ASPENガイドライン
- 米国経静脈栄養学会（the American society for parenteral and enteral nutrition：ASPEN）が提示する栄養療法のガイドライン
- 最新版は，米国集中医療学会（society of critical care medicine：SCCM）と共同で発表した「ASPEN/SCCM急性期栄養ガイドライン2009」．目を通しておきたい

⇒ASPEN のホームページ
http://www.nutritioncare.org/
⇒ASPEN/SCCM 急性期栄養ガイドライン 2009 のサマリー
http://www.learnicu.org/Quick_Links/Documents/NutritionExecutive%20Summary.pdf
Martindale, R. G. et al : Guidelines for the provision and assessment of nutrition support therapy in the adult critically ill patient: Society of Critical Care Medicine and American Society for Parenteral and Enteral Nutrition: Executive Summary. Crit. Care. Med., 37 : 1757-1761, 2009.

❸ ESPEN ガイドライン
- 欧州臨床栄養代謝学会（The European society for clinical nutrition and metabolism：ESPEN）が提示する臨床栄養のガイドライン群
- ESPEN のウェブサイトから確認することができる
  ⇒ESPEN のホームページ
  http://www.espen.org/
  ⇒ガイドライン
  http://www.espen.org/espenguidelines.html

❹「急性呼吸不全による人工呼吸患者の栄養管理ガイドライン」（日本呼吸療法医学会 編），2010 年
- 2010 年に発表になった日本呼吸療法医学会が提示する急性呼吸不全に対する栄養管理ガイドライン．
- 急性呼吸窮迫症候群（ARDS）や重症急性肺障害（ARI）を治療する医療従事者は必ず目を通しておきたい
  - 急性呼吸不全による人工呼吸患者の栄養ガイドラインの URL
    http://square.umin.ac.jp/jrcm/eiyou-guidline.pdf
    日本呼吸器療法医学会：急性呼吸不全による人工呼吸器患者の栄養管理ガイドライン．人工呼吸，27 (1)：75-118，2010

❺「コメディカルのための静脈経腸栄養ハンドブック」（日本静脈経腸栄養学会），南江堂，2008 年
  日本の栄養療法に関わるコメディカルの教科書．"NST 専門療法士"を受験する場合，コメディカルが隅々まで勉強する．内容は包括的かつ非常に高度であり，コメディカルでなくとも参考にすべき本である

❻「コメディカルのための静脈経腸栄養手技マニュアル」（日本静脈経腸栄養学会），南江堂，2003 年
  こちらは栄養療法の実践に役に立つ具体的な内容が記載されている．各病棟に 1 冊あってもいいだろう

JELIS	250
JSPEN	272
Korsokoff 症候群	133
kwashiorkor	116
leukotriene	251
Long 法	88
LT	251

M〜P

marasmus	115
MNA®	57
MODS	235
MRSA 感染症	21
n-3 脂肪酸	249
n-6 脂肪酸	249
nasogastric tube syndrome	100
NPC/N 比	120
NST	24
NST 加算	27
nutrition support team	24
ODA	52
oligometric formula	169
oligopeptide	171
PEG	103
PEM	115
percutaneous endoscopic gastrostomy	103
PG	251
polymetric formula	169
polypeptide	171
Ponsky	104
prebiotics	214
probiotics	214
prostaglandin	251
protein energy malnutrition	115

R〜T

rapid turnover protein	72
REE	90
refeeding syndrome	143, 152
respiratory quotient	90, 262
resting energy expenditure	90
RQ	90
scurvy	135
SDF	180
sepsis	234
SGA	46
SI	88
SIRS	234
Sofferman	100
stress index	88
synbiotics	214
thiamine	133
thromboxane	251
TNF-α	232
total parenteral nutrition	25, 137
TPN	25, 137
trace elment	153
tripeptide	171
TSF	54
TX	251

V, W

vancomycin-resistant Enterococcus	213
Van den Berghe	242
VRE	213
Wernicke 脳症	132
Wretlind	124

和文

あ

亜鉛	257
アコード試験	243
アラキドン酸カスケード	251
アルギニン	255
アルブミン	59
安静時エネルギー消費量	90
胃瘻	103
インスリン持続注射	245
インターロイキン	233
ヴァン・デン・バーグ	242
ウェルニッケ脳症	132

索引

ギリシャ文字

- ω-3 脂肪酸 …… 249
- ω-6 脂肪酸 …… 249

欧文

A, B

- AAD …… 211
- AC …… 54
- ACCORD 試験 …… 243
- activity index …… 88
- acute lung injury …… 235
- acute phase proteins …… 67
- acute respiratory distress syndrome …… 235
- AI …… 88
- ALI …… 235
- AMA …… 54
- AMC …… 54
- American society for parenteral and enteral nutrition …… 252
- antibiotic-associated diarrhea …… 211
- ARDS …… 235
- ASPEN …… 31, 252
- ASPEN/SCCM の急性期栄養ガイドライン …… 243
- bacterial translocation …… 166, 182
- basal energy expenditure …… 88
- basal metabolic rate …… 87
- BEE …… 88
- BMI …… 53
- BMR …… 87
- body mass index …… 53

C～E

- catheter-related blood stream infection …… 142
- CD …… 212
- CDAD …… 211
- central venous catheter …… 25, 141
- Child-Pugh 分類 …… 63
- *Clostridium difficile* …… 212
- *Clostridium difficile* associated diarrhea …… 211
- conditionally essential amino acids …… 179
- CRBSI …… 142
- CRP …… 66
- CVC …… 25, 141
- cytokine …… 232
- dipeptide …… 171
- DPC 包括評価 …… 185
- ED …… 169
- eicosanoid …… 251
- eicosapentaenoic acid …… 249
- EPA …… 249
- ESPEN …… 272

G～L

- GALT …… 182
- Gamble …… 118
- Gauderer …… 104
- GFO® …… 178
- GFO 療法 …… 179
- glycemic index …… 246
- Harris-Benedict の式 …… 88
- Hyperalimentation …… 25
- IBW …… 53
- IDF …… 180
- immuno-modulating diet …… 261
- IVH …… 25
- Japan EPA lipid intervention study …… 250

7）栄養療法アップグレード

❶「NST栄養管理パーフェクトガイド　上・下」（田中芳明 著），医歯薬出版，2007年

　　田中先生が記した，その名の通り，栄養療法についてのパーフェクトな知識を提供してくれる本．とにかく詳しい．一歩進んだ栄養療法を行うための知識が詰まっている．自分の栄養療法をアップグレードさせよう

8）読み物

❶「NSTが病院を変えた！」（東口髙志 編），医学芸術社，2003年

　　NSTの先駆者である東口先生が，尾鷲総合病院と鈴鹿中央総合病院でのNST活動から得た知見をまとめたものである．これからNSTに力を入れていこうと考えている病院関係者の必読書

❷「みんなの栄養管理講座」（井上善文 著），ジェフコーポレーション，2006年

　　栄養療法に関するさまざまなテーマをとりあげ，医師と看護師の何気ない会話をもとに話が進んでいく栄養療法の基礎講座．教科書から知りえない井上先生の栄養療法に対する私見も知ることができる

❸「ここがおかしい日本人の栄養の常識　―データでわかる本当に正しい栄養の科学―」（柴田　博 著），技術評論社，2007年

　　柴田先生が病院の栄養療法に留まらない全般的な栄養についての話題を非常に興味深く書いている．内容は衝撃的なことばかり．患者さんとの会話のネタにも使える

❹「医と食」（渡邊　昌 編），社団法人生命科学振興会

　　2009年に創刊された医療と食事に関わる話題を盛り込んだ雑誌．独立行政法人国立健康・栄養研究所の渡邊昌先生が編集長である．最新の栄養療法の知見を得るのはもちろんのこと，毎号の表紙を飾る食に対する哲学を感じさせる言葉を読むだけでも気合いが入る

❺「栄養学原論」（渡邊　昌 著），南江堂，2009年

　　渡邊先生が栄養学の歴史，発展を書き綴った．豊富な参考文献から生み出された本書をじっくり読み進めていけば，栄養学がどこから来て，これからどこへ向かっていくのかがよく理解できる

3）成書

❶「食品・栄養・食事療法事典　Food, Nutrition & Diet Therapy 11th edition」(L・キャスリーン・マハンほか 著, 木村修一 監), 産調出版, 2006年

❷ Maurice, E. S. et al.：「Modern Nutrition in Health and Disease 10th edition」, Lippincott Williams & Wilkins, 2005年

　個人的に参考にしている2冊．すべてを網羅しており，困ったときにはこの2冊で調べるようにしている．本書でも大いに活用した

4）輸液

❶「やさしく学ぶための輸液・栄養の第一歩　第2版」(日本静脈経腸栄養学会 編), 大塚製薬, 2008年
- 大塚製薬が社内研修用に開発したといわれるこの本は，輸液と栄養療法についての情報がスライドと解説の形式でまとめられており，非常にわかりやすい
- 第2版になってさらに内容が充実した．この一冊をすべて理解していれば，輸液を含めた栄養療法について知識は万全といえる
- すべての研修医が読むべき本．ただし，市販はしていないので，病院に来る大塚製薬の方に声をかけてみよう

5）経腸栄養

❶「経腸栄養剤の種類と選択 改訂版—どのような時，どの経腸栄養剤を選択するべきか」(井上善文, 足立香代子 編), フジメディカル出版, 2009年

　経腸栄養剤を使ううえでの知識がすべて詰まっている．疾患ごとの経腸栄養法についても具体的に細かく書かれている．経腸栄養で困ったらとりあえずこれを開いてみよう

6）PEG

❶「PEG（胃瘻）栄養　改訂版—適切な栄養管理を行うために」(関西PEG・栄養研究会 編, 曽和融生 監), フジメディカル出版, 2009年

　胃瘻の本は色々あるが，読みやすいのがこの1冊．今後，胃瘻の方がどんどん増えていくことを考えると，多くの人がこの本を読んで，胃瘻についての理解を深めておく必要があるだろう